91

Anaesthesiology and Resuscitation
Anaesthesiologie und Wiederbelebung
Anesthésiologie et Réanimation

Editors:

R. Frey, Mainz · F. Kern, St. Gallen
O. Mayrhofer, Wien

Managing Editor: H. Bergmann, Linz

Maligne Hyperthermie
Akupunktur
Biomedizinische Technik
Abdominelle Intensivtherapie

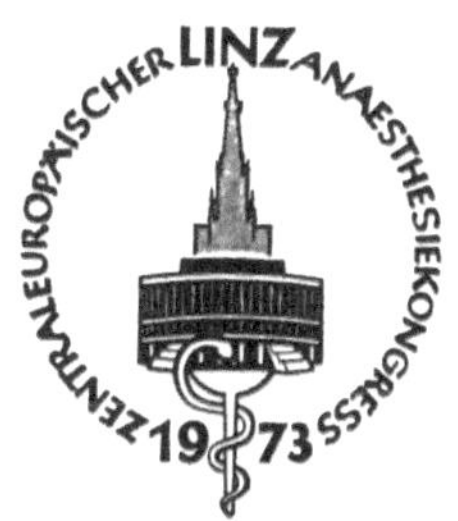

Beiträge und Diskussionen der 4 Panels „Maligne Hyperthermie", „Analgesie und Akupunktur", „Biomedizinische Technik in der Anaesthesie und Intensivmedizin" und „Möglichkeiten und Grenzen der abdominellen Intensivtherapie" der XIII. Gemeinsamen Tagung der Deutschen, Schweizerischen und Österreichischen Gesellschaften für Anaesthesiologie und Reanimation vom 5.–8. September 1973 in Linz (Anaesthesiekongreß Linz 1973, Teil 2)

Herausgegeben von

H. Bergmann und B. Blauhut

Mit 64 Abbildungen

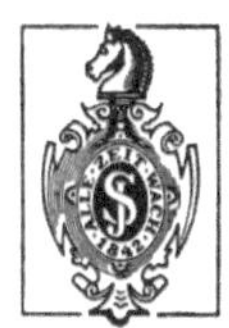

Springer-Verlag Berlin Heidelberg GmbH 1975

ISBN 978-3-540-07485-4   ISBN 978-3-642-66248-5 (eBook)

DOI 10.1007/978-3-642-66248-5

Inhaltsverzeichnis

REFERENTENVERZEICHNIS

ASBACH, H.W., Dr., Abteilung für Urologie der Chirurgischen
  Universitätsklinik, Heidelberg.
BAUM, M., Ing., Institut für Anaesthesiologie der Universität,
  Wien.
BENKE, A., Doz. Dr., I. Chirurgische Abteilung der Krankenan-
  stalt Rudolfstiftung, Wien.
BENZER, H., Prof. Dr., Institut für Anaesthesiologie der Univer-
  sität, Wien.
BISCHKO, J., Dr., Boltzmann-Institut für Akupunktur, Wien.
BRITT, B.A., Ass. Prof. Dr., Department of Anaesthesia of the
  University, Toronto.
BRÜCKNER, J.B., Prof. Dr., Institut für Anaesthesiologie, Klini-
  kum Westend der Freien Universität, Berlin.
CREMER, W., Dr., Abteilung für Nieren- und Hochdruckerkrankungen
  der Medizinischen Klinik, Universitäts-Klinikum der Gesamt-
  hochschule, Essen.
CRISTEA, J., Doz. Dr., Spit. Clinic Fundeni, Bukarest.
CRUL, J., Prof. Dr., Instituut voor Anesthesiologie, Katholicke
  Universiteit, Nijmegen, Holland.
DARUTZI, A., Dr., Spit. Elias, Bukarest.
DARSEFF, M., cand. med., Abteilung für Urologie der Universität,
  Heidelberg.
DICK, W., Prof. Dr., Department für Anaesthesiologie, Zentrum
  für Operative Medizin der Universität, Ulm.
DINSTL, K., Doz. Dr., I. Chirurgische Universitätsklinik, Wien.
DOBKIN, A.B., Prof. Dr. Dept. of Anesth., State Univ. Hosp.
  Syracuse, N.Y., USA
DORSCH, J., Dr., Abteilung für Anaesthesiologie der Medizini-
  schen Klinik, Universitäts-Klinikum der Gesamthochschule,
  Essen.
ELLIS, F.R., Dr., Department of Anaesthesia of the University,
  Leeds, England.
ERDMANN, W., Prof. Dr., Institut für Anaesthesiologie der Univer-
  sitätskliniken, Mainz.
FEURSTEIN, V., Prof. Dr., Anaesthesieabteilung, Landeskranken-
  haus, Salzburg.
FIGDOR, P.P., Doz. Dr., Urologische Universitätsklinik, Wien.
GEMPERLE, M., Prof. Dr., Department d'Anesth., Hôpital Cantonal,
  Genf.
HALDEMANN, G., Dr., Institut für Anaesthesiologie der Universi-
  tätskliniken, Kantonspital, Zürich.
HALMÁGYI, M., Prof. Dr., Institut für Anaesthesiologie der Uni-
  versitätskliniken, Mainz.
HEIMSOTH, V., Priv.-Doz., Dr., Abteilung für Nieren- und Hoch-
  druckerkrankungen der Medizinischen Klinik, Universitäts-Kli-
  nikum der Gesamthochschule, Essen.

HERGET, H., Dr., Abteilung für Anaesthesiologie der Universitäts-
  kliniken, Gießen.
JUNGER, H., Dr., Institut für Anaesthesiologie der Universität,
  Tübingen.
JUST, O.H., Prof. Dr., Abteilung für Anaesthesiologie der Chir-
  urgischen Universitätsklinik, Heidelberg.
KALWEIT, K., Dipl. Phys., Abteilung für Anaesthesiologie der
  Universitätskliniken, Gießen.
KLUST, M., Dr., Klinik für Mund-, Kiefer- und Gesichtschirurgie,
  Zweckverband Stadt- und Kreiskrankenhaus, Minden.
KÖNIG, G., Dr., Boltzmann Institut für Akupunktur, Wien.
KRONSCHWITZ, H., PD Dr., Abteilung für Anaesthesie, St.-Markus-
  Krankenhaus, Frankfurt (Main).
KUNKE, S., Dr., Institut für Anaesthesiologie der Universitäts-
  kliniken, Mainz.
LACKNER, F., Dr., Institut für Anaesthesiologie der Universität,
  Wien.
LASSNER, J., Prof. Dr., Department d'Anesth., Cochin-Port-Royal,
  Paris.
LAWIN, P., Prof. Dr., Anaesthesieabteilung, Allgemeines Kranken-
  haus Altona, Hamburg.
LITARCZEK, G.A., Prof. Dr., Spit. Clinic Fundeni, Bukarest.
LOTZ, P., Department für Anaesthesiologie, Zentrum für Opera-
  tive Medizin der Universität, Ulm.
MÖHRING, K., Priv.-Doz., Dr., Abteilung für Urologie des Chirur-
  gischen Zentrums der Universität, Heidelberg.
NOLTE, H., Prof. Dr. Institut für Anaesthesiologie, Zweckverband
  Stadt- und Kreiskrankenhaus, Minden.
OEHMIG, H., Prof. Dr., Abteilung für Anaesthesiologie der Chirur-
  gischen Universitätsklinik, Marburg (Lahn).
OTSUKA, Y., Prof. Dr., 13 Saneicho, Shinjuku-ku, Tokyo.
PAUSER, G., Dr., Institut für Anaesthesiologie der Universität,
  Wien.
PETER, W., Dr., Institut für Anaesthesiologie der Universität,
  Wien.
PURSCHKE, R., Dr., Institut für Anaesthesiologie der Universität,
  Düsseldorf.
REICH-HILSCHER, B., Dr., I. Chirurgische Abteilung der Kranken-
  anstalt Rudolfstiftung, Wien.
RÜGHEIMER, E., Prof. Dr., Abteilung für Anaesthesiologie, Chirur-
  gische Universitätsklinik, Erlangen.
SCHILLER, H., Dr., Neurologische Klinik der Universitätskliniken,
  Kantonspital, Zürich.
SCHÜLER, H.W., Dr., Abteilung für Anaesthesiologie der Chirur-
  gischen Universitätsklinik, Heidelberg.
SCHULZ, V., Dr., II. Medizinische Universitätsklinik, Mainz.
SONNENKLAR, N., Ass. Prof. Dr., Department of Anesth., Mount
  Sinai Hospital, New York.
SPILKER, D., Dr., Department für Anaesthesiologie, Zentrum für
  Operative Medizin der Universität, Ulm.
STOECKEL, H., Prof. Dr., Abteilung für Anaesthesiologie der
  Chirurgischen Universitätskliniken, Heidelberg.
STÖCKER, L., Prof. Dr., Institut für Anaesthesiologie des Uni-
  versitätsklinikums der Gesamthochschule, Essen.
THOMA, H., Dr. Ing., II. Chirurgische Universitätsklinik, Wien.
TONCZAR, L., Dr., Institut für Anaesthesiologie der Universität,
  Wien.

ULMER, H.V., Prof. Dr., Hochschulinstitut für Leibesübungen
   der Universität, Mainz.
WANCURA, J., Dr., Praktische Ärztin, Wien, Gasser-Gasse 29.
WIEDEMANN, K., Dr., Abteilung für Anaesthesiologie des Chirur-
   gischen Zentrums der Universität, Heidelberg.
WIEMERS, K., Prof. Dr., Institut für Anaesthesiologie der Univer-
   sitätskliniken, Freiburg.
WOLFF, H.S., Mr. Div. of Bioengineering, Clin. Research Center,
   Harrow, England.
ZACHERL, H., Dr., II. Chirurgische Universitätsklinik, Wien.
ZINDLER, M., Prof. Dr., Institut für Anaesthesiologie der Univer-
   sität, Düsseldorf.
ZSIGMOND, E.K., Prof. Dr., Department of Anesthesiology, Univer-
   sity of Michigan Medical Center, Ann Arbor, USA.

Panel 1

MALIGNE HYPERTHERMIE

Leiter: M. ZINDLER, Düsseldorf
Teilnehmer: B.A. BRITT, Toronto
            J.B. BRÜCKNER, Berlin
            W. DICK, Ulm
            F.R. ELLIS, Leeds
            R. PURSCHKE, Düsseldorf
            N. SONNENKLAR, New York
            E.K. ZSIGMOND, Ann Arbor

ZINDLER: Meine Damen und Herren, die maligne Hyperthermie ist
wohl die schrecklichste Komplikation der Anaesthesie. Völlig
überraschend tritt bei sonst gesunden Patienten eine Stoffwech-
selkatastrophe mit rasantem Anstieg der Körpertemperatur und
meist Rigidität der Muskeln auf. Die Mortalität ist mit über 60%
erschreckend hoch. Die Häufigkeit wird bei Kindern auf etwa
1 : 14.000 und bei Erwachsenen auf 1 : 50.000 Narkosen geschätzt.
Damit sind die Todesfälle durch maligne Hyperthermie häufiger
als durch die sogenannte Halothane-Hepatitis.

Für den Behandlungserfolg ist entscheidend, daß Frühsymptome -
nach Succinylcholin keine Muskelentspannung, sondern eine Rigidität, ein Trismus der Kiefermuskulatur, Tachykardie, Tachypnoe,
fleckige cyanotische heiße Haut, starke Erwärmung des Atemkalkes -
nicht übersehen und richtig beurteilt werden und sofort ohne
Verzögerung maximale Behandlungsmaßnahmen begonnen werden, bevor
die Temparatur stark ansteigt. Wird der Temperaturanstieg nicht
rechtzeitig bemerkt und wird Halothane für längere Zeit gegeben,
sterben alle Patienten. Nur wenn Halothane weniger als 15 min
gegeben wurde, konnten alle Patienten gerettet werden.

Ausgelöst durch Succinylcholin und starke Mittel zur Inhalationsnarkose wie Halothane, aber auch Methoxyflurane, Enflurane, Äther
und Cyclopropan, entsteht in der quergestreiften Muskulatur
eine Superkontraktion mit Stoffwechselentgleisung und extremer
Hitzeproduktion.

Man weiß zwar, daß der Sauerstoffverbrauch auf 1000 - 2000% ansteigt, daß die Kohlensäureproduktion noch stärker ansteigt,
sich eine extreme Acidose entwickelt und schwerste Elektrolytstörungen entstehen. Es ist aber noch ungenügend geklärt, wie
diese Katastrophe des Muskelstoffwechsels ausgelöst wird und
abläuft. Die Therapie war bisher nur symptomatisch. Erst in letzter Zeit konnten mit der einzigen bisher bekannten spezifischen
Therapie - Prokain (Novokain) bzw. Prokainamid - einige Erfolge
erzielt werden.

Da zeitlicher Ablauf und Schweregrad sehr unterschiedlich sind, ist der Erfolg von therapeutischen Maßnahmen schwierig zu beurteilen und durch die Seltenheit eine vergleichende Erprobung unmöglich. Glücklicherweise gibt es Schweinerassen, bei denen mit den gleichen Substanzen ein ähnliches Krankheitsbild ausgelöst werden kann. Aber auch hier sind Behandlungserfolge z.B. mit Prokain unterschiedlich und man weiß nicht, warum.

Angesichts der vielen noch ungelösten Probleme, bin ich besonders darüber erfreut, daß es gelungen ist, für diese Panel-Diskussion auch hervorragende Experten aus dem Ausland zu gewinnen, die alle persönliche Erfahrung mit der malignen Hyperthermie haben und durch eigene Untersuchungen zu Fortschritten auf diesem Gebiet, auf dem es mehr Unbekanntes als Bekanntes gibt, beitragen konnten.

Obwohl so Vieles noch ungeklärt ist, wollen wir versuchen, Ihnen möglichst übersichtlich zu vermitteln, was Sie an Grundlagen und praktischen Maßnahmen wissen müssen, wenn plötzlich bei einem Ihrer Patienten diese schreckliche Komplikation ausbricht. Wir wollen Ihnen nach dem heutigen Stand des Wissens eindeutige und klare Richtlinien geben, damit Sie alle Möglichkeiten nutzen können, um das unmittelbar bedrohte Leben zu retten. Als ersten möchte ich nun Herrn BRÜCKNER bitten, sein Einleitungsreferat über die "Klinik der malignen Hyperthermie bei Allgemeinnarkose" (Symptome, Diagnose und Verlauf) zu halten.

BRÜCKNER: Meine Damen und Herren, während bei geriatrischen Patienten und bei Schwerkranken jede Narkose ein Risiko ist, erwarten heute alle Beteiligten einen komplikationslosen Ablauf, wenn etwa einem gesunden jungen Mann eine Anaesthesie für eine nicht nicht dringliche Bagatelloperation gegeben wird. Dies genau ist die Situation, wo die maligne Hyperthermie auftritt; plötzlich und ganz unerwartet stirbt ein Patient an der Narkose. Als Einführung wird nun eine Kurzbeschreibung dreier Fälle von maligner Hyperthermie gegeben, um daraus anschließend typische Merkmale dieses Syndroms ableiten zu können.

1. Ein männlicher, 24-jähriger Patient wurde für eine Osteosynthese mit einer Barbiturat/Halothane/N$_2$O/Pancuronnium-Kombination anaesthesiert. Die Intubation war nach Succinylcholin durch eine etwas rigide Kiefermuskulatur erschwert. Bedingt durch einen etwas starren Thorax, ließ er sich später auch schlecht beatmen; Cyanose wird beobachtet. Nach Narkoseende ist der Patient ansprechbar, hyperventiliert und die rektale Temparatur liegt bei 40°C. Unter Antipyretika und einer mäßigen externen Kühlung werden zwei Stunden später wieder normale Temperaturen erreicht. Die CPK ist leicht erhöht, andere Laborwerte normal. Der Patient wird nach zwei Wochen gesund aus dem Krankenhaus entlassen. Ein Bruder des Patienten, dies ergibt eine genauere Familienanamnese, starb mit 23 Jahren plötzlich nach der Appendektomie (Evipan-Halothaneanaesthesie) unter hohem Fieber mit Kreislaufversagen. Eine Schwester hatte bei der Appendektomie "Kreislaufschwierigkeiten".

2. Ein 6 Jahre alter, gesunder Junge wurde für eine Tonsillektomie mit Halothane/Lachgas anaesthesiert. Da nach Succinylcholin

keine befriedigende Relaxierung auftrat, war die Intubation
sehr erschwert. Während der einstündigen Narkose war die Herzaktion tachycard. Am Ende der Operation wurde eine ausgeprägte Cyanose und Fieber (41,5°C) festgestellt. Die Muskulatur
war rigide, die Herzaktion extrem gesteigert und arrhythmisch.
Durch massive externe Kühlung wurde die Körpertemperatur gesenkt. Eine stabile Normothermie war jedoch erst 15 Stunden
nach Narkoseeinleitung vorhanden. Das Kind blieb bewußtlos
und mit erhöhtem Muskeltonus, Myoklonien und eine respiratorische Insuffizienz zwangen zur kontrollierten Beatmung. 96
Stunden nach Narkoseeinleitung verstarb der Patient an einem
Kreislaufversagen. Die Sektion ergab keine Hinweise zur Erklärung dieses Zwischenfalles.

3. Bei einer 36-jährigen Patientin wurde eine abdominelle Total-
extirpation des Uterus in Barbiturat/Halothane/Lachgasnarkose
vorgenommen. Nach Succinylcholin wurde eine Rigidität der
Kiefermuskulatur beobachtet, die die Intubation sehr behin-
derte. Erst nach einer Vertiefung der Anaesthesie mit Halothane
konnte ein Tubus eingeführt werden. Während der Operation war
auch bei einer 50%igen inspiratorischen Sauerstoffkonzentration
noch eine Cyanose vorhanden. Der Puls war arrhythmisch und tachycard, die Muskulatur wurde rigide. Innerhalb von 40 min
stieg die Körpertemperatur kontinuierlich an. Die Operation
wurde schnell beendet. Trotz Beatmung mit Sauerstoff, externer
Kühlung und medikamentöser Therapie blieb die Körpertemperatur hoch. 120 min nach Narkoseeinleitung kam es zu einem the-
rapieresistenten Kreislaufversagen. Bei der Sektion wurde
eine myopathisch veränderte Skelettmuskulatur gefunden.

Anhand von 286 gesammelten Fällen von maligner Hyperthermie (MH)
(Literatur, 10 nicht veröffentlichte Beobachtungen, eigene Er-
fahrungen) lassen sich folgende typische Verlaufsmerkmale des
Syndroms zusammenstellen:

1. Die MH tritt meist für den Anaesthesisten überraschend auf,
Anamnese und klinische Untersuchung des Patienten geben meist
keinen Hinweis auf einen zu erwartenden Narkosezwischenfall mit
Temperatursteigerung. Häufig wurden bei den Patienten schon früher Narkosen durchgeführt, ohne daß es zu Komplikationen kam.
Nur bei der familär gehäuft auftretenden MH (dominanter Erbgang)
und bei einer beobachteten Temperatursteigerung bei einer früheren Narkose kann eventuell anamnestisch ein Hinweis für eine Prä-
disposition da sein.

2. Die MH kann in jedem Lebensalter auftreten. Eine Auswertung
von 186 Patienten mit MH ergibt jedoch einen deutlichen Häufigkeitsgipfel in den ersten drei Lebensjahrzehnten. 75% der aus-
wertbaren Zwischenfälle traten bei männlichen Patienten auf. Bei
diesen Patienten lag der Häufigkeitsgipfel um das 20. Lebensjahr,
wohingegen die weiblichen Patienten das Maximum der Altersverteilung um das 10. Lebensjahr hatten.

3. Bei etwa 70% der Patienten mit MH wurden operative Eingriffe
vorgenommen, die nur ein sehr geringes Operationsrisiko haben.
Häufig trat die MH bei Eingriffen am Muskel/Skelettsystem und
bei otorhinolaryngologischen Erkrankungen auf.

4. Das plötzliche unerwartete Auftreten der MH bei in der Mehrzahl gesunden, jungen Patienten mit kleineren Eingriffen erklärt
z.T. die schlechte Dokumentation. Selbst so einfache Angaben, wie
Alter, Geschlecht, Mortalität und verwendete Narkosemittel waren
in nur etwa 2/3 der Fälle auswertbar, ganz zu schweigen von Einzelheiten des klinischen Verlaufs, Laborwerten usw. Dies und die
Tatsache, daß viele Fälle von MH als "ungeklärtes Kreislaufversagen in Narkose" oder unter anderen vergleichbaren Diagnosen
dokumentiert sind, spricht für eine hohe Dunkelziffer.

5. Die MH hat eine Mortalität von 65%. In der Mehrzahl der aus-
wertbaren Fälle trat der Tod als Kreislaufversagen (häufig Asy-
stolie) ein, ehe es gelang, therapeutisch effektiv die Temperatur
zu senken. Wenn es gelingt, die akute Phase der Hyperpyrexie zu
überwinden, so sterben eine Reihe von Patienten an Spätschäden,
wie respiratorische Komplikationen und Folgen der disseminierten
intravasalen Gerinnung oder überleben mit schweren Hirnschäden.

6. Eine Zusammenstellung der bei MH verwendeten Pharmaka zeigt,
daß die heute häufig angewendeten Medikamente Halothane, Thiopental, Pethidin, Succinylcholin, Lachgas und Atropin in 95%
bei MH verwendet wurden. Es wurden aber auch Fälle von MH beschrieben, wo diese Pharmaka nicht, dafür aber z.B. andere Barbiturate,
Propanidid, Diazepam, Äther, Fluäther, Cyclopropan, Methoxylflu-
rane, Trichloräthylen u.a. Nur bei Neuroleptanalgesie und bei regionalen Blocks wurde die MH bisher nicht beobachtet.

7. Bei etwa 60% der Fälle von MH konnte eine abnorme Reaktion
nach Succinylcholin beobachtet werden: anstelle der erwarteten
Muskelrelaxierung trat eine Rigidität besonders im Bereich der
Kiefermuskulatur auf, die die Intubation erschwerte. Bei 25% der
Patienten kam es erst im späteren Narkoseverlauf zu einer Muskelrigidität. (Bei einigen Patienten wurden abnorm starke Fasciku-
lationen nach Succinylcholin beschrieben). MH mit Rigidität wurde aber auch bei Patienten beobachtet, die kein Succinylcholin
erhalten hatten, so wie es auch Fälle gibt, bei denen eine Rigidität nicht auftrat.

8. Neben den abnormen Reaktionen auf Succinylcholin und der Rigidität sind als wichtigste Frühsymptome Störungen seitens des
cardiovaskulären Systems wie Trachycardie, Arrhythmie und Hyper-
tonie zu nennen.

9. Die Temperatursteigerung als Leitsymptom der MH zeigt häufig
einen biphasischen Verlauf: nach einem initialen langsamen Temperaturanstieg kommt es in der zweiten Phase zur schnellen Entwicklung hoher Körpertemperaturen (bis über 43°C). Die Temperatursteigerung wird häufig erst dann diagnostiziert, wenn schon
erhebliches Fieber eingetreten ist. Oft wird die Pyrexie erst
nach etwa einer Stunde Narkosedauer erkannt. Dauert die Operation
nur kurze Zeit, so kann der Temperaturanstieg in die frühe postoperative Phase fallen. Wenn schon präoperativ hohes Fieber bestand oder auch bei Säuglingen, ist eine unmittelbar postoperativ beobachtete Temperatursteigerung nicht unbedingt eine MH.
Für den Therapieerfolg ist ein möglichst frühzeitiges Erkennen
der MH von besonderer Wichtigkeit: beginnt die Therapie schon
bei mäßiger Temperaturerhöhung so sind für den Patienten gute
Überlebenschancen gegeben.

10. Die Steigerung der Körpertemperatur geht mit einer massiven
Erhöhung des Sauerstoffverbrauchs und der CO_2-Produktion parallel.
Atmet der Patient spontan, so imponiert die Steigerung des Atemminutenvolumens und der Atemfrequenz. Der Patient ist cyanotisch.
Selbst eine Beatmung mit 100% Sauerstoff bessert diese Cyanose
häufig nicht. Die Atemkalkbehälter erwärmen sich durch die Steigerung der CO_2-Produktion stark.
Hyperventilation, Cyanose und die starke Erwärmung des Atemkalkes werden häufig vor der Temperatursteigerung bemerkt und sind
deshalb Frühsymptome, die nicht übersehen werden dürfen.

11. Metabolische Acidose, Hyperkaliämie, aber auch spätere Hypokaliämie, Hyperkalcaemie und Störungen des Glukosestoffwechsels
sind neben der Erhöhung der muskelspezifischen Enzymaktivitäten
(CPK, SGOT, Aldolase und Ornithintransferase) die wichtigsten
Veränderungen, die laborchemisch im Serum während der MH nachweisbar sind.

12. Bei manifester MH kommt es häufig zu einer Verbrauchskoagulopathie.

Überlebt der Patient die akute Phase der MH, so manifestieren
sich Spätsymptome wie Folgen der anoxischen Hirnschädigung, eine
respiratorische Insuffizienz, Myoglobinurie und sekundäres Nierenversagen. Einige Patienten starben an sekundären Komplikationen
als Folge der Gerinnungsstörungen.

14. Abortivformen der MH (nur geringe Temperatursteigerung) sind
beschrieben.

ZINDLER: Vielen Dank, Herr BRÜCKNER, für diese gute Übersicht
zur Einleitung. Wir haben jetzt eine Minute zur Diskussion und
ich möchte als erster eine Frage an Frau Prof. BRITT richten:
wir haben ja gehört, das erste Zeichen ist eine mangelhafte Relaxation nach Succinylcholin und das gibt es ja öfter. Wenn wir
nun wissen möchte, beginnt etwa eine maligne Hyperthermie, so
möchte ich die Frage stellen: Welche schnelle Untersuchung ist
möglich, um diesen Verdacht zu erhärten oder zu entkräften.

BRITT: There is really no satisfactory quick test, that you can
do. The only thing you can do that will be safe for the patient
is to stop the anesthetic. First of all enzyme-tests take time,
time during which the patient's condition is deteriorating. Secondly they are often normal even in truly affected patients and the
usual thing is that CPKs do not become high until about 24 hours
after termination of the anesthetic. Certainly muscle temperature
measurements are most unsatisfactory; to do these measurements
is often not possible in small hospital and muscle temperature
may very well be normal in some areas. What we find is that some
muscle groups do develop a rise in temperature early while others
do not and you may very well place your probe in the wrong area.
Muscle probes also are notoriously inaccurate and if you are going to wait five minutes while you exercise the patient's arm
it may very well be too late and there is no evidence whatever
that such a test will add further to our knowledge about that
particular case. The blood/gas/measurement will probably be the
most useful thing that you can do and should show a combined

respiratory and metabolic acidosis. But again one cannot abso-
lutely depend on them for the diagnosis. And if in doubt one must
stop the anesthetic, this includes not only off the vaporizer
but changing all the rubber tubing because rubber contains a very
significant amount of halothane and penthrane. Thank you.

ZINDLER: Thank you very much. Sie haben also gehört, es gibt leider keinen guten Test. Auf jeden Fall muß man Halothane abstellen;
wenn man das nicht macht, könnte es später als ein Kunstfehler
ausgelegt werden. Es wird empfohlen, eine Blutgasanalyse zu machen: bei Schweinen, die dieselbe Krankheit haben, ist schon innerhalb von Minuten der P_{CO_2} außerordentlich hoch und es besteht
eine metabolische Acidose. Man muß dann abwarten, Temperatur messen und weitersehen. Noch ein Kommentar vom Panel oder eine Frage? Ja bitte, Herr ELLIS!

ELLIS: Thank you. I think the dangers of hyperpyrexia are well
known and a sufficiently dangerous condition to be treated even
without the diagnosis of malignant hyperpyrexia being complete-
ly certain. It is very infrequent that the diagnosis of malignant hyperpyrexia is made with certainty at the time of the temperature rise in theatre. There are frequent many causes of hyperpyrexia but because hyperpyrexia itself is a dangerous condition
I think it should be treated agressively from the onset.

ZINDLER: Thank you! Herr ELLIS wird später noch auf die Diffe-
rentialdiagnose eingehen. Wir kommen nun zum zweiten Vortrag.
May I ask Dr. BRITT to give the report on "The Aetiology of the
Hereditary Form of Malignant Hyperthermia."

BRITT: A Central or Peripheral Defect

The site and nature of the hereditary form of malignant hyperthermia (MH) remains uncertain and controversial (1-8).

Early workers assumed a central origin for MH (9-11). This po-
stulation was, however, made suspect by the observation (12-16)
that agents such as succinylcholine or halothane induced in many
susceptible patients muscle rigidity, hypercarbia (in spite of normal lung function), lactacidosis and other disturbances, prior to
any rise of temperature. The later onset of myoglobinuria and the
elevation in the serum of potassium, magnesium and phosphate and
of enzymes normally confined to muscle suggested that this condition might be a myopathy characterized by a rapid catabolism
of muscle tissue. This idea was further supported by SATNICK's
(17) report of a patient who developed MH with rigidity every-
where except distal to a tourniquet.

Various research teams have now shown conclusively that isolated
hyperthermic muscle is pharmacologically different from normal.
For instance, muscles from humans afflicted with the rigid (although not with the non rigid) variant of MH, develops a greater
than normal contracture in the presence of caffeine and this contracture is enhanced by the addition of halothane (18,19). ELLIS
(20), using a bathing medium of a different composition and a
higher temperature has been able, in muscle from rigid humans to
induce a spontaneous contracture, in the presence of halothane

alone, without the prior administration of caffeine. He has recently introduced an improvement of this test (<u>21</u>). The muscle is stretched slightly for several minutes in the presence of halothane. Following removal of the stretch, muscle form both rigid and non rigid MH patients develops an increase in hysteresis and in resting tension while normal muscle undergoes a reduction in these two parameters.

Microscopy, another area of investigation, has shown that hyperthermic muscle is structurally abnormal (<u>19</u>,<u>22</u>,<u>23</u>). There are small, angular fibres containing clumps of pyknotic nuclei and large round fibres in which are greater than normal numbers of internally situated nuclei. More severely afflicted patients have Z-line streaming and cells containing disorganized areas devoid of mitochondria, which have been variously characterized as "moth-eaten", targetoid or even as central cores.

Mitochondrial Oxidative Phosphorylation Defect

Even among those investigators who thought that MH was a muscle disease, there was confusion as to what part of the muscle cell was at fault. The first suggested location was the electron transport chain within the mitochondrion, the site of cell respiation. WILSON and co-workers (<u>7</u>), and GATZ and his team (<u>4</u>), postulated that triggering agents exacerbated an otherwise subclinical mitochondrial defect sufficiently to induce an uncoupling of oxidative phosphorylation similar to that effected by DNP with a rise therefore in O_2 consumption and in heat CO_2 and lactate production, but with inhibition of ATP output. Both BERMAN (<u>1</u>) and WANG (<u>24</u>) have calculated that even if most of the mitochondria were uncoupled, the heat produced would still be markedly less than the heat production actually observed during MH. Moreover, we (<u>25</u>, <u>26</u>) and others (<u>27</u>) have shown that mitochondria isolated from hyperthermic human or porcine muscles are not uncoupled but on the contrary are normally coupled or even coupled slightly better than usual. The addition of halothane to the preparation produces changes similar in derection and degree to those seen in normal mitochondria. The net effect is one of lessened heat production and oxygen consumption and so could not account for the opposite changes characteristic of MH. The above observations do not rule out an uncoupling of mitochondria in the intact cell secondary to primary events elsewhere in the cell. Such a possibility is supported by BRUCKER et al (<u>3</u>), who have demonstrated that porcine sarcosomes equilibrated in site with halothane are in the orthodox mode while sarcosomes from normal pigs similarly treated are in the energized twisted conformation.

Calcium-Storing Membrane Defect

An alternative, and more attractive, explanation for the defect of MH is that triggering agents induce a sudden and massive release of calcium to the myoplasm from some latently defective calcium storing membrane such as the sarcoplasmic reticulum (<u>28</u>), the sarcolemma (<u>6</u>) or the mitochondrion (<u>29</u>). The resulting high myoplasmic calcium would be expected to activate phosphorylase

kinase (<u>30</u>) and myosin ATPase (<u>31</u>), to inhibit troponin (<u>32</u>)
and to uncouple oxidative phosphorylation from electron transport in the mitochondria (<u>33</u>,<u>34</u>). There should therefore, be a
rapid catabolism of glycogen to lactid acid or to carbon dioxide
and water. Consumption of oxygen would rise. Production of ATP
by the electron transport chain would cease while hydrolysis of
ATP by myosin ATPase would be accelerated. Creatine phosphate
stores would be depleted. Myofibrillar contracture, i.e. formation of short and rigid actomyosin, would ensue. The heat output associated with these combined aerobic and anaerobic events
would be sufficient to account for the heat production which
actually does occur during MH reactions (<u>1</u>). The inhibition of
ATP formation plus the increase in ATP utilization would mean
that there would be insufficient ATP to maintain the integrity
of the sarcolemma. Ions and molecules would, consequently, leak
across this membrane in the direction of their concentration
gradients. Potassium, phosphate and magnesium, and enzymes and
myoglobin would flow outward, while calcium would move inward
thus lowering extracellular fluid calcium and so inducing a neurogenic tetany. Myoplasmic calcium would be further elevated,
thus worsening the pre-existing intracellular biochemical disturbances.

a) Sarcoplasmic Reticulum

Sarcoplasmic reticulum (SR) are muscles organelles which normally accumulate calcium actively from the myoplasm during relaxation and release calcium passively to the myoplasm during contraction (<u>31</u>). It has been proposed that hyperthermic SR suffer
from some genetic abnormality which renders them unable to take
up or to retain calcium in the presence, not only of unionized,
lipid soluble agents such as halothane, but also of ionized, water soluble drugs such as succinylcholine (<u>28</u>). The transverse
tubules, being continuous with the extracellular fluid, are easi-
ly penetrated by small ionized molecules. Such molecules may
therefore, be able to act directly on the terminal sacs of the
SR, which are separated from the transverse tubules only by a
narrow electrotonic gap junction.

Indirect evidence in favour of an SR site is the observation that
in humans overt rigor does not occur in smooth muscles, that is,
the bronchi stay dilated and the bowel remains quiet (<u>29</u>). Smooth
muscles have few SR and contraction of these muscles is initiated
mainly by calcium which has been transported into the myoplasm
from the extracellular fluid. It could be that in smooth muscles
there is insufficient calcium available from their scanty SR to
initiate a hyperthermic crisis. Thus, an adequate supply of SR
may be essential for the development of MH, at least in humans.

Direct experimental work on the SR of humans and of swine has,
however, been confusing. We have shown that in humans with rigid MH but not in humans with non rigid MH, halothane does ab-
normally impair the ability of the SR to accumulate calcium (<u>19</u>)
On the other hand, most investigators (<u>1</u>, <u>26</u>, <u>35</u>) have reported
that calcium uptake into the SR of MH pigs is greater than nor-
mal and is not much altered by clinical doses of in vitro halothane.

Thus, the SR from some affected humans, do appear to be defective, while to the contrary the SR from hyperthermic swine seem to be functioning normally or even more efficiently than normally. This is possibly in response to primary events originating elsewhere in the cell.

b) Sarcolemma

For example, NELSON (6) has proposed that the defect in swine, lies not in the SR, but rather in the sarcolemma. He thinks that in susceptible animals, this membrane may be in some way impaired so that it releases extra calcium, not only to the myoplasm but also to the extracellular fluid. Thus, while myoplasmic calcium would rise, total muscle calcium would be expected to fall. In support of this hypothesis we have found that the total calcium content of unaesthetized hyperthermic porcine muscle is less than normal (29). Additionally, BERMAN (1) has demonstrated that, in pigs, total muscle calcium falls progressively throughout the course of a hyperthermic rigor.

It is true that the total amount of calcium which the sarcolemma is capable of storing or releasing is small relative to the SR (36) or the mitochondrion (37). Nevertheless, the acetylcholine-postsynaptic receptor combination does induce the extrusion of small quantities of calcium from the sarcolemma to the myoplasm. This calcium is termed "trigger" calcium because it in turn precipitates the expulsion of much larger amounts of calcium from the SR to the myoplasm (38,39). Thus a sarcolemmal abnormality may be an indirect, rather than a direct, cause of an elevated myoplasmic calcium.

Additionally or alternatively, the sarcolemma may be selectively permeable to calcium so that excessive quantities of this ion flow passively into the cell interior from the extracellular fluid.

Other evidence supporting a sarcolemmal defect is the finding that serum CPK values are often elevated in susceptible pigs prior to and after recovery from anaesthesia (15). Apparently, even in the absence of anaesthesia, the sarcolemma is sufficiently impaired in affected animals as to permit this relatively large molecule to move across it.

c) Mitochondrion

A third source for the high myoplasmic calcium may be the mitochondrion. This organelle normally serves as a long term storage site for large quantities of calcium (37). We have found a less than normal calcium uptake into the mitochondria of those MH pigs which also have a greater than normal calcium uptake into their SR (29). In these animals, therefore, the SR may be compensating for defective mitochondria and sarcolemma by amassing extra calcium which the deficient mitochondria are unable to accumulate or the fragile sarcolemma to retain or keep out.

Motor Neuron

The error of muscle metabolism (whether arising from the SR in MH humans or the mitochondrion and perhaps the sarcolemma in MH swine) may itself be the primary defect, or it may be secondary to an abnormal trophic factor emanating from degenerated motor nerves. Evidence suggesting that MH may be a primary neuropathy has been presented by LA COUR (5,40) who has used special silver stains (41). Muscle from susceptible persons, so stained, shows that in some areas the intramuscular nerves are mildly degenerating in a bead-like fashion, while in other areas the intramuscular nerves are regenerating and sprouting many new and abnormal endings. Additionally, ZSIGMOND (8) claims that it is the nerve and not the muscle moiety of the CPK isoenzymes which are elevated in both the muscle and the sera of MH patients and their relatives. Finally, McCOMAS (42,43) has demonstrated, by electrophysiological studies, that hyperthermic humans exhibit a reduction in the number of functioning motor neurons, but an increase in the size the remaining active motor neurons.

Conclusion

In conclusion, the acute muscle hypermetabolism seen during malignant hyperthermic rises is likely initiated by a sudden rise in myoplasmic calcium. The source of this calcium may be sarcoplasmic reticulum, the sarcolemma or the mitochondrion. Perhaps more than one or even all three of these membranes may be simultaneously abnormal. Even within the same species the muscle defect may not be the same among different families. Finally, the muscle abnormality may in turn be secondary to a primary neurogenic lesion.

ZINDLER: Thank you very much for your report on such a difficult subject which is so important for understanding and treating this condition.- Ich werde nun versuchen, den Vortrag in einer deutschen Übersetzung zusammenzufassen: Von den verschiedenen Hypothesen zur Ätiologie der MH kann eine zentrale Änderung der Temperatur-Regulation wohl ausgeschlossen werden.

Der Defekt liegt peripher im Muskel. Dafür spricht, daß im Gegensatz zu normalen Muskelpräparaten durch Halothane und auch Coffein eine stärkere Kontraktion erfolgt und meist auch mikroskopisch deutliche Unterschiede nachzuweisen sind.

Auch die früher erwogene Entkopplung der oxidativen Phosphorylierung in den Mitochondrien ist als alleinige Ursache unwahrscheinlich, weil die dafür berechnete Wärmeproduktion zu gering ist und isolierte Mitochondrien von Patienten und Schweinen mit maligner Hyperthermie keine Entkopplung nach Halothane-Exposition zeigen.

Die Vorgänge bei der malignen Hyperthermie können dagegen mit einem Defekt der calciumspeichernden Membranen der Skelett-Muskelzellen erklärt werden.

Calcium-Bewegungen haben ja eine Zündfunktion für die Muskelkontraktion. Austritt von Ca-Ionen in das Myoplasma aus dem Sarkolemm, dem sarkoplasmatischen Reticulum (das in den Endzisternen eine 1 - 3000fach höhere Ca-Konzentration enthält) und den Mitochondrien bewirkt eine Kontraktion, bei Rückwanderung des Ca erfolgt wieder eine Relaxation.

Bei der malignen Hyperthermie löst ein Agens wie Succinylcholin oder Halothane eine plötzliche excessive Ca-Ausschüttung aus.

Diese Calciumvergiftung bewirkt eine Stoffwechselexplosion, mit Kontraktur der Myofibrillen, rapidem Abbau von Glykogen zu Milchsäure oder zu CO_2 und Wasser und enorm erhöhtem Sauerstoffverbrauch.

Die Produktion von Adenosintriphosphat ATP bricht zusammen, die ATP-Hydrolyse wird beschleunigt und die Kreatinphosphatspeicher entleert.

Diese aerobe und anaerobe Stoffwechselsteigerung erklärt die enorme Wärmeproduktion.

Durch den Mangel an energielieferndem ATP und den direkt toxischen Effekt der hohen Ca-Konzentration werden die Muskelzellmembranen abnorm durchlässig. Ihrem Konzentrationsgefälle folgend fließen Ionen und Moleküle durch diese Membranen. Kalium, Magnesium, Phosphat, Myoglobin und Enzyme verlassen die geschädigte Muskelzelle, während Ca in die Zelle geht und dort eine tetanische Dauerkontraktion auslöst.

Es ist aber noch ungeklärt, ob diese Vorgänge nicht primär durch einen neurogenen Defekt ausgelöst werden. LA COUR konnte in Muskelbiopsien von MH-Patienten Degeneration der intramuskulären Nervenstrukturen und gleichzeitige Regeneration mit vielen neuen und abnormen Muskelendplatten nachweisen; sodaß auch abnorme trophische Einflüsse die primäre Ursache für die beobachteten Veränderungen in den Muskeln sein könnten.

Ich darf nun als nächsten Vortragenden Herrn HALDEMANN bitten. In dem zusammen mit SCHILLER bearbeiteten Diskussionsbeitrag "Muskelbioptische Befunde bei maligner Hyperthermie" werden Sie elektronenmikroskopische Bilder zu sehen bekommen. Diese Muskelveränderungen, von denen schematisch bereits die Rede war, kann man nämlich zum Teil auch direkt elektronenoptisch sehen. Herr HALDEMANN bitte!

HALDEMANN: Pathogenetisch kann Hyperthermie wie Rigor mit einer Erhöhung der myoplasmatischen Calciumkonzentration erklärt werden (Abb. 1). Die Ursache derselben bleibt letztlich ungeklärt. Es wird eine Störung der Calcium-Ionenpumpe diskutiert. Im relaxierten Zustand des Muskels befindet sich das ionisierte Calcium in tubulären Strukturen (Abb. 1), dem sarkoplasmatischen Retikulum, und dem T-tubulären System. Durch Änderung der Membranpermeabilität, wie eben beim bioelektrischen Impuls, gelangt ionisiertes Calcium in das freie Myoplasma und bewirkt die in Abb. 2 schematisch dargestellten Vorgänge. Die Myosin-ATP-ase ihrerseits

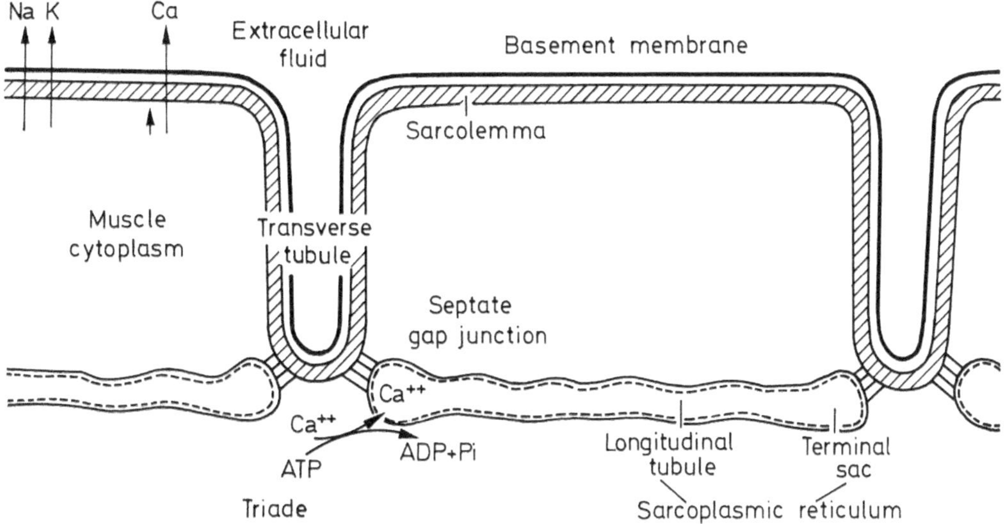

Abb. 1. Membransysteme der Muskelfaser (modifiziert nach BRITT). Parallel zu Sarcoplasmic Reticulum liegen die kontraktilen Elemente Aktin und Myosin, hier aus Gründen der Übersichtlichkeit weggelassen. Erklärung im Text

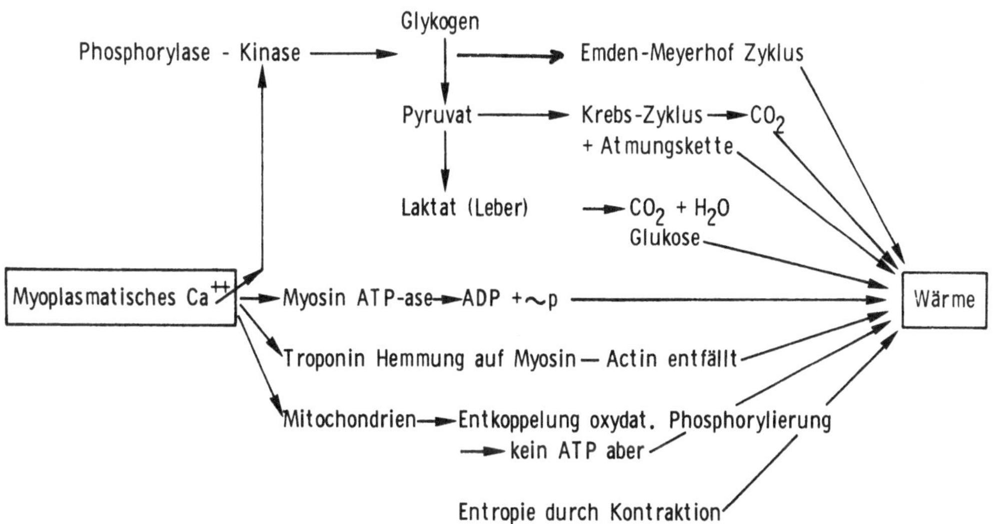

(nach BERNHARDT u. SCHILLER, 1973)

Abb. 2. Schematische Darstellung der pathogenetischen biochemischen Vorgänge bei maligner Hyperthermie unter Annahme einer Vermehrung des myoplasmatischen Calciums

ist verantwortlich für das Ineinandergreifen der Aktin-Myosin
Filamente. Alle diese Vorgänge finden solange statt, bis die
myoplasmatische Calciumkonzentration unter einen bestimmten Schwellenwert gefallen ist. Diese Aktion der sogenannten Calciumionen-
pumpe ist ein energiekonsumierender Prozess. Durch fehlende Bereitstellung von ATP wird wahrscheinlich diese Pumpe lahmgelegt,
wodurch die Hyperthermie beginnen kann.

Es wird über muskelbioptische Befunde an 4 Patienten mit MH berichtet. Zwei Muskelbiopsien erfolgten im akuten Stadium der MH,
bei einer Körpertemparatur von 38 bzw. 39 Grad Celsius, in rigi-
dem Zustand. Beide Patienten starben 2 und 5 Stunden nach Ent-
nahme der Biopsie. Die beiden anderen Biopsien erfolgten 5 und
10 Stunden nach erfolgreich behandelter MH.

Lichtoptisch und histochemisch zeigten sich keine Abnormitäten
von Belang.

Die elektronenoptischen Veränderungen beider im akuten Zustand
entnommenen Muskeln belegen einen hypermetabolen Zustand, wie
er von verschiedenen Autoren im Muskel beschrieben wurde (ENGEL,
1972, LUFT et al., 1962). Die Veränderungen betreffen vermehrtes
sarkoplasmatisches Retikulum, alterierte Mitochondrien, dilatierte tubuläre Systeme und vermehrte pinocytotische Vesikel.
Diese Veränderungen können als Folge von Membranalterationen betrachtet werden.

Die normalen kontraktilen Elemente sind zum Teil massiv voneinander weggedrängt, zum Teil rupturiert oder von der Schnittebene
durch die vermehrte Sarkoplasmaflüssigkeit weggehoben. Die Mitochondrien sind stellenweise unauffällig, dann groß, mit ruptu-
rierten Septen. T-tubuläres System und sarkoplasmatisches Retikulum sind deutlich prominent und dilatiert (Abb. 3 und 4). Häufig erkennt man kristalloide Strukturen. Diese fanden sich nur
in den im akuten Zustand entnommenen Muskeln, währenddem sämtliche Muskeln die oben beschriebenen Veränderungen aufwiesen.

Die Bedeutung dieser Kristalle ist unklar. Es handelt sich dabei um 140 Å große hexagonal bis orthgonal angeordnete elektro-
nendichte Kugeln. Diese Kristallgitter liegen meistens, wie in
Abb. 3, in enger Nachbarschaft zu den Triaden, den Kontaktstellen von T-tubuli und sarkoplasmatischem Retikulum (Abb. 1). Sie
liegen auch zwischen den Myofibrillen (Abb. 4) und nehmen zum Teil
große Bezirke ein (10-20 mü).

Es gibt in der Literatur zwei Mitteilungen ähnlicher Strukturen:
bei einem gesunden Individuum als Zufallsbefund (SCHMALBRUCH,
1967) und bei einem an Hitzschlag verstorbenen Patienten (BURCH,
1968). Rein hypothetisch könnte man annehmen, daß es sich bei
den vorliegenden kristalloiden Strukturen um Hitzepräzipitate
handelt. Wir kennen jedoch vergleichsweise keine Mitteilungen
über muskelbioptische Befunde z.B. in febrilen Zuständen. Eine
biochemische Analyse kann in diesem in Araldit eingebetteten Material natürlich nicht mehr erfolgen.

Rein aspektmäßig glauben wir nicht, daß es sich um virale Strukturen handelt (JERUSALEM et al., 1972). Zudem benötigt der Virus-

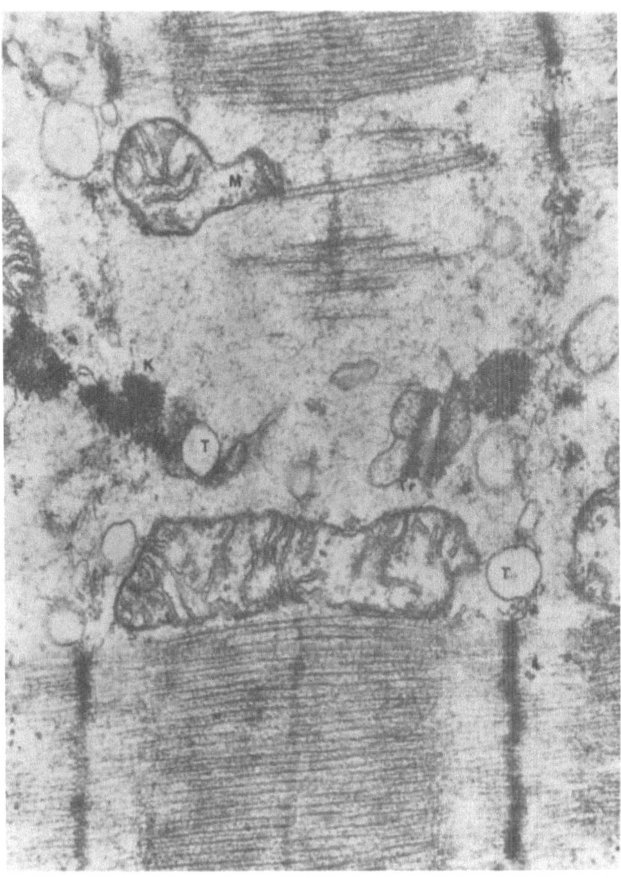

Abb. 3. 40.000 x. Dilatierte Tubuli (T), Mitochondrien (M) und kristalloide Strukturen (K), (4662-C2)

nachweis die Kultur und die Passage, was hier nicht mehr erfolgen kann.

Auf Grund dieser Befunde scheint es uns wichtig, bei künftigen Hyperthermiefällen Muskelbiopsien durchzuführen, um so besseren Einblick in eventuell vorhandene strukturelle Veränderungen zu gewinnen. Daneben würde es ganz besonders interessieren, ob die hier beschriebenen kristalloiden Strukturen bestätigt werden können.

ZINDLER: Danke vielmals.

Nun eine Frage zur Praxis: welche Unterschiede gibt es zwischen MH mit Rigidität und ohne Rigidität? Haben die Fälle ohne Rigidität eine bessere Prognose?

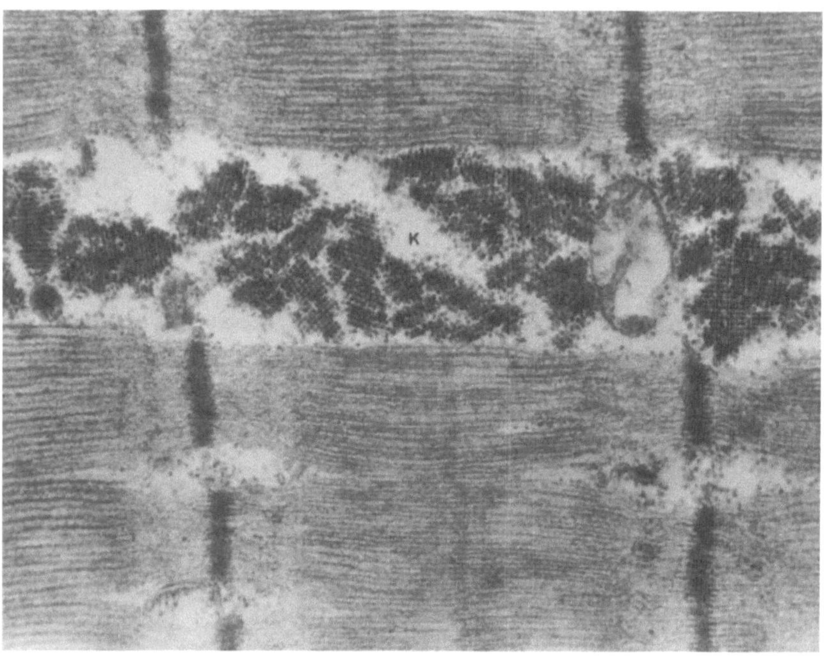

Abb. 4. 62'500 x. K = Kristalloide Strukturen, zwischen Myofibrillen liegend. (4659-A4)

BRITT: Unfortunately very little is known about the etiology of the non-rigid patients. However it does appear that these poeple, the non-rigid patients, fall into at least two groups: one group it would seem represents a mild variant of the rigid patient. In other words in them there is sufficient rise in myoplasmic calcium to activitate phosphorylase kinase and therefore induce a lactacidosis, a hypercarbia and heat formation and probably also an increased consumption of oxygen. But the rise of myoplasmic calcium is insufficient to activitate myosin ATPase or to inhibit troponin and therefore contracture would not occur. Our reasons for thinking this is that we see both rigid and non-rigid patients in the same family and secondly the work of Dr. ELLIS who has shown by using a refinement of isolated isometric muscle contraction test and making it even more sensitive than hithertoforth that abnormalities can be seen in the non-rigid patients though not to such a great extent as in the rigid patients. Secondly in some cases in the same group of patients it may be that weaker triggering agents were used. In other words agents such as cyclopropane or other rather than halothane or methoxyflurane. Also there may be other factors absent. Belladonna alcaloids may not have been used and we know that statistically the incidence of rigidity is considerably greater when belladonna alcaloids and succinylcholine have been used than when they have not been employed. Thirdly the muscle may not have been primed by exercise or by muscle trauma and it would appear that muscle injury or muscle exercise immediately prior to the anesthetic means that the patient will be more likely to develop MH firstly and more likely to become rigid secondly. There is however a second group of patients who have no family history and who have probably some acquired factors we don't know about. One factor may be that they have a low magnesium in their diet and this is very common in European and more specially in North America society because the high protein pastures on which farm animals are fed have very low magnesium in them. Consequently we eat meat that is magnesium depleted. Concerning prognosis finally MH without rigidity is probably a more mild desease but on the other hand its diagnosis is much more difficult and therefore it's frequently not recognized until very late in the course of the development of all the biochemical disturbances.

ZINDLER: Thank you. Jetzt eine andere Frage: wenn man von Schweineversuchen ausgeht, dann scheint es so zu sein, daß nach Auslösung der Katastrophe diese automatisch abläuft und praktisch nicht mehr zu beeinflussen ist.

Dr. ELLIS, if the trigger is in there, does it go on without any possibility to be influenced?

ELLIS: There has been some recent work by LISTER in Bristol in pigs. LISTER has shown that in pigs who are induced with halothane and succinylcholine and the hyperthermic reaction is allowed to start this reaction can be arrested by giving these pigs thyroid hormone. In human muscle in which the muscle activity is abnormal taken from patients who are susceptible to this condition if the trigger agent is removed the muscle activity becomes normal again. So I think it is very clear that if the trigger agent is removed the situation can be reversed back to normality.

ZINDLER: Thank you very much. Das ist also wichtig: wenn das auslösende Agens weggenommen wird, dann kann sich die Situation wieder normalisieren.

Wir wollen nun zum nächsten Kapitel, der Therapie, übergehen und ich möchte Herrn PURSCHKE bitten, die "Soforttherapie der malignen Hyperthermie" zu besprechen.

PURSCHKE: Der stürmische Verlauf eines malignen Hyperthermie-Syndroms während einer Allgemeinnarkose und die ausgesprochen schlechte Prognose des voll entwickelten Krankheitsbildes erfordern bereits beim Verdacht auf diese Komplikation den sofortigen Einsatz einer agressiven und gezielten Therapie.
Entscheidend für den Behandlungserfolg dieses gefährlichen Zwischenfalles ist eine frühe Diagnose:

Diagnose

Erstes Warnzeichen ist nach normaler intravenöser Narkoseeinleitung die fehlende Muskelentspannung nach Succinylcholingabe (53,

<u>54</u>, <u>56</u>, <u>58</u>, <u>61</u>, <u>65</u>, <u>67</u>). Statt der erwarteten Relaxation tritt
ein auffälliger <u>Rigor</u> der Skelettmuskulatur auf. Mitunter ist es
ausgesprochen schwierig, den Mund für eine Intubation zu öffnen.
Eine Wiederholung oder Steigerung der Relaxansdosis führt zu keiner Verbesserung der Muskelentspannung, kann aber die Entwicklung
eines hyperthermen Syndroms beschleunigen.

Wenn bei der Narkoseeinleitung ein Muskelrigor nach Gabe von Succinylcholin auftritt, sollte immer die Narkose sofort beendet,
die Operation verschoben und der Patient in den folgenden Stunden mit Kontrolle des Temparaturverlaufes, der Blutgase und der
Enzymaktivität (CPK), genau beobachtet werden.

<u>Wichtiges Frühsymptom</u> ist eine ungeklärte Tachykardie etwa 10 -
60 Minuten nach Narkoseeinleitung, bei spontanatmenden Patienten
auch eine Tachypnoe. Da beide Symptome unspezifisch sind, werden sie oft falsch beurteilt. Ein spezifisches Zeichen ist dagegen die starke Erwärmung des Atem-Kalk-Kanisters, hervorgerufen durch die erhöhte CO_2-Produktion. Daneben wird oft, trotz
ausreichender Sauerstoffkonzentration im inspiratorischen Atem-
gasgemisch, eine fleckige Zyanose beobachtet.
<u>Wenn eines oder mehrere dieser Symptome auftreten ohne daß es
dafür eine plausible Erklärung gibt, besteht der dringende Verdacht auf eine maligne Hyperthermie (Tabelle 1).</u>

Tabelle 1. Frühsymptome der malignen Hyperthermie

Tachykardie

Tachypnoe

Starke Erwärmung des Atem-Kalk-Kanisters

Zyanose

Therapie

Bereits beim Verdacht auf ein hyperthermes Syndrom muß die Behandlung einsetzen.
Erste therapeutische Maßnahme ist die sofortige Absetzung aller
Inhalationsnarkotika, um die Noxe auszuschalten und die Narkoti-
kumexposition so kurz wie möglich zu halten. Denn jeder Patient,
dessen Narkose weniger als 15 Minuten gedauert hat, hat diesen
Zwischenfall überlebt, während die Mehrzahl der Patienten mit
einer Narkosedauer von mehr als einer Stunde gestorben sind (<u>55</u>,
<u>57</u>).

Stoffwechselgerechte Beatmung

Um den gesteigerten Sauerstoffbedarf zu decken, muß mit reinem
Sauerstoff beatmet werden. Die hohe CO_2-Produktion - respiratorische Quotienten bis zu 1,69 sind beschrieben (<u>54</u>) - erfordert
darüber hinaus eine Erhöhung des Atemminutenvolumens auf mindestens das 2- bis 3-fache. Die Beatmung im halboffenen System, d.h.
ohne Rückatmung, wobei am Beatmungsgerät hohe Sauerstoffflußraten

von 10 bis 15 Litern pro Minute eingestellt werden müssen, beschleunigt die Eliminierung des Narkotikums und hat einen zusätzlichen Kühleffekt, da die Rückatmung des erwärmten Gases vermieden wird.

Nach Möglichkeit sollte ein frisches Beatmungsgerät eingesetzt werden. Muß aber mit demselben Gerät weiter beatmet werden, sollten auf jeden Fall zumindest alle Gummiteile (Faltenschläuche, Atembeutel) ausgewechselt werden, weil Halothane und Methoxyflurane in Gummi löslich sind und auch nach Ausschalten des Verdampfers noch über einen längeren Zeitraum Narkosegas, wenn auch in geringerer Konzentration, dem Patienten zugeführt wird.

Medikamente

Gleichzeitig mit der Umstellung der Beatmung muß eine gezielte medikamentöse Therapie eingeleitet werden, die infolge des multilateral ablaufenden Geschehens polypragmatisch sein muß.

Ein spezifisches Medikament ist das Lokalanästhetikum Procain (Novocain) wegen seiner Fähigkeit, das Zytoplasma-Calcium zu senken (53, 55, 62, 63, 64). Wegen der erheblichen negativ inotropen Wirkung auf das Myokard soll es aber nur unter fortlaufender EKG-Kontrolle gegeben werden. Die Regularisierung einer Arrhythmie oder die Senkung der Herzfrequenz auf Werte unter 100 pro Minute bei einem Sinusrhythmus können als Zeichen für eine genügend hohe Dosierung gewertet werden. Eine zu starke Depression des Kreislaufes durch Procain muß mit Alupent oder Dopamin behandelt werden.

Zur Korrektur der praktisch immer vorhandenen metabolischen Acidose (53, 55, 57, 62, 65) wird, ohne die Werte der ersten Blutgasanalyse abzuwarten, Natriumbikarbonat in einer Anfangsdosierung von 2/mval/kg Körpergewicht gegeben. Alternativ kann die Pufferung auch mit Tham erfolgen. Die weitere Acidose-Behandlung richtet sich nach den Blutgaswerten, die in kurzen Abständen kontrolliert werden müssen.

Infolge der ausgedehnten Muskelzerstörung (bis zu 2 kg) kann die Myoglobinausscheidung im Urin sehr hohe Werte erreichen (62, 65). Durch reichliches Angebot an eisgekühlten isotonen Elektrolytlösungen mit gleichzeitiger Gabe von Furosemid (Lasix) muß versucht werden, eine kräftige Diurese aufrecht zu erhalten. Die zusätzliche Infusion von 20%igem Mannit oder Xylit unterstützt die Bemühungen um die Nierenfunktion und wirkt zusätzlich der Entwicklung eines Hirnödems entgegen. Zur Hirnödem-Prophylaxe ist weiterhin die hochdosierte Medikation von Dexamethason (Fortecortin) oder Methylprednisolon (Urbason) sinnvoll.

Die initiale Hyperkaliämie (59, 60, 62) läßt sich durch Infusion von hochprozentiger Glukose mit Insulinzusatz günstig beeinflussen, darüber hinaus werden dem Organismus Energieträger zur Verfügung gestellt.
Zusätzlich ist eine frühzeitige Heparin-Therapie zu fordern - möglichst unterstützt durch Gabe von thrombozytenreichem Frischplasma - da es besonders bei voll entwickeltem Krankheitsbild

zu einer schweren Gerinnungsstörung, im allgemeinen zu einer Verbrauchskoagulopathie, kommen kann ($\underline{58}$, $\underline{61}$, $\underline{65}$), die prognostisch ein schlechtes Zeichen ist ($\underline{55}$).

Eine Digitalisierung dieser Patienten ist kontraindiziert, da Glykoside eine Calciumanreicherung in der Herzmuskelzelle bewirken, bei der malignen Hyperthermie aber gerade eine Steigerung des Zytoplasma-Calciums eine wesentliche pathogenetische Rolle spielt ($\underline{56}$, $\underline{61}$, $\underline{62}$, $\underline{64}$).

<u>Abkühlung</u>

Zur Senkung der Körpertemperatur muß sofort maximal abgekühlt werden. Die alleinige Abkühlung mit Alkoholwickeln, isolierte Eispackungen auf Leistenbeugen oder Abkühlung durch Ventilatoren ist ungenügend.
Die gesamte Hautoberfläche muß so schnell wie möglich mit Eisstücken bedeckt, der Patient auf eine Schicht Eiskies gelagert werden, Erfahrungsgemäß macht es oft Schwierigkeiten, in kurzer Zeit genügende Mengen an Eis bereitzustellen. Zur Überbrückung kann der Patient über einen Schlauch mit seitlichen Perforationen mit kaltem Wasser berieselt werden (Abb. 1).

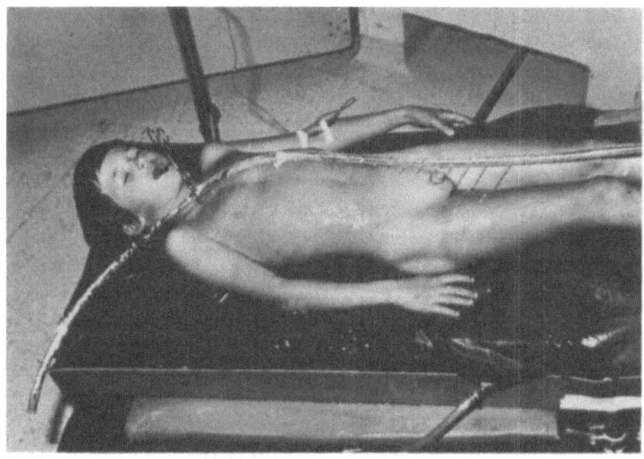

Abb. 1. Oberflächenkühlung durch Berieselung mit kaltem Wasser über einen Schlauch mit seitlichen Perforationen

Zusätzlich empfiehlt sich die Magenspülung mit Eiswasser, die sich auch nach unseren Erfahrungen als besonders effektiv gezeigt hat ($\underline{65}$). Unterstützt werden die Kühlmaßnahmen, bei genügend hohem Blutdruck, durch Gabe von alpha-blockierenden Substanzen (Hydergin, Dehydrobenzperidol), um über eine periphere Vasodilatation eine erhöhte Wärmeabgabe zu erreichen. Die Möglichkeit zur <u>direkten</u> Kühlung des Blutes besteht bei der extracorporalen Zirkulation mit Hilfe einer Herz-Lungen-Maschine. Sie würde darüberhinaus den Vorteil einer verbesserten Oxygenierung und CO_2-Abgabe bieten und möglicherweise über die Phase des akuten Herzversagens

hinweghelfen können. Allerdings ist die Vorbereitung verhältnis-
mäßig zeitaufwendig. Zeit aber hat man bei einem hyperthermen
Zwischenfall nicht. Keinesfalls dürfen daher beim Warten auf die
Bereitstellung einer Herz-Lungen-Maschine Maßnahmen zur maxima-
len Oberflächenkühlung hinausgezögert werden.

Um eine gefährliche Hypothermie unter 32° zu vermeiden, sollten
die Kühlmaßnahmen eingestellt werden, wenn eine Senkung der Körpertemperatur auf 38° C erreicht wird, da die Temperatur auch
nach Beendigung der Kühlung noch etwa 20 bis 30 Minuten weiter
abfällt.

<u>Überwachung</u>

Die Überwachung der extrem gefährdeten Patienten umfaßt vor allem
die Kontrolle der Herztätigkeit sowie die Erfassung einiger, für
die <u>aktuelle</u> Therapie wichtiger biochemischer Parameter.

Die Benutzung eines Oesophagus-Stethoskops ermöglicht sehr direkt,
die Herzaktion zu überwachen, ohne von Manipulationen an der Kör-
peroberfläche abhängig zu sein.

Eine fortlaufende Temperaturkontrolle ist praktisch nur mit einem
elektrischen Thermometer möglich. Die Lokalisation des Meßfühlers
im Oesophagus gewährleistet annähernd die Registrierung der Körperkerntemperatur. Es besteht jedoch die Gefahr, daß bei kalten
Magenspülungen die Temperatur-Messung im Oesophagus falsch-niedri-
ge Werte ergibt, sodaß routinemäßig die rektale Temperatur-
Messung bevorzugt werden sollte. Erforderlich sind weiterhin
eine fortlaufende EKG-Überwachung sowie häufige Kontrollen von
Blutdruck, Puls und zentralvenösem Druck.

<u>Laboruntersuchungen</u>

Für die aktuelle Erstbehandlung ist besonders die häufige Kontrolle des Säure-Basen-Status und der Elektrolytverhältnisse
notwendig. Blutentnahmen für diese Untersuchungen erfolgen am
besten und sichersten über eine intraarteriell, z.B. in der Ar-
teria radialis liegende Kanüle. In der Frühphase, d.h. bis zur
sicheren Beherrschung der Temperaturreaktion, sollen Blutgasanalysen alle 10 Minuten durchgeführt werden, um die teilweise
exzessive metabolische Acidose fortlaufend auszugleichen und auch
die Beatmung den sich schnell ändernden Stoffwechselverhältnissen
anpassen zu können. Dabei werden mitunter große Mengen an Natriumbikarbonat benötigt, die zu einer Hypernatriämie führen und besonders bei vorgeschädigtem Myokard infolge der Kreislaufüberla-
dung ungünstig sein können. Durch Furosemid-Gabe läßt sich die
Gefahr einer Hypernatriämie etwas verringern.

Die anfänglich häufigen Elektrolytbestimmungen lassen einmal die
initiale Hyperkaliämie erkennen, dienen aber nach entsprechender
Therapie besonders zur Erfassung der späteren Hypokaliämie, die
ihrerseits schwere Herzrhythmusstörungen bis hin zum Kammerflim-
mern verursachen kann.

Nach erfolgreicher Erstbehandlung ist bei schweren Fällen die
weitere Therapie und Überwachung auf einer Intensivstation erforderlich, denn in einigen Fällen verstarben Patienten noch einige Tage nach anscheinend erfolgreicher Behandlung des Zwischenfalles, vermutlich an plötzlich einsetzenden schweren Herzrhythmusstörungen.

Voraussetzung für den Behandlungserfolg ist, daß der Anästhesist
auf einen, immer überraschend auftretenden hyperthermen Zwischenfall vorbereitet ist und sofort mit einer gezielten Therapie beginnen kann.

Um keine Zeit mit therapeutischen Überlegungen zu verlieren, wurde aufgrund eigener Erfahrung und der Mitteilung der Literatur
(55, 61, 62, 63, 68) ein Therapieschema zusammengestellt (Tabelle 2), das in jedem Operationssaal aufgehängt werden sollte.

Zusammenfassung

Der stürmische Verlauf einer malignen Hyperthermie und die hohe
Mortalität des voll entwickelten Krankheitsbildes erfordern bereits bei der Verdachtsdiagnose eine schnelle und agressive Therapie. Sie besteht in sofortigem Absetzen aller Inhalationsnarkotika, intensiver Kühlung, Hyperventilation mit reinem Sauerstoff, Ausgleich der Acidose und Gabe von Procain, reichlicher
Flüssigkeitszufuhr und Prophylaxe von Hirnödem, Verbrauchskoagulopathie und Nierenversagen.
In einem Therapieschema werden die Sofortmaßnahmen zusammengefaßt.

ZINDLER: Vielen Dank für diese Übersicht. Wir haben sie etwas
schematisch gemacht, damit sie sich gut einprägt. Any comments
to the suggested early treatment? Ich habe eine Frage an Dr.
ZSIGMOND: ist Procain indiziert bei einer malignen Hyperthermie
ohne Rigidität?

ZSIGMOND: If procain is given under proper monitoring I don't
think it will do any harm. You only have to watch carefully the
electrocardiogram and the blood pressure in the non-rigid patient
during procain administration.

ZINDLER: Vielen Dank! Das steht also im Gegensatz zu früheren
Veröffentlichungen: man soll Procain geben, auch wenn keine Rigidität vorhanden ist. Wahrscheinlich aber in etwas niedrigerer Dosierung und etwas vorsichtiger.

Are there any other changes in the suggested protocol if there
is no rigidity? As there are no more comments, we go on to the
next very important topic about the optimal dose of procaine.

Sie wissen, daß Procain das einzige spezifische Medikament ist,
das man voll ausnutzen muß, das aber in höherer Dosierung eine
cardiodepressive Wirkung hat. Der ursprüngliche Vorschlag von
HARRISON war, eine anfängliche Auffülldosis von 30-40 mg/kg zu
geben und dann entsprechend dem Abbau mit einer wesentlich ge-
ringeren Dosierung fortzufahren. Dieser ursprüngliche Vorschlag

Tabelle 2. Sofort-Therapie der malignen Hyperthermie modifiziert nach BRITT (16)

A. Erkennen des Syndroms
   Frühsymptome:
   1. Erhöhter Muskeltonus (Rigor)
      a) sofort erhöht nach Succinylcholingabe
            typisch: fehlende Entspannung der Kiefermusku-
            latur, Schwierigkeiten bei der Intubation, da
            der Mund nicht ausreichend geöffnet werden kann.
         Sofort Beendigung der Narkose, Verschiebung der Opera-
         tion, Verlaufsbeobachtung mit Temperaturkontrolle.
      b) Später im Verlauf einer Narkose mit Halothane, Methoxy-
            flurane, Cyclopropan oder Äther auftretender Ri-
            gor der Muskulatur.
   2. Ungeklärte Tachykardie, Tachypnoe, periphere Zyanose, star-
      ke Erwärmung des Atemkalkkanisters.
   3. Anstieg der Körpertemperatur um mehr als $1^{\circ}C$.

> Prognostisch ist es von großer Bedeutung, eine Maligne Hy-
> perthermie zu erkennen, bevor eine stärkere Temperaturstei-
> gerung eingetreten ist. Der Anstieg der Körpertemperatur
> kann bereits ein Spätsyndrom sein!

B. Behandlung
   1. a) Sofort alle Inhalationsnarkotika absetzen und Operation
         so schnell wie möglich beenden.
      b) Beatmung mit 100% Sauerstoff im halboffenen System. Atem-
         minutenvolumen mindestens auf das 2 bis 3-fache steigern.
         Hohen Gasfluß am Gerät einstellen (10-15 l pro Min.)
      c) Möglichst frisches Narkosegerät einsetzen. Zumindest aber
         alle Gummiteile (Faltenschläuche, Atembeutel) austauschen
         und Absorberkalk häufig wechseln.
   2. Sofort medikamentöse Behandlung einleiten
      a) Procain-HCl (Novocain) 1%ig bei Rigor der Skelettmusku-
         latur
         Dosierung: 1-2 mg/kg/min als Infusion
         Immer EKG-Kontrolle während Procain-Gabe!
         Infusion beenden, wenn
         1. Arrhythmie in Sinusrhythmus übergeht,
         2. wenn Herzfrequenz bei Sinurhythmus unter 100/min sinkt.
      b) Natriumbikarbonat 8,4%ig (1 ml = 1 mval)
         Dosierung: Initial 2-4 mval/kg Körpergewicht i.v.
         Weitere Acidose-Korrektur entsprechend den Blutgaswerten.
      c) Bei Blutdruckabfall Alupent-Infusion 1 mg auf 500 ml
         oder mit Perfusor-Motorspritze 2-4-10 mcg/min
      d) Mannit 20%ig 5 ml/kg Körpergewicht i.v.
      e) Kortikoide: z.B. Urbason (Methyl-Prednisolon) 30 mg/kg
         i.v. oder Fortekortin (Dexamethason) 1-2 mg/10 kg i.v.
      f) Furosemid (Lasix) initial 40 mg i.v. (ca. O,5 mg/kg)
      g) reichlich eisgekühlte isotone Elektrolytlösung (z.B.
         Ringerlaktat)
         Dosierung: in den ersten 30 Min. ca. 30 ml/kg Körper-
         gewicht
      h) 100 ml Glukose 50%ig plus 48 Einheiten Alt-Insulin als
         intravenöse Infusion zur Reduktion der initialen Hyper-
         kaliämie.

    i) Heparin. Anfangsdosis 70 Einheiten pro kg Körpergewicht
       i.v. zur Prophylaxe einer Verbrauchskoagulopathie.
    j) Thrombocytenreiches Frischplasma.
3. <u>Gleichzeitig</u> rigorose Abkühlungsmaßnahmen.
    a) Oberflächenkühlung. Sofort alle Abdecktücher entfernen
       und Patienten mit kaltem Wasser berieseln, dann in nas-
       ses Laken hüllen, auf Eiskies legen und vollständig mit
       Eisstücken bedecken. Bei Kindern Eiswasserbad in Plas-
       tikwanne.
    b) Magenspülung mit Eiswasser, evtl. auch Einläufe mit Eis-
       wasser.
    c) Bei Senkung auf 38°C Kühlung beenden, damit Körpertem-
       peratur nicht zu tief weiter absinkt.

C. <u>Überwachung</u>
1. a) Oesophagusstethoskop einlegen.
    b) Temperatur fortlaufend messen (rektal, oesophageal, Mus-
       kulatur).
    c) EKG anschließen.
    d) Kontrolle Blutdruck, Puls zentral-venöser Druck.
    e) Atemminutenvolumen verfolgen.
2. <u>Laboruntersuchungen</u>:
   Arterielle Kanüle (Art, radialis) zur Blutentnahme einlegen. Sofort Blut entnehmen für:
   a) Blutgasanalyse
   b) Elektrolyte (Natrium, Kalium, Calcium, Chlor, Phosphat,
      Magnesium).
   c) Enzym-Bestimmung (CPK, GOT, GPT, LDH, Pyruvat, Laktat,
      Kreatinin)
   Säure-Basen-Haushalt und Elektrolytstörungen nach jeweili-
   gem Laborwert ausgleichen.
3. Blasenkatheter anlegen. Urinmenge stündlich messen. Urin-
   Untersuchung auf Hämoglobin, Myoglobin und Kaliumausschei-
   dung.
4. Blutgasanalysen alle 10 Min. wiederholen.
   Elektrolytbestimmungen alle 20 Min. wiederholen.
   Tägliche Kontrolle der Thrombocyten und des Gerinnungsstatus.
Übrige Laborbestimmungen vierstündlich am ersten Tag und danach täglich bis zur Normalisierung wiederholen.

D. <u>Bereitstellung von Geräten und Medikamenten</u>:
   Detaillierte schriftliche Instruktion in jedem Operationssaal,
   wo folgende Geräte und Medikamente deponiert sind:
   - Beatmungsgerät ohne Verdampfer und frische Reptilschläuche
   - Temperaturmeßgerät mit mehreren Kanülen und Sonden
   - Eis
   - Gerät für Magenabkühlung
   <u>Medikamente</u> (in einem Behälter im Kühlschrank):

Novocain 1%ig (2 x 100 ml)	Kaliumchlorid 7,5% (2 x 50ml)
Mannitol 20%ig (1 x 500 ml)	Urbason Forte (2 x 250 mg)
Ringerlaktat (2 x 500 ml)	Alt-Insulin
Natriumbikarbonat (2 x 250 ml)	Alupent
THAM, 1 molar (2 x 100 ml)	Liquemin
Glukose 50%ig (250 ml)	Lasix

ist auf Vorschlag BRITT abgeändert worden. Dr. BRITT, would you please comment why a loading dose of procaine is no longer suggested.

BRITT: We found in several patients that when we gave a very large initial loading dose that the patient immediately developed a cardiac arrest. Granted that this arrest was an asystole it was always possible to resuscitate the patient. Nevertheless it was a rather frightening development and we find results are better if f.i. in an adult 70/kg male one doesn't give more than 100 mg/min and this is under careful ECG monitoring. As soon as the arrhythmia is relieved one should stop infusing procaine. For pediatric patients we think the dose now should be about 1-2 mg/min but not the previous high dose we were suggesting.

ZINDLER: How do you know that you have given sufficient amount of procaine? You said as soon as the arrhythmia is relieved. Is this a good guide to know that the muscle as well got sufficient procaine?

BRITT: Yes. Because the heart muscle is a muscle like the skeletal muscle and the same biochemical disturbances are occuring in the heart muscle as in the skeletal muscle and this is the main reason why one sees these terrible ventricular arrhythmias. So one can assume that about the time the procaine has penetrated to the cardiac sarcoplasmic reticulum it is also able to penetrate to the skeletal muscle sarcoplasmic reticulum.

ZINDLER: But isn't the terrific hyperkalaemia partly responsible for the arrhythmia? How can you differentiate that?

BRITT: There are secondary reasons for the arrhythmia but one usually sees peak T-waves if the patient has hyperkalaemia. And the rigor tends to induce ventricular tachycardia and bigeminal arrhythmias. So these latter arrhythmias are the ones that one is trying to reverse rather than the peak T-waves.

ZINDLER: Wir haben jetzt etwas sehr Wichtiges berührt, nämlich die Herzbeteiligung, über die an sich wenig bekannt ist. Man weiß nur von der direkten Herzmassage, daß das Herz steif ist, so daß nichts hineingeht und nichts herauskommt.

This now is a question to Dr. ELLIS: what would you suggest if the blood pressure and probably the cardiac output falls to dangerous low levels due to a myocardial depressant effect of the desease or may be to procaine to relieve the situation? Do you have any suggestions?

ELLIS: The suggestion has been made although I have not used it myself in these circumstances isoprenaline should be used to maintain cardiac output.

ZINDLER: Das ist Aludrin bzw. wir würden Alupent nehmen. What does the panel think about dopamine as the kidneys are in danger and you have a much better kidney perfusion with dopamine? We would like to suggest it especially if a moderate dose of isoprenaline has not a sufficient effect. Would you like to add dopamine?

BRITT: Statistically the mortality rate when any type of cate-
cholamine like vasopressor is used is over 90%. In fact it's
practically the kiss of death. Certainly no work has been done
on dopamine but thinking about some experiences with laboratory
animals one would be very unwise to try to depend on a drug of
this type and dealing will be the hypotension of malignant hyperthermia is difficult especially as the fall in blood pressure
is a very ominous sign occuring usually shortly before cardiac
arrest occurs. So I really think that you are confined to either
isoprenaline or giving intravenous fluid or a plasma expander
but you cannot be giving any vasopressor agent.

ZINDLER: Thank you. You said the mortality rate was over 90%.
Was it in patients? Wouldn't these patients die anyhow whatever
you do? Is there some evidence in pigs?

BRITT: The evidence is from human patients and these are patients
who then are given vasopressor agents and of course there is the
bias introduced in a study of this nature in that these drugs
do tend to be given to the more severely affected patients. However I think we have a large enough number available now in a ser-
ries to say that quite probably some of these patients would have
survived if they hadn't been given these drugs and it's interest-
ing that in many cases the administration of the vasopressor was
almost immediately followed by cardiac arrest.

ZINDLER: Thank you! Dr. ELLIS, please!

ELLIS: I think I can just add one drug to this and that is hydo-
cortisone. We used hydrocortisone in a large dose (2-3 g) and the
advantage of hydrocortisone in this sort of dosage is that it
produces peripheral vasodilation and thus encourages cooling and
secondly it has a positive inotropic effect on the heart.

ZINDLER: Thank you very much. Was damit unmittelbar zusammenhängt,
ist die Frage Digitalis oder Calcium.

SONNENKLAR: I think the use of polypharmaka should not be encour-
aged here for these patients. I think one has to use this clinical skill and treat every patient as a patient and not treat them
as a malignant hyperpyrexic phenomenon. One must treat patients
and not the disease. We don't use vasopressors, we had several
episodes of malignant hyperpyroxias in the hospital and we have
used high energy substrate (50% glucose primarily) and plasma
expanders. We find the heart reacts to this quite well and in
many cases the blood pressure supported quite adequately. We are
not afraid if the blood pressure is going down to 80 and 90, we
don't feel that patients really are in danger if they held about
this level.

ZINDLER: Thank you. Thus the main point is the cardiac failure.
Do you recommend the failing heart treated with digitalis?

SONNENKLAR: This is a very controversial subject. I know Dr. BRITT
has specific ideas about ist. If procaine has been used and the
temperature elevation has been controlled and the heart rate is
still very fast I think digitalis should be used. I think a loa-

dose of digoxin - 0,5 mg we have used - tries to slow the heart
a bit.

ZINDLER: Dr. BRITT, what is your opinion on the subject?

BRITT: The mode of action of cardiac glycosides is to prevent
uptake of calcium into the sarcoplasmic reticulum and to exag-
gerate release of calcium from the sarcoplasmic reticulum. So
by giving these agents you are actually acutely worsening the
primary muscle defect and statistically the mortality rate is
considerably worse in those patients who have received these
agents. So I would think that certainly early there is no place
for such drugs in the treatment of malignant hyperthermia so I
guess we'll just have to disagree.

ZINDLER: Do you have direct evidence that time related to a dose
of digitalis a patient died?

BRITT: Well, here again it's difficult to produce this side of
evidence on a statistical basis. One can only think of individual
cases where the patient has been given digoxin and a sudden increase in muscle rigidity has been noted or an immediate onset
of ventricular fibrillation.

ZSIGMOND: We know about four cases where digitalis alcaloids were
used - but not digoxin which is a slowly acting digitalis alca-
loid - in episodes of malignant hyperpyrexia when cardiac failure occured. We recommend the use of intravenous ouabain or stro-
phantin in incremental doses (0,2 mg) and this can be helpful
just like calcium which was used in 2 of the same cases without
any events of arrhythmias.

Now I want to make one more comment: Reviewing all the cases of
malignant hyperthermia I didn't see one suggested early therapy
in any of the cases. Dr. BRITT has knowledge as it seems she has
collected all the cases at the University of Toronto. Did anyone
use for extremity tourniquets in these cases to delay the potassium flow to the central circulation and delay the myoglobin and
other substances entering the circulation? Did anyone use stasing
the extremities like we used to do during the second world war
in the war injury patients who had multiple extremity damages
with big trauma of the skeletal muscle? Did anyone try to use
this approach for circulatory arrest of the extremities and extremity perfusion to avoid draining of the break down products?
Here in this regard I haven't heard using antihistaminics either
in treatment because break down products can cause very severe
allergic reactions. Only the German group of authors are using
steroids in the management, I think this is a very vital part of
the management using adequate doses of steroids to stabilize mem-
brans and also to prevent the effects of polypeptase on the vas-
cular bed and the heart.

ZINDLER: Wir können diesen Streit hier nicht weiterführen. Es
gibt auch an sich nicht genügend Unterlagen dafür. Was aber damit zusammenhängt, ist die Frage der Behandlung der sehr schweren
Arrhythmien. Nun, es liegt nahe, auf den Kaliumspiegel zu achtcn.
Werte bis zu 19 mval/l (!) sind hier gemessen worden! Man würde

versuchen, die oft sehr erhebliche metabolische und respiratorische Acidose zu bekämpfen und es stellt sich die Frage, was man medikamentös in dieser Hinsicht machen kann.
May I ask to comment on the treatment of arrhythmias besides trying to correct the hyperkalaemia and the acidosis.

ELLIS: Could I make one comment about the difference between procaine and lignocaine (Lidocaine, Xylocaine). Procaine causes the calcium within the cell to be rebound on to the sarcoplasmic reticulum whereas lignocaine causes the calcium to be cast off the reticulum thereby increasing the level of calcium within the cell. The effect of procaine and lignocaine on cell membran is identical and therefore both of these drugs would be useful in the treatment of simple cardiac arrhythmia. But lignocaine itself will make the muscle situation worse and should be avoided. I have one patient who is referred to us who recovered from cardiac arrest following intravenous lignocaine. She had arrhythmia given lignocaine and she had a cardiac arrest following this. Perhaps Dr. BRITT could comment on the cause of that.

BRITT: The mode of procaine and lignocaine is rather different. Procaine at physiological pH makes calcium go back into the sarcoplasmic reticulum while lignocaine has the opposite effect. The reasons for this are twofold. First of all there are steric differences in the two agents which make the combination with the receptor side different. In the case of procaine there are two carbon atoms between the amine and the carbono-oxygen. This prevents any hydrogen bonding between these two groups whereas in the case of lignocaine there is only one carbon atom and hydrogen bonding does occur. Also there are o-methyl groups in lignocaine which are not present in procaine. Certainly the pKa of lignocaine and procaine is considerably different so that procaine is ionized at physiological pHs while lignocaine is not. Therefore we are reducing myoplasmic calcium by giving procaine but we further raising myoplasmic calcium by giving lignocaine. There is no place for it in the treatment of malignant hyperthermia.

ZINDLER: Thank you very much. Diese Ausführungen sind auch deshalb interessant, weil es einen diesbezüglich erfahrenen Arzt, Herrn LOCHNER, in Kanada gibt, der seine Patienten mit Lidocain behandelt und damit glaubt, guten Erfolg zu haben. Es ist also nicht immer leicht, die biochemischen Grundlagen mit der klinischen Praxis in Einklang zu bringen. Man muß aber generell sagen: wenn ein Mittel potentiell gefährlich ist und durch ein anderes ersetzt werden kann, soll man das auch nur potentiell gefährliche nicht verwenden.

Nun, gibt es noch andere Kommentare zu der vorgeschlagenen Frühtherapie, wie wir sie im Referat PURSCHKE zusammengestellt und im roten Merkblatt Ihnen allen aufgelegt haben? Bitte, Herr BRÜCKNER?

BRÜCKNER: Bei unserem zweiten Patienten, den ich demonstriert habe, wurden 200 mval Natriumbikarbonat blind gegeben. Es kam anschließend zu einer extremen metabolischen Akalose mit einem BE von + 20 mval/l. Nachdem der erste Blutgaswert vorlag, haben wir dann versucht, diese Situation durch Gabe von Argininhydrochlorid wieder zu korrigieren. Ich würde dafür plädieren, unbedingt Bikarbonat zu geben; man sollte aber doch daran denken, daß ein Zuviel in dieser Richtung, also eine Alkalose, die energetische Situation des Herzens, die durch die Tachydardie, durch die Erhöhung des Sauerstoffverbrauchs, durch die Verkürzung der coronarwirksamen Diastolendauer ohnehin schon ausgespannt ist, noch weiter verschlechtert und dies nicht unbedingt im Sinne des Patienten sein kann.

ZINDLER: Meinen Sie, daß die von uns im Merkblatt empfohlene Initialdosis von 4 mval/kg $NaHCO_3$ iv. zu hoch ist?

BRÜCKNER: Ja. Das könnte bei denjenigen Patienten, die keine extreme Acidose haben - und dies ist durchaus bei einem Teil der Patienten der Fall -, zuviel sein und einen Effekt bewirken, der eigentlich nicht erwünscht ist.

ZINDLER: Das ist natürlich eine gewisse Schwierigkeit: wenn man sich festlegt, muß man den schweren Fall im Auge haben, um auch einen solchen ausreichend behandeln zu können. Man wird dann naturgemäß aber nicht alle Variationsmöglichkeiten erfassen.

Would the panel care to comment on the 4 mval/kg $NaHCO_3$ discussion? Dr. BRÜCKNER said, that this dose might be too high.

BRITT: Yes, we think that's a bit too much. I think again Dr. SONNENKLAR is quite right that we have to treat the patient on the basis of his blood gases and I hesitate to recommend any specific amount.

ZINDLER: But you have to because at first you have to give it immediately and blind. Would you suggest 2 mval/kg? - Okay! Wir können also die Eintragung im Merkblatt auf 2 mval/kg abändern und in schweren Fällen zusätzlich etwas nachgeben.

BRÜCKNER: Ich würde auch nicht in jedem Fall versuchen, unbedingt bei einer Temperatur von 38° C mit der Unterkühlung aufzuhören. Ich könnte mir vorstellen, daß eine leichte Unterkühlung durchaus die energetische Situation des Gehirns, die ja durch das beginnende Hirnödem in dieser Phase verschlechtert wird, verbessern kann. Man sollte natürlich Komplikationen durch ein zu exzessives Abrutschen der Temperatur vermeiden, ich könnte mir aber vorstellen, daß eine Temperatur zwischen 33°C und 35°C besser sein könnte. Man muß ja auch damit rechnen, daß es nach Erreichen einer Normothermie durchaus noch zu mehrfachen weiteren leichten Schüben von Hyperthermie kommen kann.

ZINDLER: Vielen Dank. Das ist sicher richtig. Man muß die Abkühlgeschwindigkeit und den weiteren spontanen Temperaturabfall in Rechnung stellen. 33°C bis 34°C ist wahrscheinlich erwünscht, aber es gibt anscheinend doch Fälle, wo die Temperatur, besonders bei Kindern dann zu tief abrutscht.

Would the panel comment on the question at what temperature the cooling should be stopped?

BRITT: Now the reason we recommend cessation of cooling at 38°C is that we found when we cool to lower temperatures the patients suddenly lost all their mechanisms to control body temperature and their temperature simply followed whateven heating or cooling measures we were applying. We had several patients whose temperatures went below 30°C and in no case we were ever able to resuscitate these people. They might last for several days they never regained consciousness, pupils stayed fixed and dilated, the temperature swings between say 28°C and 42°C and never gets back to a normal control again.

ZINDLER: You think this is just a matter of cerebral damage or is it a matter of too much cooling or both?

BRITT: Well I think it may be both, but I think cooling too much is really hazardous and we certainly found that when we stop the initial cooling there is a considerable drift. Then there may be secondary temperature rises but these secondary rises are much easier to control and it is better to have several cooling sessions each one a little less than the one before rather than one gigantic cooling session from which the patient doesn't recover.

ZINDLER: Thank you. Noch zur Abkühlgeschwindigkeit: gibt es irgendwelche Medikamente, die den Wärmeverlust steigern ohne andere Gefahren mit sich zu bringen?

ELLIS: Two drugs that we have used which encourage vasodilatation are chlorpromazine and diazepam. If you give too much chlorpromazine this produces a marked hypotension which I suppose could be dangerous and so we used smaller doses of chlorpromazine in the region of 20 mg to a normal size adult and combined that with 10 mg of diazepam and this not only encourages peripheral vasodilatation but also stops shivering when the cooling blanket is applied.

SONNENKLAR: We try not to use any drug to promote vasodilatation. We try to cool the patients as best as we could with all physical properties and try to leave the polypharmacopea behind us. We feel that it is rather dangerous to use a vasodilating agent when you are having blood pressure problems with these patients.

ELLIS: Can I ask you then how you stop shivering?

SONNENKLAR: We try not to bring the patients down to points where they are shivering. We stop at 39°C maybe even a little higher and allow them to drift.

ELLIS: We have had patients shivering at 40°C with the cooling blankets.

SONNENKLAR: We have controlled them rather well with neurolept.

ELLIS: Oh yes, that's some sort of polypharmacy!

ZINDLER: Ich glaube nun, wir müssen jetzt weiter und wollen die Probleme der späteren Intensivtherapie behandeln.

Zunächst aber noch eine kurze Zusammenfassung: ausgehend von der
Superkontraktion, haben wir durch die Erhöhung des Muskelstoffwechsels eine Beteiligung aller Organsysteme. Wir haben einmal
eine erhöhte CO_2-Produktion; wenn die Atmung nicht genügend ge-
steuert wird, würde es zur respiratorischen Acidose kommen und
durch Steigerung des anaeroben Stoffwechsels (Lactat) würden wir
eine metabolische Acidose bekommen. Durch die Steigerung der Wärmeproduktion kommt es zur Hyperthermie, durch die Beeinträchti-
gung der Zellmembran, durch den Zelltod, zu einer Hyperkaliämie,
einer Hypocalciämie und zu einem Anstieg von Myoglobin, der zum
Nierenversagen führen kann. Das wichtigste, worüber wir schon
diskutiert haben, ist die Frage des Herzversagens, möglicherweise durch eine direkte Myocardschädigung bedingt, unter Mitbetei-
ligung sicherlich auch von Acidose, Elektrolytstörung, Hypovolämie und Hypoxie. Schießlich als Spätfolgen, auch als Ausdruck
der Hypoxie, ein Gehirnödem und eine Verbrauchskoagulopathie,
wobei noch ungeklärt ist, ob es sich auslösend dabei um eine direkte Wirkung auf die Blutplättchen, die denselben Kontraktions-
mechanismus wie die Körperzellen haben, handelt oder ob es durch
die Zellzerstörung zu einer vermehrten Ausschwemmung von Throm-
boplastin kommt.

Wir können nun nicht die ganze Intensivtherapie hier besprechen.
Ich möchte daher Herrn DICK bitten, der uns besondere Kapitel
der "Spättherapie der malignen Hyperthermie" vor Augen führen
wird. Bitte, Herr DICK!

DICK: Eine Reihe pathophysiologischer Veränderungen, die in der
Primärphase der malignen Hyperthermie ausgelöst werden, besitzen
auch in der Sekundärphase eine erhebliche klinische Bedeutung.

Akute metablische Acidose und akute Hyperkaliämie sind in der
Regel bereits durch die Akuttherapie korrigiert worden. Noch bestehende Restacidosen stellen kein echtes therapeutisches Problem dar.

Mit der Korrektur der Acidose in der Primärphase der Therapie
wurde jedoch Kalium einerseits aus dem Extrazellulärraum in den
Intrazellulärraum zurückverschoben; gleichzeitig fand bei normaler oder erhöhter Urinausscheidung eine erhebliche Kaliumelimi-
nation über die Niere statt. Beide Vorgänge zusammen - gegebenenfalls noch unterstützt durch Glukose-Insulin-Infusionen - können
unvermittelt aus der extrazellulären Hyperkaliämie in eine bedrohliche extrazelluläre Hypokaliämie mit gleichzeitiger Reduktion
des Kaliumbestandes führen (Abb. 1). Die bilanzierte Kaliumsub-
stitution unter häufiger Serum-Kalium-Kontrolle und kontinuierlicher EKG-Überwachung kann sowohl Hypokaliämie als auch erneute Hyperkaliämie vermeiden helfen.

Im Verlauf der während der Akut- und Sekundärphase stattfinden-
den Transmineralisations- und Eliminationsvorgänge kann eine
extrazelluläre Hypocalcämie entstehen, die zur Tetanie, aber auch
durch Störungen des Calcium-/Kalium-Quotienten zu schweren car-
dialen Arrhythmien führt.

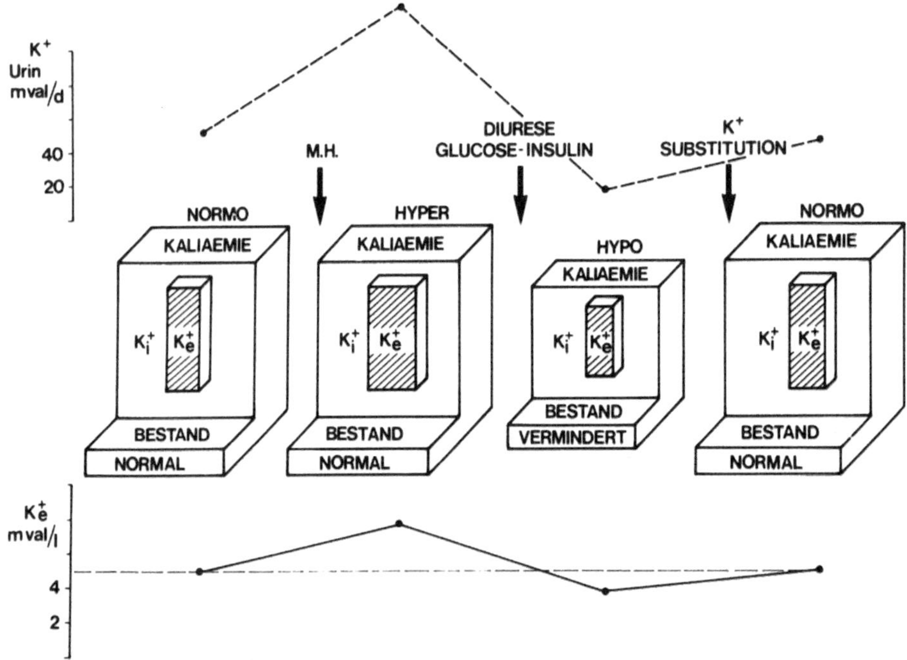

Abb. 1. Der Kaliumbestand des Organismus sowie die intra-,extrazelluläre Kaliumverteilung unter dem Einfluß der malignen Hyperthermie, der Sofort- und Spättherapie

Die - wenn überhaupt durchgeführte - vorsichtige Calcium-Substitution muß berücksichtigen, daß beim digitalisierten Patienten durch die synergistische Wirkung von Calcium und Digitalis, aber auch durch eine erneute, abrupte Änderung des Calcium-/Kalium-Quotienten cardiale Zwischenfälle auftreten können.

Im Gefolge der initialen Mobilisation intrazellulärer Substanzen und Bestandteile wird die Entstehung eines intrazellulären Ödems durch Verschiebung von Extrazellulärflüssigkeit in den Intrazellulärraum beobachtet. Da der Gesamtwasserbestand des Organismus zunächst unverändert bleibt, muß durch die Verschiebung von Wasser aus dem Extrazellulärraum in den Intrazellulärraum eine hypertone extrazelluläre Dehydration mit erhöhten Natrium- und Osmolaritätswerten resultieren (Abb. 2). Die extrazelluläre Natriumkonzentration kann darüber hinaus mit einer Erhöhung des Natriumbestandes vergesellschaftet sein, wenn im Rahmen der Akuttherapie ausgedehnte Mengen von Natriumbikarbonat infundiert wurden und gleichzeitig die renale Natriumausscheidung herabgesetzt war.

Mit Restitution der normalen Austauschbedingungen zwischen Intrazellulärraum und Extrazellulärraum strömt zwar Flüssigkeit aus dem Intrazellulärraum zurück, die vorsichtige Zufuhr hypotoner Infusionslösungen ist jedoch angezeigt, um insbesondere bleibende Nierenschäden zu vermeiden sowie cerebrale Symptomatik und den Schockzustand zu beseitigen. Dabei sollten im Hinblick auf

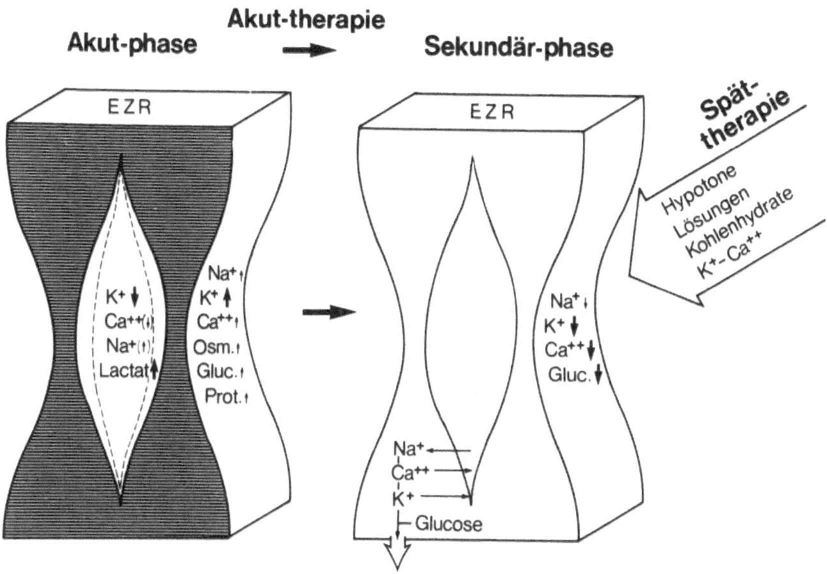

Abb. 2. Gegenüberstellung der Veränderungen im intra- und extrazellulären Wasser-Elektrolytbestand während der Primär- und Sekundärphase der malignen Hyperthermie

die cerebralen Auswirkungen die Osmolaritätsbedingungen im Extrazellulärraum nicht zu rasch normalisiert werden.

Steht in der Initialphase der malignen Hyperthermie die excessive,
wenn auch fehlgesteuerte Energieproduktion im Vordergrund des
pathophysiologischen Ablaufs, so ist die Sekundärphase umso mehr
durch einen erheblichen Energiemangel gekennzeichnet. Wenn auch
prinzipiell die Substitution mit hohen Glukosemengen zur Restau-
rierung der Glykogenspeicher dringend notwendig ist, kann die
Zufuhr großer Glukosemengen - wie auch bei anderen Störungen der
Homöostase - im Gefolge der Glukoseverwertungsstörungen zum Glu-
kosestau führen. Trotz ausreichenden Glukoseangebotes läuft dann
die Glykolyse weiter, eine Erneuerung und Auffüllung der Glykogenspeicher findet nicht oder nur unzureichend statt. Hinzu
kommt, daß die Glukoseverwertung auch durch einen erheblichen
Insulinmangel gestört sein kann. Die Substitution mit Fruktose
oder den Zuckeralkoholen Xylit und Sorbit sichert einerseits ihre Insulin-unabhängige Verwertung, sorgt zudem für eine rasche
Auffüllung der Glykogenspeicher in der Leber.

Der im Zusammenhang mit der extrem hohen Energieproduktion maximale Sauerstoffverbrauch kann auch jenseits der Akutphase noch
zur Hypoxie führen oder doch als sekundäre Hypoxiefolge sichtbar werden. So lange nicht alle vital bedrohlichen Veränderungen
behoben worden sind, ist unseres Erachtens auch in der Spätphase
der Therapie der malignen Hyperthermie eine kontrollierte Beatmung mit hohen inspiratorischen Sauerstoffkonzentrationen - gegebenenfalls unter Anwendung von Muskelrelaxantien - nach dem

Verlauf der gemischt-venösen Sauerstoffkonzentrationen bzw. Sauer-
stoffpartialdruckwerte erforderlich. Die CO_2-Elimination dagegen
spielt hier klinisch kaum eine bedeutende Rolle.

Im engen Zusammenhang mit diesen mehr unspezifischen Veränderungen und ihrer Behandlung stehen einige Besonderheiten der malignen Hyperthermie. In erster Linie droht in der Sekundärphase des
Syndroms eine Niereninsuffizienz.

Die Niereninsuffizienz kann durch mindestens drei Faktoren bedingt sein (Abb. 3):

a) die extreme Myoglobinämie
b) die Folgen der intravasalen Gerinnung
c) die schon erwähnte extrazelluläre Dehydratation

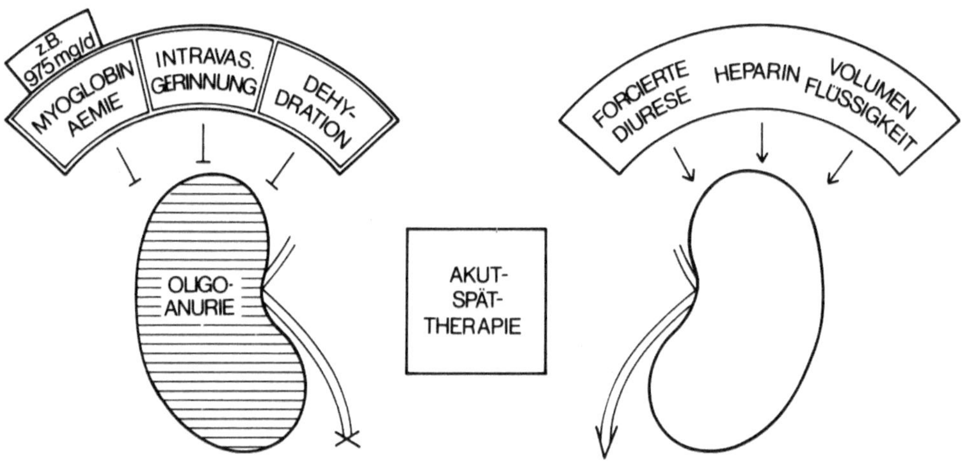

Abb. 3. Schematische Darstellung der pathophysiologischen Vorgänge an der Niere sowie der daraus resultierenden therapeutischen Konsequenzen

Myoglobin fällt vielfach in Mengen an, die dem Untergang von 1
bis 2 kg Muskulatur entsprechen. Bei unserem 10-jährigen Jungen
wurden in den ersten 24 Stunden nach Auftreten der malignen Hyperthermie 975 mg und noch am 2. Tag immerhin 240 mg Myoglobin
ausgeschieden. Um angesichts dieser Mengen eine adäquate Nierenfunktion aufrechtzuerhalten, muß gleichzeitig mit der Normalisierung des Wasser-, Elektrolyt- und Säure-Basen-Haushaltes die
forcierte Diurese durchgeführt werden.

Sie kann aber nur dann von Erfolg sein, wenn Wasserbestand und
Elektrolytkonstellation des Organismus zuvor oder zumindest gleich-
zeitig normalisiert werden. Andernfalls führt die forcierte Diu-
rese erst recht zur renalen Insuffizienz. Die sich auch an der
Niere auswirkenden intravasalen Gerinnungsprozesse können als
Oligo-Anurie oder als Hämaturie imponieren. Sobald faßbare Symp-

tome einer derartigen Störung auftreten und durch die Erhebung
des Gerinnungsstatus verifiziert worden sind (Thrombocytensturz,
Fibrinogenabfall usw.), ist die Applikation von Heparin in Dosen
um 30.000 Einheiten/die i.v. indiziert, die durch Zufuhr von
Frischplasma ergänzt wird. Die Heparinisierung sollte so lange
aufrechterhalten werden, wie noch Störungen im Sinne der intravasalen Koagulation erkennbar sind. Offenbar kann jedoch auch
als Folge der malignen Hyperthermie eine primäre oder reaktive
Fibrinolyse einsetzen, so daß die Therapie in jedem Falle an die
mehrfache Kontrolle des Gerinnungsstatus gebunden ist. Tritt trotz
aller prophylaktischen und therapeutischen Maßnahmen eine renale
Insuffizienz auf, so ist eine frühzeitige Dialyse angezeigt.

Die gegebenenfalls in der Sekundärphase des Syndroms zu beobach-
tenden cerebralen Störungen resultieren aus einer Kombination
von Faktoren, u.a. der Hypoxie, der Minderperfusion, dem Glukose-
bzw. Energiemangel, der Hyperosmolarität, dem Hirnödem usw. (Abb.
4). Neben der Sauerstoffzufuhr bzw. der kontrollierten Beatmung,
neben der Normalisierung des zirkulierenden Volumens und der Wie-
derherstellung der Organperfusion, neben der Infusion geeigneter
Elektrolytlösungen und der Kohlenhydratsubstitution sind Osmo-
therapie und Corticosteroide spezifisch gegen das Hirnödem ge-
richtet und verbessern gleichzeitig die cerebrale Perfusion.

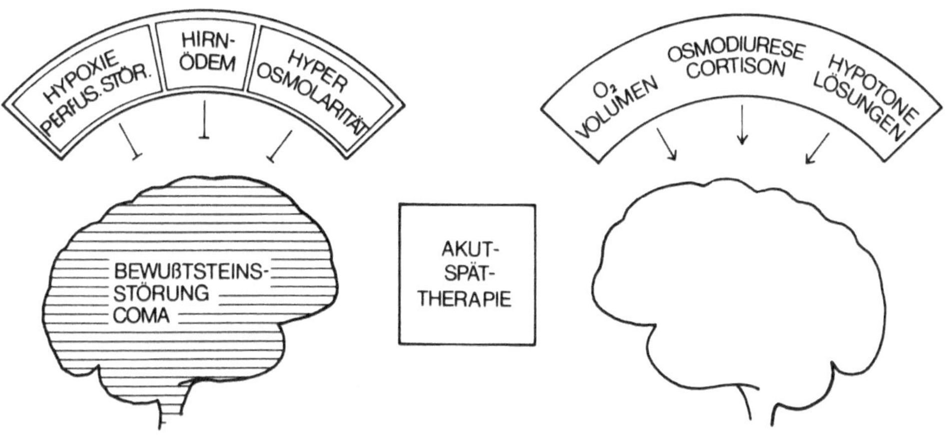

Abb. 4. Die pathophysiologischen Faktoren cerebraler Störungen
im Rahmen der malignen Hyperthermie und ihre Behandlung

Wenn auch der kontrollierten Hyperventilation eine indirekt günstige Wirkung auf das Hirnödem zuzumessen ist, so ist im Interesse
der Hirndurchblutung auf annähernd normale pCO_2-Werte zu achten.
Nachdem die extrem hohe CO_2-Produktion der Akutphase abgeklungen
ist, die die Applikation hoher Beatmungsvolumina notwendig machte, muß die Beatmung in der Spätphase der Therapie nach den physiologischen Atemwerten unter gleichzeitiger Kontrolle der Blutgase ausgerichtet sein.

Unter den faßbaren möglichen Organschäden im Verlauf der malignen Hyperthermie kommt den Leberfunktionsstörungen eine entschei-
dente Bedeutung zu. Hoher Sauerstoffverbrauch bei erniedrigtem
Angebot und herabgesetzter Leberperfusion führen zur Einschränkung der Organleistung. Die Serumenzymwerte SGOT, GPT, CPK usw.
geben zwar nur indirekte Hinweise, lassen sich aber im Verlaufe
der Therapie als Indikatoren für das Ausmaß und den Verlauf der
Leberfunktionsstörungen heranziehen (Abb. 5).

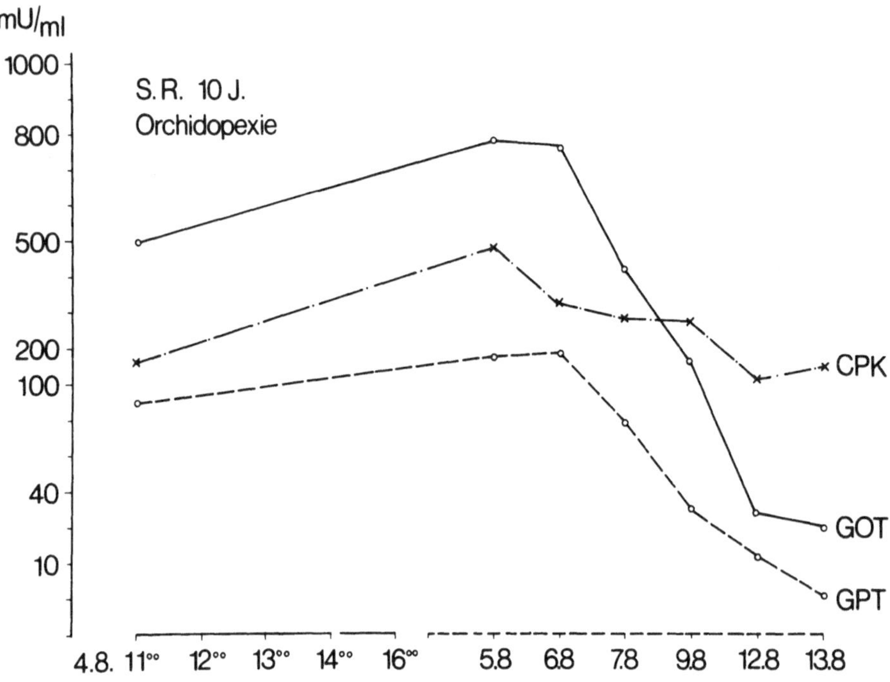

Abb. 5. Das Verhalten der SGOT, SGPT und CPK während der Intensivtherapie einer malignen Hyperthermie

Entscheidend ist, ob während der Akutphase schwerwiegende morpho-
logische Veränderungen des endoplasmatischen Reticulums der Leber
stattfinden, wie sie z.B. bei der malignen Hyperthermie des
Schweins experimentell verifiziert worden sind. Die therapeutischen Möglichkeiten zur Behandlung von Leberfunktionsstörungen
im Gefolge der malignen Hyperthermie sind letztlich begrenzt und
erstrecken sich auf die Normalisierung der Perfusion sowie die
Sicherstellung eines ausreichenden Sauerstoff- und Energieange-
botes.

Intensivtherapie als Spätbehandlung der malignen Hyperthermie
und ihrer Folgen schließt letztlich auch eine frühzeitige kran-
kengymnastische Betreuung ein. In jedem Falle tritt während der
Akutphase eine Verminderung der Muskelperfusion und eine muskuläre Hypoxie auf. War das Syndrom mit Muskelkontraktionen vergesellschaftet, ist eine zeitige Bewegungstherapie angezeigt, um
Muskelkontrakturen und bleibende Bewegungsbehinderungen zu vermeiden.

Nicht selten steht jedoch eine regelrechte Muskelschwäche in Folge des muskulären Ödems und der Muskelhypoxie im Vordergrund, die
zur allgemeinen Inaktivität führt und gegebenenfalls noch durch
eine passagere Hypokaliämie unterstützt wird. Hier ist ein ebenso frühzeitiges muskuläres Training unbedingt erforderlich.

Schließlich sei darauf hingewiesen, daß der Behandlung von Schä-
den der Akuttherapie - insbesondere der Lokalbehandlung gegebenenfalls entstandener umschriebener Erfrierungen - Aufmerksamkeit zu widmen ist.

Spättherapie der malignen Hyperthermie heißt letztlich, das gesamte Spektrum intensivtherapeutischer Maßnahmen einzusetzen,
um einerseits die bereits begonnene Soforttherapie mit geeigneten Mitteln fortzusetzen, andererseits die erst in der Spätphase des Syndroms entstehenden Auswirkungen frühzeitig zu erfassen,
womöglich zu verhindern bzw. mit geeigneten Mitteln zu beseitigen.

Summary

After emergency treatment of malignant hyperthermia has been com-
pleted, every patient must be transferred to an intensive care
unit. Late intensive therapy has to deal with measures
a) which remove still existing disturbances beyond early therapy
b) which can prevent or even eliminate late complications of malignant hyperthermia.

These late therapy measures can be subdivided into:

1. Treatment of cardiovascular disorders
   a) Improvement of cardiovascular function by the administration
      of digitalis
   b) Medication with antiarrhythmic drugs
   c) Reestablishment of a normal electrolyte balance
   d) Administration of fluids and energy.

2. Treatment of renal disturbances
   a) Proper hydration
   b) Forced diuresis
   c) Prevention and therapy of the disseminated intravascular
      coagulation.

3. Treatment of cerebrovascular disfunctions
   a) Reestablishment of a normal cerebrovascular perfusion and
      a normal intracranial pressure
   b) Removal of a cerebral edema by osmodiuresis and adminis-
      tration of corticosteroids
   c) Reestablishment of normal osmotic conditions (Dehydration,
      supply of free water etc.)

4. Treatment of pulmonary disorders
   a) Providing with an adaequate cardiovascular function and
      tissue perfusion
   b) Removal of intrapulmonary shunts by correcting acidosis
      and hypoxia
   c) Providing with a sufficient oxygenation by assisted or even
      controlled ventilation.

5. Prevention and treatment of liver disorders by an adaequate
   oxygen and energy supply.

ZINDLER: Vielen Dank! Darf ich nun weiter Herrn SPILKER bitten,
uns einen "Bericht über einen Fall von maligner Hyperthermie"
zu geben.

SPILKER: Der Junge, über den ich Ihnen berichten darf, war zum
Zeitpunkt der Leistenhodenoperation zehn Jahre und sieben Monate
alt. Er besaß bei einer Größe von 145 cm und einem Gewicht von
38 kg nach neuen Normtabellen den Entwicklungsstand eines Zwölf-
jährigen. Eigen- und Familienanamnese sowie klinischer Befund
waren völlig unauffällig. Der Patient hatte große Angst vor der
Operation und wurde deshalb eine Stunde vor Narkosebeginn mit
50 mg Meperidin und 25 mg Phenergan recht kräftig prämediziert.
Trotzdem war der Junge bei Narkoseeinleitung äußerst unruhig und
exzitiert, so daß er zum Anlegen der Infusion mit Gewalt festgehalten werden mußte.

Der Narkoseverlauf ist aus Abb. 1 ersichtlich. Die Narkose wurde
mit Thiopental-Succinylcholin-Halothane-Lachgas-Sauerstoff durchgeführt. 40 mg Succinylcholin reichten zur Intubation nicht aus,
so daß noch 10 mg nachgegeben werden mußten. Die Narkose verlief
zunächst außer einer Tachykardie von 130 bis 140/Min., die auch
durch Narkosevertiefung nicht beeinflußt werden konnte, unauffällig. Nach etwa einer Stunde fiel der Puls kurzzeitig auf unter
100/Min. ab, um gleich darauf auf 180/Min. anzusteigen. Auf dem
jetzt angeschlossenen Monitor wurden polytope ventrikuläre Extra-
systolen sichtbar. Es bestand jetzt eine deutliche Zyanose, die
auch bei Beatmung mit 100% Sauerstoff nicht behoben werden konnte. Gleichzeitig fiel eine Steifheit der Muskulatur auf. Die Körpertemperatur betrug zu diesem Zeitpunkt 40,5°C und stieg in den
nächsten 30 Minuten auf einen Maximalwert von 41,8°C an. In Verbindung mit der Zyanose und den Rhythmusstörungen führte das Fieber zu der Diagnose einer malignen Hyperthermie.

Die Succinylcholin- und Halothane-Zufuhr wurde gestoppt. Die Operation wurde schnellstmöglich beendet und noch auf dem Operations-
tisch eine intensive Oberflächenkühlung begonnen, in dem der Patient völlig mit Eiskies bedeckt wurde. Zur Sedierung und Eröff-
nung der Peripherie wurde Thalamonal und Hydergin gegeben. Die
vermutete Acidose wurde blind mit 60 mval Natriumbikarbonat ge-
puffert, später wurde nach den erhaltenen Base-Exzesswerten korrigiert. Die weitere Therapie bestand in einer Relaxierung mit
Alloferin und künstlicher Beatmung mit hohen Atemminutenvolumina
und 100% Sauerstoff. Der Patient erhielt Glukoseinsulin-Infusio-
nen und zur Forcierung der Diurese Mannit. Außerdem wurden 4 mg
Beta-Methason gegeben.

Temperatur und Pulsfrequenz sanken bald, 90 Minuten nach Beginn
der Kühlmaßnahmen war die Temperatur normalisiert. Danach war
der weitere Verlauf undramatisch. Der Patient wurde auf die Intensivstation verlegt. Dort konnte er am selben Abend extubiert
werden.

Nach Absetzen des Succinylcholintropfes kehrte die Spontanatmung rasch zurück. Der Patient hyperventilierte außerordentlich

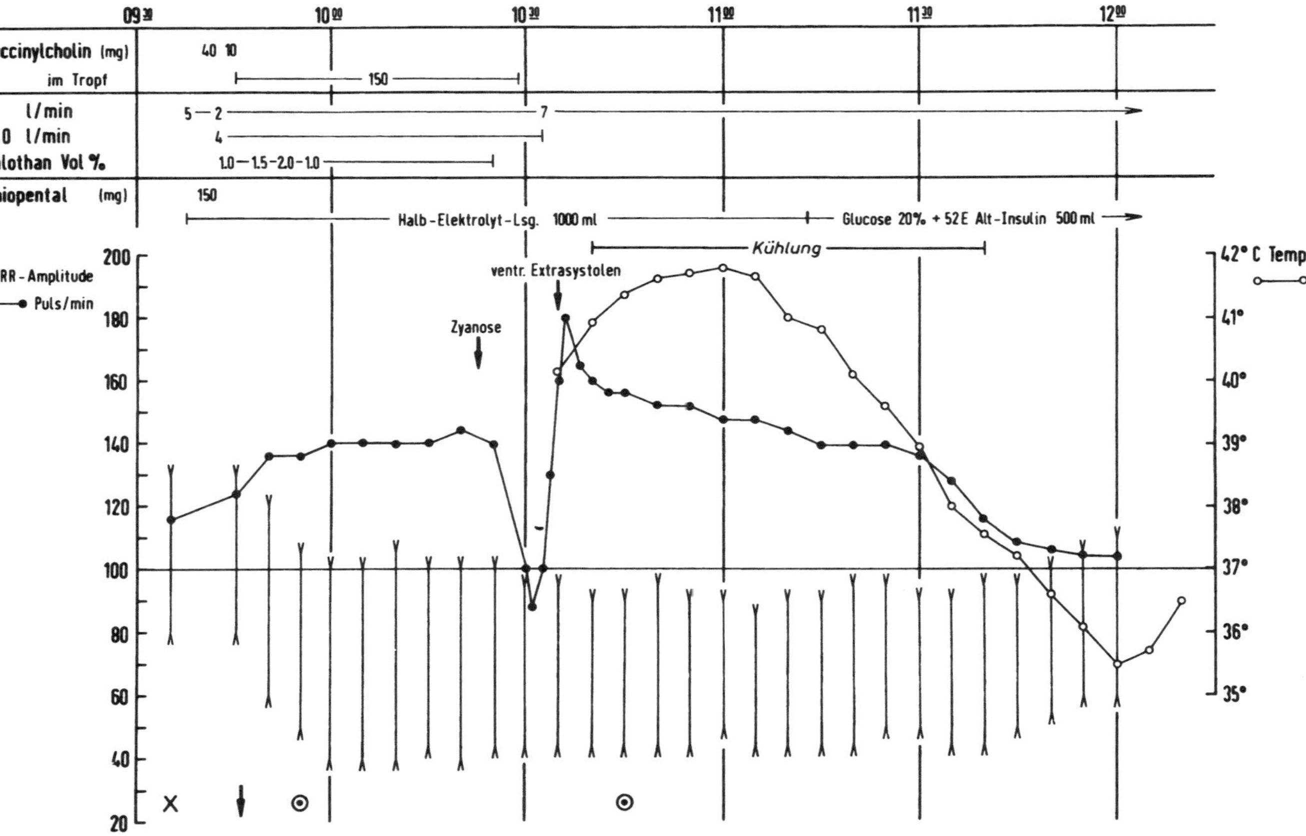

Abb. 1. Verlauf der Narkose

stark. Zum Zeitpunkt des Temperaturmaximums wurde bei Zugrundelegung eines normalen anatomischen Totraumes und unter der Annahme einer normalen Verteilung von Perfusion und Ventilation
in der Lunge zu diesem Zeitpunkt aus Atemfrequenz, Atemminutenvolumen und arteriellem p_{CO_2} eine CO_2-Abgabe von 1,887 ml/Min. be-
rechnet. Es ist dies ein Wert, der in der gleichen Größenordnung
liegt, wie sie RIECKERT und Mitarb. für zwölfjährige trainierte
Jungen bei submaximaler Belastung gefunden haben.

Die Laborbefunde sind in Abb. 2 zusammengestellt. Die auffällig-
sten Veränderungen zum Zeitpunkt des Temperaturmaximums waren
eine kombinierte respiratorisch-metabolische Acidose sowie eine
erhebliche Erniedrigung des zentralvenösen Sauerstoffpartial-
druckes. Im Serum waren Kalium, Phosphor und Zink erhöht, Calcium und Magnesium erniedrigt.
Signifikante Veränderungen der Thrombozyten und der plasmatischen
Gerinnung beobachteten wir nicht.
Die Schilddrüsenfunktion war am Operationstag normal, das PBJ
betrug 7,3γ%, TBJ 0,98.
Der stärkste Anstieg der Serumenzyme fand sich am ersten und am
zweiten postoperativen Tag. Die Transaminasen normalisierten sich
im Laufe einer Woche, während die CPK nach 10 Tagen mit 157 mU/ml
noch deutlich erhöht war. Auch bei einer Kontrolle nach 3 Mona-
ten war die CPK mit 76 mU/ml noch pathologisch. Die CPK-Werte
der Eltern waren normal.

In den ersten 20 postoperativen Stunden wurden im Urin 975 mg
Myoglobin ausgeschieden, in den folgenden 24 Stunden 240 mg. Die
Nierenfunktion war in der ersten postoperativen Woche einge-
schränkt, 10 Tage nach der Operation hatte sich die Kreatinin-
Clearance wieder normalisiert.

In der ersten Woche fanden sich im EEG leichte Allgemeinverän-
derungen mit eingestreuten langsamen Zwischenwellen, später war
der neurologische Befund völlig unauffällig.

Zwölf Tage nach der ersten Operation wurde die zweite Sitzung
durchgeführt, bei der der in den Oberschenkel implantierte Hoden
mobilisiert und in das Skrotum zurückverlagert wurde. Die Narkose wurde dabei mit 2 mg/kg Ketamine i.v. eingeleitet und mit
Lachgas-Sauerstoff bei assistierter Maskenbeatmung fortgeführt.
Der Narkoseverlauf war komplikationslos.

ZINDLER: Vielen Dank für den interessanten Bericht. Es wurde dabei Alloferin zur Erleichterung der Beatmung gegeben. Dazu muß
erstens gesagt werden, daß alle Muskelrelaxantien, die bei der
MH gegeben werden, den Rigor der Muskulatur nicht aufheben können.
Zweitens ist es sicher potentiell gefährlich, Muskelrelaxantien
in der späteren Phase zu verabreichen, insbesondere nachdem jetzt
Hinweise vorliegen, daß Curarin allein ohne daß Succinylcholin
oder Halothane gegeben worden sind, eine maligne Hyperthermie in-
duzieren kann.

Darf ich nun zu einem weiteren Kapitel übergehen. Wir wollen die
Genetik der MH besprechen, die für die Auffindung gefährdeter
Menschen so wichtig ist. Ich bitte Herrn ZSIGMOND zu seinem Beitrag über "Vererbung der malignen Hyperthermie und Veränderungen
der Kreatin-Phosphokinase."

| | Op-Tag | | | | | 1. p.o. | 2. p.o. | 3. p.o. | 5. p.o. | 7. p.o. | 10. p.o. |
	11^{00}	12^{00}	13^{00}	14^{30}	16^{15}	Tag	Tag	Tag	Tag	Tag	Tag
pH	7.17	7.28	7.35	7.36	7.39	7.38	7.41	7.43			
p_aCO_2 mmHg	58.0	46.0	36.0	35.5	38.0	42.0	38.0	41.0			
BE mäq/l	-8.2	-5.2	-5.0	-4.8	-1.5	-0.5	-0.2	+2.8			
p_aO_2 mmHg	460	470	495		87	86	80	85			
$p_{\bar{v}}O_2$ mmHg	18	42	45		42	40					
Hk %						38		40		39	
Leuko						12 400		8 700		7 200	
Ges. Eiw. g%						5.9			7.4		7.2
Harnstoff mg%						24.6		21.3	26.6		28.4
Kreatinin mg%						0.7			1.2		1.0
Kreatininclearance						52.6			78.1		108.3
Bilirubin i S. mg%						1.1					
Blutzucker mg%		128		78		76					
Quick %	84					65		76			
Fibrinogen mg%	278					305		290			
Thrombocyten	195 000					160 000		240 000			
SGOT mU/ml	500					780	768	423	172	28	22
SGPT mU/ml	90					174	186	79	31	12	6
CPK mU/ml	165					485	320	289	276	108	157
Calcium mval/l		3.6				5.0	4.9	4.7			4.8
Kalium mval/l	7.0	7.2	5.15	3.6	3.65	4.85	4.7	4.25			4.3
Natrium mval/l	141	140				138	138	138			143
Chlor mval/l	96	94				96	98	100			97
Magnesium mval/l	1.2					1.7					
Zink µg%	169					96					
Phosphor mg%	10.7			17.8		10.4			7.6		

Abb. 2. Zusammenstellung der Laborbefunde

<u>ZSIGMOND</u>: TUTTLE (<u>94</u>) und MOSCHCOWITZ (<u>95</u>) berichteten im Jahre 1900 über eine tödlich verlaufende postoperative Hyperthermie, doch waren es DENBOROUGH und Mitarbeiter (<u>96</u>), die als erste den Erbfaktor erkannten, als in einer australischen Familie von 39 Mitgliedern, die einer Allgemeinnarkose ausgesetzt waren, 10 starben. Weitere Patientenberichte in den Newsletters der "American Society of Anesthesiologists" (<u>97</u>-<u>99</u>) und der Fall eines Patienten mit Myotonia congenita, beschrieben von SAIDMAN und Mitarbeitern (<u>100</u>), machten auf dieses Syndrom aufmerksam.

Die systematische Überprüfung aller vorhandenen Fälle maligner Hyperthermie, unternommen von BRITT, LOCHER, und KALOW (<u>101</u>) und von BRITT und KALOW (<u>102</u>) an der Universität von Toronto, bestätigte das Vorhandensein eines autosomen, dominanten Erbfaktors dieser Abnormalität, da die Hälfte aller Kinder der betroffenen Familien diese Abnormalität aufwiesen, und diese Erkrankung über mehr als drei Generationen verfolgt werden konnte. Obwohl das männliche Geschlecht diese Abnormalität mehr als das weibliche aufweist, konnte keine X-Bindung festgestellt werden. In einigen Familien fand man verminderte "Penetratio", woraus sich schließen läßt, daß diese Abnormalität von einem anscheinend gesunden Elternteil weiter vererbt werden kann. Die "Expressivität", die Art und Weise und in welchem Ausmaße sich die Anlagen bei den Trägern in den Familien manifestiert, ist verschieden.

DENBOROUGH und Mitarbeiter (<u>103</u>) sowie STEERS und Mitarbeiter (<u>104</u>) und LACOUR und Mitarbeiter (<u>105</u>) fanden diffuse Myopathien mit Muskelschwäche und Muskelkrämpfen nach Anstrengung sowie Abwesenheit von Reflexen und Pseudohypertrophie.

VENABLE und Mitarbeiter (<u>106</u>), die eine Erbkrankheit mit dem gleichen Erbgang bei Schweinen fanden, welche der malignen Hyperpyrexie beim Menschen ähnlich, wenn nicht sogar identisch ist, beobachteten ebenfalls überkontrahierte Zellen mit aufgelösten Myofibrillen, Sarkoplasma und regenerierte Fasern. Patienten, die eine maligne Hyperpyrexie überlebten, klagten gewöhnlich über Schmerzen, Steifheit, Schwäche und Schwellung der Skelettmuskulatur, besonders in den Beinen. Die Verbreitung dieser Abnormalität in den betroffenen Familien läßt ebenfalls eine dominante autosome Vererbungsform vermuten.

Da man in einigen erblichen Myopathien z.B. vom Duchenne-Typ erhöhte Serumkreatin-phosphokinase (CPK) (<u>107</u>) fand, bestimmten wir bei einem Patienten, der eine maligne Hyperpyrexie zuvor überlebt hatte und sich einer axillären Lymphknotenresektion unter Narkose unterziehen sollte, präoperativ die Serum-CPK. Derselbe Patient verlor drei Kinder nach operativen Eingriffen unter Narkose. Wie wir auf dem 3. Europäischen Anästhesiekongress in Prag im Jahre 1970 (<u>108</u>) berichteten, fanden wir bei diesem Patienten und seinen Angehörigen eine stark erhöhte Serum-CPK. Seitdem haben andere Mitarbeiter (<u>109</u>-<u>111</u>) unsere Ergebnisse bestätigt. Erhöhte Serum-CPK wurde ebenfalls von WOOLF (<u>112</u>) und JONES (<u>113</u>) und Mitarbeitern bei Schweinen mit maligner Hyperthermie festgestellt. Die Ursache der Serum-CPK - Erhöhung blieb jedoch ungeklärt.

Da man nach Muskelverletzungen und in Myopathien das Skelett-
muskel-Isoenzym der CPK erhöht fand, nahmen wir an, daß sich
bei den Patienten mit maligner Hyperpyrexie und deren Angehörigen
die Muskelisoenzyme der CPK im Serum befanden. Im Gegenteil waren
aber bei unserer ersten Versuchsfamilie im 1OX konzentrierten Serum und der Skelettmuskulatur der Nerventyp der Isoenzyme der CPK
dominierend, während der kardiale Typ der Isoenzyme weniger stark
vertreten war.

Diese unerwarteten Ergebnisse veranlaßten uns zu einer Untersuchung mehrerer Familien mit maligner Hyperpyrexie, deren Resultate ich im folgenden berichte.

<u>Material und Methode</u> sind ausführlich in Anesthesia & Analgesia
<u>51</u>, 829 (1972) (<u>114</u>) beschrieben.

<u>Ergebnisse und Diskussion</u>: In der Familie No. 1 fanden sich im
Serum des Index-Patienten und in dem seiner Angehörigen eine stark
erhöhte CPK-Aktivität (Abb. 1). Drei seiner Kinder starben, nachdem sie einer Allgemeinnarkose ausgesetzt worden waren, zwei davon
an nachgewiesener Hyperthermie. Zwei Angehörige, die eine normale
CPK aufwiesen, hatten sich ebenfalls einer Allgemeinnarkose unterzogen und überlebten diese ohne das Auftreten einer Hyperthermie.
(IV/5 und IV/11).

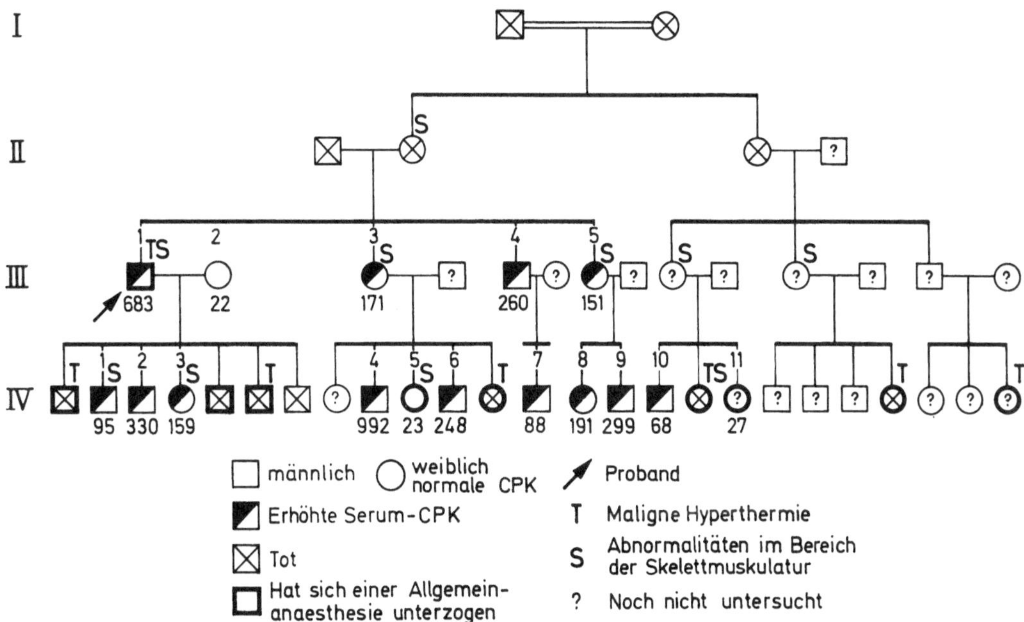

Abb. 1. Stammbaum der Familie des 1. Index-Patienten

Zeichenerklärung (gilt auch für Abb. 4 auf S. 45): I-IV: Generationen. Ziffern oberhalb der Individuen-Zeichen (□ o): laufende Numerierung der Familienangehörigen innerhalb einer Generation.
Ziffern unterhalb der Individuen-Zeichen (□ o): Serum-CPK Aktivität IU/ml (s. Tabelle 1)

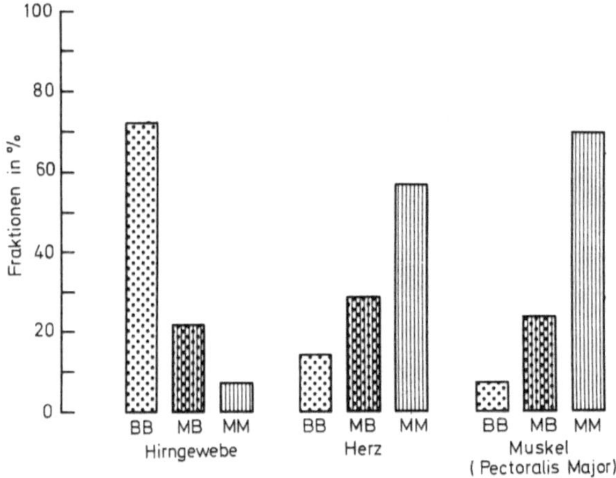

Abb. 2. CPK-Isoenzymmuster des normalen Muskels, Gehirnes und Herzmuskels

Das vorherrschende Isoenzym der normalen Skelettmuskulatur ist der Muskeltyp oder MM, dargestellt in Abb. 2.

Im Gehirn ist gewöhnlich der Hirntyp BB, im Herzen der Herztyp MB als Isoenzymmuster der CPK dominierend. Im normalen Skelettmuskel ist die B:M ratio < 0.25. Wie in Tabelle 1 dargestellt, wiesen alle Angehörigen des 1. Probanden eine starke Erhöhung

Tabelle 1. Serum-CPK Aktivität und Isoenzymmuster in der 1. Familie

Proband und Angehörige	Geschlecht	Aktivität IU/ml	Prozente der Monomer-Fraktionen		B/M Ratio
			B	M	
III/1	M	683	65	35	1.80
IV/1	M	95	51	49	1.04
IV/2	M	330	53	47	1.13
IV/3	F	159	63	37	1.70
III/3	F	171	42	58	0.72
IV/4	M	992	NG	NG	NG
IV/5	F	23	NG	NG	NG
IV/6	M	248	NG	NG	NG
III/4	M	260	NG	NG	NG
IV/7	M	98	NG	NG	NG
III/5	F	151	NG	NG	NG
IV/8	F	191	NG	NG	NG
IV/9	M	299	NG	NG	NG
IV/10	M	68	67	33	2.03
IV/11	F	27	13	77	0.17
III/2	F	22	5	95	0.06
Normal		0-50	3	98	0.03

NG: nicht geprüft

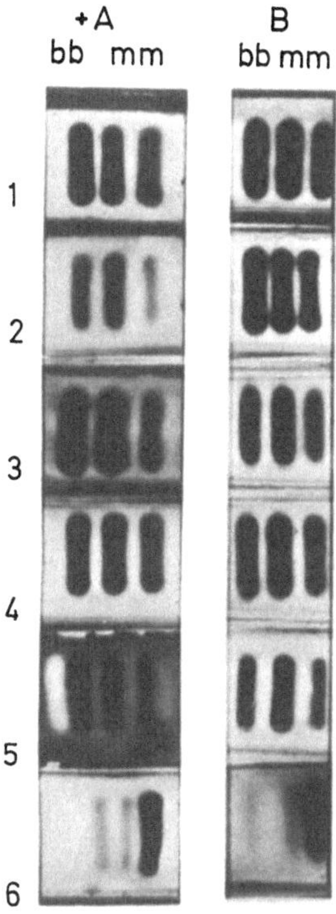

Abb. 3. CPK-Zymogramme der Sera-
und Skelettmuskeln der 1. Familie:
A-1 bis A-4: Serum-CPK-Isoenzym-
muster des Probanden (III/1) und
dessen Angehörigen (IV/1, IV/2,
IV/3); A-5: 10-mal konzentriertes
Serum mit Homogenat des Gehirnes;
A-6: 10-mal konzentriertes Normal-
serum. B-1 bis B-4: Muskel-CPK-
Isoenzymmuster des Probanden
(III/1) und dessen Angehörigen
(IV/11, IV/2, IV/3); B-5: Gehirn-
homogenat; B-6: Isoenzymmuster des
normalen Skelettmuskels

der BB Isoenzymfraktion in der Elektrophorese auf. Das Zymogramm
der Familie ist in Abb. 3 dargestellt.

Bei einer anderen interessanten Familie No 2 (Abb. 4) überlebte
der Index-Patient, die Mutter, eine Hyperthermie, nachdem eine
Inhalationsnarkose unterbrochen wurde. Beide Eltern litten an
maligner hyperpyretischer Myopathie. Zwei ihrer Kinder vertrugen
eine kurze Narkose, ohne das Auftreten einer Hyperthermie, gut
(II/2 und II/7). Alle acht Kinder (II/1 und II/8) wiesen eine
erhöhte Serum-CPK und B:M ratio, wie in Tabelle 2 angegeben, auf.
Ähnliche Resultate ergaben sich auch aus Seren von drei weiteren
Familien.

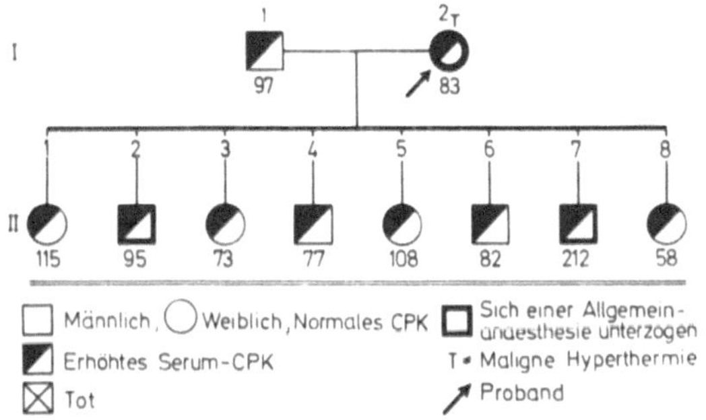

Tabelle 2. Serum-CPK Aktivität und Isoenzymmuster in der 2.
Familie

Proband und Angehörige	Geschlecht	Aktivität IU/ml	Prozente der Monomer-Fraktionen		B/M Ratio
			B	M	
I/2	F	83	58	42	1.3
II/1	F	115	95	5	19.0
II/2	M	95	95	5	19.0
II/3	F	73	96	4	24.0
II/4	M	77	91	9	10.1
II/5	M	108	NG	NG	NG
II/6	M	82	95	5	19.0
II/7	M	212	NG	NG	NG
II/8	F	58	96	4	24.0
I/1	M	97	98	2	49.0
Normal		0-50	3	98	0.03

NG = nicht geprüft

Die Muskel-CPK-Isoenzymfraktionen von M.H. Index-Patienten fünf
verschiedener untersuchter Familien sind in Abb. 5 dargestellt.
Alle Untersuchten hatten eine höhere B:M ratio als 1.0.

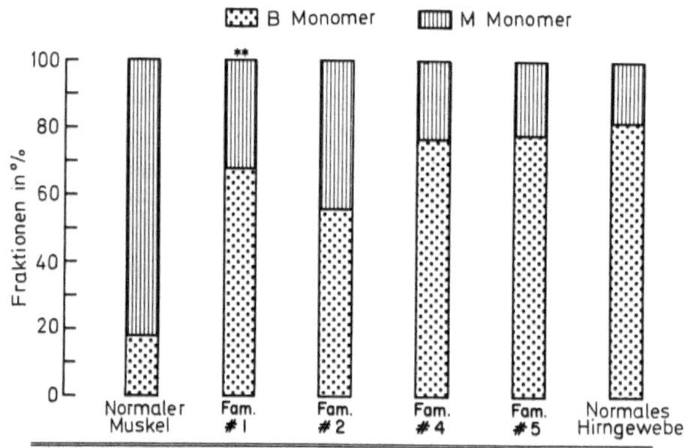

Abb. 5. Die Monomer-Fraktionen des CPK-Isoenzyms der Skelettmuskeln der Probanden mit maligner Hyperpyrexie

Zusammenfassung: Eine erhöhte Serum-CPK in Verbindung mit einem
dominanten Serum-BB Isoenzym der CPK bei Patienten mit maligner
Hyperpyrexie und deren Angehörigen führt zur Identifizierung der

Krankheit. Elektrophoretisch können abnormale CPK Isoenzymmuster
präziser in einer Skelettmuskelbiopsie der betroffenen Personen
nachgewiesen werden. Diese in der Skelettmuskulatur von erkrankten Familien und die beim Fötus auftretende BB > MM Isoenzymform
scheint eine Entwicklungsstörung des normalen Erwachsenentyps
der CPK-Muskelisoenzyme oder das Ergebnis einer abnormal hohen
Nerv-Muskel-Ratio, wie sie durch eine kongenitale Myopathie oder
eine fortlaufende Degeneration und Regeneration von Nervenfasern
entstanden sein kann, zu sein. Da diese Form derjenigen bei der
Myotonia congenita ähnlich ist, besteht die Möglichkeit, daß bei
einer Form der malignen hyperpyretischen Myopathie die Form der
Myotonia congenita vorherrscht. In Verbindung mit Versuchen, beschrieben von ELLIS und Mitarbeitern (112) und diskutiert auf
diesem Kongress, werden unsere in Aussicht genommenen Isoenzym-
teste weitere Möglichkeiten zur Erschließung dieser schwerwiegen-
den genetischen Defekte bieten. Den betroffenen Individuen sollte
empfohlen werden, ein Idendifications-Medaillion zu tragen, um
eine Hyperthermie nach Inhalationsnarkose und depolarisierendem
Muskelrelaxans zu verhindern.

Der Autor möchte Frau Dr. Ingeberg DOROSTKAR für Ihre Hilfe bei
der Übersetzung dieses Manuskriptes danken.

Ich bitte nun Herrn PETER und Mitarbeiter aus Zürich, die nun,
nachdem diese enzymatischen Untersuchungen angesprochen worden
sind, in ihrem Beitrag "Kreatin-Phosphokinase und ihre Isoenzyme
im Serum von Patienten mit maligner Hyperthermie" dieses Kapitel
nach eigenen Befunden noch ergänzen werden. Herr Peter bitte!

PETER: Ausgangspunkt unserer Untersuchungen waren die Befunde von
ZSIGMOND, daß bei Hyperthermiepatienten und einem Großteil ihrer
Verwandten der Skelettmuskel zusätzlich zum MM-Isoenzym der CPK
auch BB-Isoenzym enthält, daß im Serum dieser Patienten die CPK-
Werte erhöht sind, und daß auch hier das BB-Enzym den Hauptteil
ausmacht.

Auf Grund dieser scheinbar spezifischen Veränderungen wäre die
Möglichkeit gegeben, die Patienten, die im Verlaufe einer Narkose
eine maligne Hyperthermie entwickeln würden, bereits vorher zu
erfassen und vor einem schweren Narkosezwischenfall mit oft töd-
lichem Ausgang zu bewahren. Mit Hilfe eines gegen das BB-Enzym
gerichteten Antikörpers wäre es dann möglich gewesen, einen Test
zu entwickeln, der vor jeder Operation hätte durchgeführt werden
können.

Die CPK kommt im menschlichen und tierischen Organismus in 3 verschiedenen Isoenzymen vor. Jedes dieser Enzyme ist ein dimeres,
d.h. es besteht aus 2 Untereinheiten, die entweder identisch oder
voneinander verschieden sein können,und die als M oder B Untereinheiten bezeichnet werden. Die 3 möglichen Dimeren-Kombinatio-
nen, die sich daraus ergeben, sind ein MM-, ein BB- und ein MB-
enzym. Es ist bekannt, daß sich im Gehirn und in den Nervenfasern
praktisch ausschließlich die BB-Form findet, während der Skelettmuskel vorwiegend MM-, einen kleinen Anteil MB-, aber praktisch
kein BB-Enzym enthält. Das ontogenetisch älteste der 3 Isoenzyme
ist die BB-Form. Im Verlauf der Reifung des undifferenzierten
Ratten- oder Hühnermyoblasten zum kontraktilen Myozyten kann man

beobachten, daß das ursprünglich ausschließlich vorhandene BB-Enzym durch MB- und schließlich durch MM-Enzym ersetzt wird. Damit entsteht das für den Skelettmuskel typische Isoenzymmuster.

<u>An Methoden wurden verwendet</u>:

1. Bestimmung der Serum CPK Aktivität nach Boehringer Biochemica Test Combination Nr. 15992.
2. Bestimmung der Serum Aldolase Aktivität nach Boeringer Biochemica Test Combination Nr. 15974.
3. Konzentrierung des Serums:
   Serum wurde durch Ultrafiltration unter SH-Gruppenschutz mit 8 mM Cystein 3-fach konzentriert.
4. Elektrophorese[1]:
   Die Elektrophorese wurde auf Celluloseacetatstreifen in 0.06 M Na-Barbitalpuffer pH 8.6 durchgeführt, welcher 0.06% 2-Mercaptoäthanol enthielt.
   Für den Enzymnachweis wurden die Elektrophoresestreifen auf Agar-Gel gelegt und 15 Minuten bei 37° C inkubiert.
   Das Agar-Gel-Gemisch setzte sich aus folgenden Komponenten zusammen:
   Agar Noble 6 mg/ml Puffergemisch folgender Zusammensetzung:
   Triäthanolamin-HCl-Puffer, pH 7.2, 100 mM
   Glucose 5 mM
   $MgCl_2$ 5 mM
   AMP   1 mM
   ADP   0.8 mM
   Kreatinphosphat 4 mM
   Tetrazolium Nitroblau 0.5 mg/ml
   Phenazinmethosulfat 0.025 mg/ml
   Hexokinase 0.0024 mg/ml
   Glucose-6-Phosphat-Dehydrogenase 0.001 mg/ml
   Für die Blankoanfärbung wurde das Kreatinphosphat weggelassen.
5. Gewinnung der Seren
   Beim Patienten der Familie 1 wurde das Serum während der Hyperthermie entnommen.
   Der Patient der Familie 4 hatte die Hyperthermie überlebt, die Serumentnahme erfolgte Jahre später im Normalzustand.

<u>Unsere Resultate sind nun</u>:

In Abb. 1 sind die Serum-CPK-Werte der 4 Familien zusammengestellt, die bisher untersucht wurden; die CPK-Werte sind mit den Serumaktivitäten der Fructose-1,6-diphosphat-Aldolase, einem zytoplasmatischen Muskelenzym, verglichen. Die Serum-CPK ist bei den Hyperthermiepatienten stark erhöht, jedoch findet sich nur bei 2 Familien auch unter den Verwandten eine signifikante Erhöhung der CPK. Die erhöhten CPK-Titer gehen mit einer hoch normalen oder erhöhten Aldolaseaktivität einher. Der hohe Wert des Patienten aus Familie 1 erklärt sich dadurch, daß das Serum während der Hyperthermie entnommen wurde.

---

[1]Wir danken Frau D. FEUERLEIN für die vortreffliche Mitarbeit im Labor

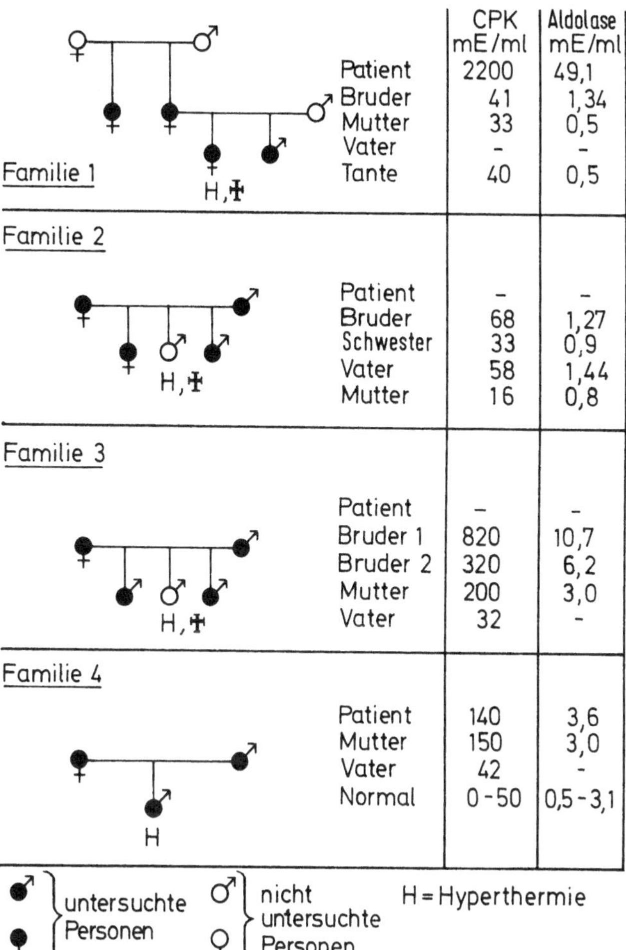

	CPK mE/ml	Aldolase mE/ml
Familie 1		
Patient	2200	49,1
Bruder	41	1,34
Mutter	33	0,5
Vater	–	–
Tante	40	0,5
Familie 2		
Patient	–	–
Bruder	68	1,27
Schwester	33	0,9
Vater	58	1,44
Mutter	16	0,8
Familie 3		
Patient	–	–
Bruder 1	820	10,7
Bruder 2	320	6,2
Mutter	200	3,0
Vater	32	–
Familie 4		
Patient	140	3,6
Mutter	150	3,0
Vater	42	–
Normal	0–50	0,5–3,1

Abb. 1. CPK und F-1,6-P-Aldolase-Aktivität im Serum (3)

Die Abb. 2 und 3 zeigen den elektrophoretischen Nachweis der CPK-Isoenzyme in konzentrierten und nicht konzentrierten Seren von 2 Hyperthermiepatienten und einigen ihrer Verwandten. Zum Vergleich und zur Lokalisation der Isoenzyme wurden jeweils eine Muskel- und eine Gehirnpräparation mitchromatographiert. Trotz der Spezifität der Enzymreaktion, an die die Farbreaktion gekoppelt ist, lassen sich unspezifische Nebenreaktionen nicht vermeiden, wie an den Beispielen 3 und 4, sowie 11 und 12 (Abb. 2) zu sehen ist. Daher ist für die Beurteilung des elektrophoretischen Musters ein Vergleich mit Blankowerten unerläßlich, die mit demselben Indikatormedium, jedoch ohne CPK-Substrat angefärbt werden.

In keinem der untersuchten Seren konnten wir BB-Isoenzym nachweisen, weder bei Hyperthermiepatienten noch bei deren Angehörigen. Diese Befunde entsprechen denjenigen bei Patienten mit Muskeltraumen (Abb.3). Jedoch fand sich in allen Seren mit erhöhten

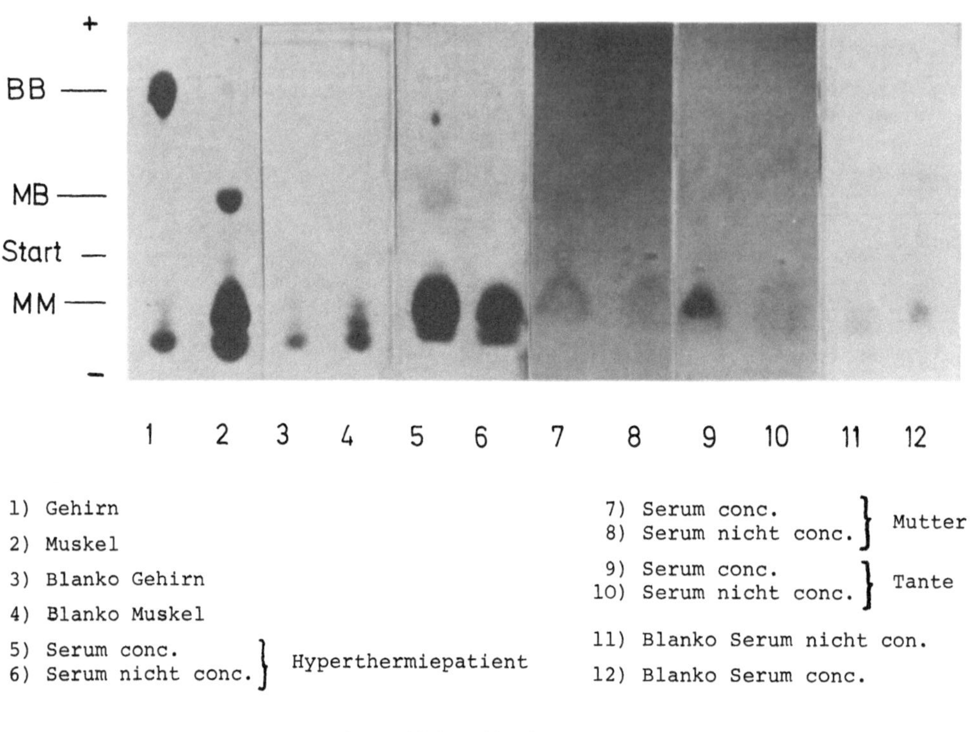

1) Gehirn

2) Muskel

3) Blanko Gehirn

4) Blanko Muskel

5) Serum conc.
6) Serum nicht conc. } Hyperthermiepatient

7) Serum conc.
8) Serum nicht conc. } Mutter

9) Serum conc.
10) Serum nicht conc. } Tante

11) Blanko Serum nicht con.

12) Blanko Serum conc.

Abb. 2. CPK-Isoenzyme (Familie 1) (3)

CPK-Aktivitäten eine deutliche MM-Bande und zuweilen eine schwache MB-Bande. Wie aus Abb. 3 zu ersehen ist, ließ sich derselbe Befund auch dann erheben, wenn die CPK infolge eines Herzinfaktes oder einer progessiven Muskeldystrophie erhöht war.

Stellen wir nun unsere bisherigen Ergebnisse zur Diskussion, so ist in Übereinstimmung mit ZSIGMOND die CPK bei Hyperthermiepatienten und einem Teil ihrer Verwandten erhöht; es handelt sich jedoch nicht um das BB-Enzym, sondern vielmehr um die MM- oder Muskelform der CPK. Der Grund für das Fehlen des relativ labilen BB-Enzyms kann nicht darin liegen, daß es während der Präparation zerstört worden ist. Um diese mögliche Fehlerquelle auszuschließen, wurde eine Serumprobe BB-Enzym aus dem Überstand eines zentrifugierten Gehirnhomogenates zugegeben und in der gleichen Weise verarbeitet wie die übrigen Seren. Das BB-Enzym konnte so elektrophoretisch wiedergefunden werden.

Exzessiv hohe Werte scheinen bei den Hyperthermiepatienten und ihren Angehörigen normalerweise nicht vorzukommen, sondern erst während der Hyperthermie selbst.

Die erhöhten MM-Titer der CPK sowie die gleichzeitig erhöhten Aktivitäten der Muskelaldolase im Serum von Hyperthermiepatienten legen den Schluß nahe, daß dieser Erkrankung eine Schädigung der Muskelzelle, eventuell der Muskelzellmembran zugrunde liegt, die

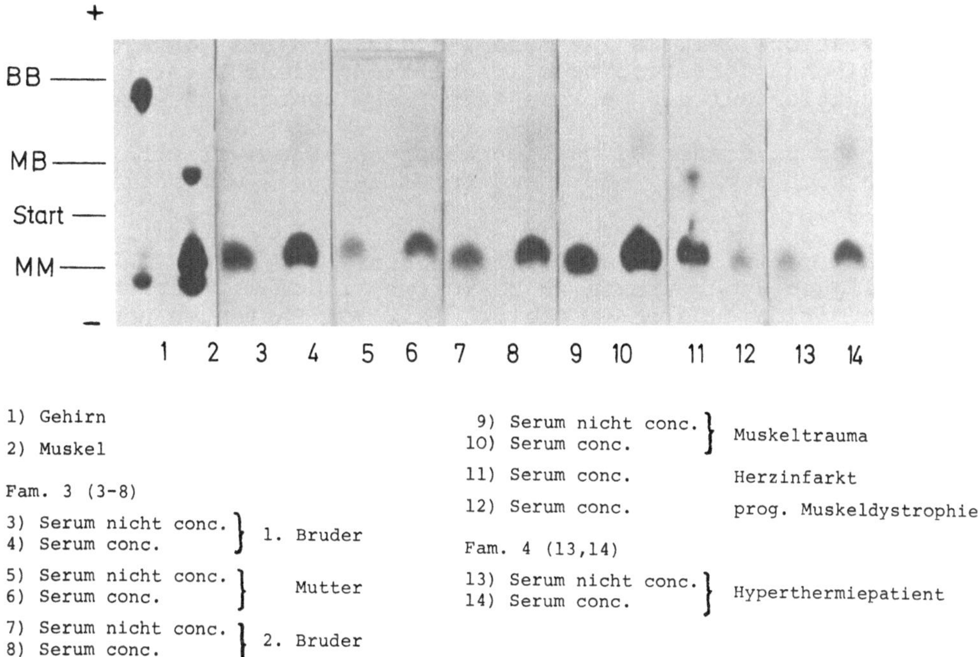

1) Gehirn

2) Muskel

Fam. 3 (3-8)

3) Serum nicht conc. ⎫
4) Serum conc. ⎭ 1. Bruder

5) Serum nicht conc. ⎫
6) Serum conc. ⎭ Mutter

7) Serum nicht conc. ⎫
8) Serum conc. ⎭ 2. Bruder

9) Serum nicht conc. ⎫
10) Serum conc. ⎭ Muskeltrauma

11) Serum conc.   Herzinfarkt

12) Serum conc.   prog. Muskeldystrophie

Fam. 4 (13,14)

13) Serum nicht conc. ⎫
14) Serum conc. ⎭ Hyperthermiepatient

Abb. 3. CPK-Isoenzyme (Familie 3/4) (<u>3</u>)

ähnlich wie beim Muskeltrauma zum Austritt hochmolekularer, muskelspezifischer Proteine aus der Zelle führt.

Schlußfolgerung

1. Die Bestimmung der CPK-Isoenzyme nach ZSIGMOND ist offenbar nicht geeignet, um eine Hyperthermiegefahr zu erkennen.
2. Erhöhte CPK-Aktivität im Serum kommt bei verschiedenen Krankheiten vor, ist also nicht spezifisch für die maligne Hyperthermie.
3. Bei Patienten ohne Muskelkrankheiten, Muskeltraumen und ohne Herzinfakt ist eine erhöhte Serum-CPK verdächtig auf Hyperthermie.

<u>ZINDLER</u>: Danke vielmals, Herr PETER. Wir haben leider keine Zeit mehr, die Frage der CPK hier auszudiskutieren. Ich bitte nun Herrn SONNENKLAR zu seinem Beitrag "<u>Information und Untersuchung des MH-Patienten und seiner Verwandten</u>". Wichtig ist, zur Erfassung der gefährdeten Patienten, glaube ich, bei der präoperativen Visite nicht die orientierende Frage zu vergessen, ob ein Verwandter dieses Patienten an maligner Hyperthermie gestorben ist bzw. irgendeine Narkose nicht gut vertragen hat. Und jetzt bitte Herr SONNENKLAR!

<u>SONNENKLAR</u>: Maligne Hyperpyrexie ist ein nicht so seltenes Ereignis im Operationssaal. Es ist vorallem das Verdienst der Torontogruppe, die Anästhesiologengemeinschaft auf diese äußerst alarmierende Reaktion auf die Narkose aufmerksam gemacht zu haben.

Die Teilnehmer an dieser Diskussion haben es schon versucht und werden sich noch bemühen, das Thema so vollständig wie möglich zu behandeln.

Ich halte es für meine Aufgabe, über unsere praktische Erfahrung mit der malignen Hyperpyrexie zu berichten, indem wir versuchen, welche Information auch immer möglich ist, von Patienten und ihren Familien zu bekommen, um uns bei der Verhütung einer Tragödie zu helfen.

Der praktizierende Anästhesist ist in der ersten Abwehrfront bei Diagnose und Behandlung der malignen Hyperpyrexie. Unglücklicherweise haben wir für den allgemein-chirurgischen Patienten keinen spezifischen Test, der uns in der Voraussage dieser Komplikation behilflich ist. Routinemäßige präoperative Laborteste sind wertlos. Worauf hat nun der Anästhesist zu achten?

Der präoperative Besuch ist äußerst wichtig. Es ist bei uns zur Routine geworden, alle unsere Patienten zu fragen, ob sie oder ihre Verwandten einen plötzlichen Fieberanfall während einer Narkose und Operation gehabt haben. Diese Erhebung der Anamnese kann die genetische Verbindung zwischen den betroffenen Familien und der malignen Hyperpyrexie zeigen. Wenn diese Verbindung einmal gefunden ist, ist es unerläßlich, alle bekannten Laborteste durchzuführen.

Meine hervorragenden Kollegen an diesem Kongress haben schon die Bedeutung der CPK-Bestimmung und der Muskelbiopsien behandelt.

Die vor kurzem erschienene Arbeit von ELLIS et al., die eine Kontraktur isolierter Muskelbiopsien bei Inkubation mit Halothane zeigte, scheint unsere beste Hoffnung bei der Voraussage eines möglichen Falles von maligner Hyperpyrexie zu sein.

Die Erhebung der Anamnese wird unglücklicherweise nicht alle potentiellen Patienten für einen Anfall von maligner Hyperpyrexie aufdecken.

Was können wir nun für den allgemein-chirurgischen Patienten tun? Das Problem ist nicht gelöst, wenn die Familienanamnese leer ist. Es ist obligatorisch, bei allen Patienten während der Operation im Operationssaal sorgfältig auf eine Reaktion auf Muskelrelaxantien zu achten und die Temperatur zu kontrollieren.

Wir kontrollieren in unserem Krankenhaus routinemäßig die Temperatur bei allen chirurgischen Patienten. Darüber hinaus verlassen wir uns mehr auf Trommelfell- oder Oesophagustemperaturen als auf die rektale Temperaturmessung. Dr. BENZINGER hat gezeigt, daß die rektale Temperatur hinter der wahren Körper-Kerntemperatur zurückbleibt und daß Oesophagus und Trommelfell eine schnellere und bessere Kontrolle der Kerntemperatur geben.

Bei Risikopatienten setzen wir unsere Suche nach ausführlicherer präoperativer Information für maligne Hyperpyrexie fort, um unsere Narkosemethode darauf einstellen und das Auftreten einer malignen Hyperpyrexie verhindern zu können.

Bis jetzt gehört eine CPK-Bestimmung zu unseren präoperativen Labortesten. Bis heute haben wir diese an 20.000 (zwanzigtausend) Patienten durchgeführt. Jene Patienten, die einen erhöhten CPK-Spiegel hatten, wurden erneut vor der Operation untersucht. Ein erhöhter CPK-Spiegel konnte zum größten Teil auf ein frisches Muskeltrauma zurückgeführt werden. In der Tat kam der einzige Fall von maligner Hyperpyrexie, seitdem wir den CPK-Spiegel konstrollieren, mit Normalwerten ins Krankenhaus. Weitere Untersuchungen seiner unmittelbaren Familie zeigten nichts Abnormales. Wir sind zu dem Schluß gekommen, daß eine CPK-Bestimmung für alle präoperativen Patienten die Kosten nicht rechtfertigt. Zum jetzigen Zeitpunkt würde es auch naiv sein, Muskelbiopsien bei allen chirurgischen Patienten vor der Operation vorzuschlagen. Hoffentlich wird eine Methode gefunden werden, um jene Patienten zu erfassen, die für diese Narkosekomplikation prädisponiert sind.

Jenen Patienten, die einen Anfall von maligner Hyperpyrexie überlebt haben, haben wir eine Karte zur Warnung für ihren Arzt gegeben für den Fall, daß sie sich einer Notfalloperation unterziehen müssen. Wir haben auch Ausweiskarten gedruckt, die wir den Familien dieser Patienten aushändigen und hoffen, daß sie sie immer bei sich haben so wie die Diabetiker, die Insulin benötigen. Dadurch hoffen wir, daß eine Erkennung vor der Operation möglich gemacht werden kann, um eine Katastrophe zu vermeiden. (Abb. 1)

Die Hauptstütze bei der Reduzierung der Mortalität der malignen Hyperpyrexie ist die Vorbeugung. Zum jetzigen Zeitpunkt können wir das Auftreten nicht einmal bei jenen Patienten, die einen Anfall gehabt haben, voraussagen.

Unsere einzige Hoffnung für diese Patienten ist eine schnelle Diagnose mit Temperaturkontrolle und sorgfältiger Beobachtung im Operationssaal.

Zum Schluß möchte ich von meinem Thema abschweifen und persönliche Beobachtungen zum Vorkommen der malignen Hyperthermie anstellen: Es steht außer Frage, daß die überwiegende Mehrzahl der Fälle von maligner Hyperthermie seit 1960 beschrieben worden sind.

Es ist schwierig für mich, zu verstehen, daß unsere älteren Kollegen einen physiologischen Kollaps jener Größe, wie er bei der malignen Hyperthermie stattfindet, übersehen haben würden. Man würde mehr Fälle in der Weltliteratur vor 1960 erwarten. Warum ist das dann nicht der Fall?

Im Grunde sind die einzige Erweiterung unserer Ausrüstung seit 1960 die Fluorkohlenwasserstoffe. Überdies sind wir in unserer Umgebung mit Halogenverbindungen durch das Wasser, das wir trinken und mit der Zahnpasta, die wir benutzen, gesättigt worden. Merkwürdigerweise sind also Fluorkohlenwasserstoffe und maligne Hyperpyrexie zur selben Zeit bekannt geworden. Nur durch Grund-

---

The Mount Sinai School of Medicine   <u>WARNING</u>
Department of Anesthesiology
New York, New York 10029

Name____________________________Unit #________________

    I have survived an episode of Malignant Hyperther-
mia under anesthesia.   If I need emergency surgery
avoid muscle relaxants and potent anesthetic vapors.
Innovar-nitrous oxide/oxygen or field block with
procaine are indicated. Please contact Dr. Norman
Sonnenklar at the above address or phone 212-TR6-1000
ext. 8913.

                              Norman Sonnenklar, M.D.
                              Assistant Clinical Professor

The Mount Sinai School of Medicine   <u>WARNING</u>
Department of Anesthesiology
New York, New York 10029

    My blood relative has had an episode of Malignant
Hyperthermia under anesthesia.   I (have) (have not)
been tested for a CPK level (#   ).

    If I am to have surgery, please avoid muscle re-
laxants and potent anesthetic vapors. Innovar-nitrous
oxide/oxygen or field block with procaine are indicated.
Please contact Dr. Norman Sonnenklar at the above
address or phone 212-TR6-1000 ext.8913.

                              Norman Sonnenklar, M.D.
                              Assistant Clinical Professor

Abb. 1. Ausweiskarten für überlebt habende MH-Patienten (a) und
für Angehörige von MH-Patienten (b)

lagenforschung und Kongresse wie dieser wird die medizinische
Gemeinschaft zu Antworten kommen, die für alle von Nutzen sind.

ZINDLER: Danke sehr, Herr SONNENKLAR. Als weiteren Beitrag möchte ich nun Herrn ELLIS zur "Differentialdiagnose der malignen
Hyperpyrexie" aufrufen.

ELLIS: Malignant hyperpyrexia is a specific and potentially fa-
tal condition developing with anaesthesia in which the heat production by the body produces a rise of body core temperature of
at least $2^{o}C$ per hour. It is the rate of rise of temperature and
not the highest temperature reached which is of importance.

The diagnosis of malignant hyperpyrexia (M.H.) can be made with
confidence only if the patient develops skeletal muscle rigidity,
metablic acidosis and hyperkalaemia at the time of the hyperpyrexia. The development of muscular rigidity may, however, be a late
occurrence and in one patient referred to us the muscle rigidity
developed five hours later after the end of anaesthesia.

There are many causes of a rapid rise of body core temperature
during anaesthesia. Central causes include the hypothalamic effects of liberated pyrogens from either bacteria or degenerra-
ting leucocytes, and trauma to the hypothalamus. Peripheral causes include metabolic stimulation due to endocrine overactivity,
and muscular overactivity such as shivering or muscular spasm.

Perhaps the most important characteristic of M.H. which distin-
guishes it from these other causes of hyperpyrexia is the appa-
rent lack of control of the body core temperature by the hypothalamus. From experimental work in pigs, and from our own work
in humans it seems that the muscle can become an uncontrolled
heat generating organ.

The reason for suggesting that M.H. is a specific condition is
firstly that the inheritance of the susceptibility is clearly
shown from the work of DENBOROUGH, BRITT, HARRISON and others,
and secondly we have found that muscle taken from patients susceptible to M.H. shows both structural and neuropharmacological
abnormalities. The structural abnormalities can be seen in the
next four slides:

1. Shows internal migration of nuclei, greater variation of fibre
   size than normal.
2. Shows moth-eaten type I fibres which are darkly stained with
   the NADH stain used.
3. Shows the moth-eaten appearance is at least partly due to mitochondrial clumping and consequent rarefaction of mitochondria, and also in this section there is a type I fibre atrophy.
4. Shows that some of the atrophied type I fibres do not contain
   glycogen. This could mean that these cells are hyperactive.

The abnormal pathology varies from patient to patient but type I
myopathy is the commonest finding.

The neuropharmacological abnormality can be demonstrated by ob-
serving an increase in resting tension of muscle when it is exposed to halothane, chloroform, methoxyflurane or diethyl ether.
The way the test is performed is to slowly stretch the muscle,
to hold it at a predetermined length for 1 minute and then to
allow the muscle to regain its original length. Fig. 1 shows that
the muscle taken from a susceptible patient has increased resting tension (tension on the vertical axis) after both halothane
and chloroform.

We believe that patients susceptible to M.H. have a myopathy.
Yet until we began our study of M.H., we anaesthetised all myopathic patients for muscle biopsy with halothane and in over 100
patients we did not encounter hyperpyrexia. Furthermore none of

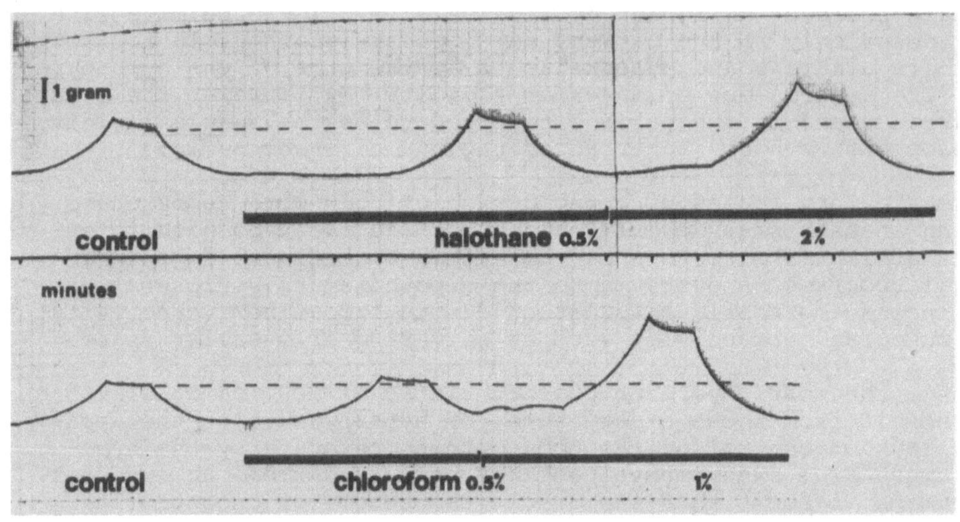

Fig. 1. Shows the change in resting tension (on the vertical
axis) of a specimen of human muscle taken from a patient susceptible to malignant hyperpyrexia (plotted against time on the
horizontal axis which is marked at one minute intervals). The
muscle is stretched at a constant rate to a new length at which
it is held for one minute and then allowed to relax. Both halothane and chloroform induced an increase in the resting tension
seen clearly at the end of the period of stretching

the M.H. susceptible patients have any direct symptoms sugges-
tive of myopathy and myopathic signs are minimal. However, there
is no doubt that conditions frequently associated with myopathy
such as ptosis, strabismus, hernia and orthopaedic abnormalities
are commonly found in families susceptible to M.H. and due to the
frequency of this type of surgery there is a real problem for
preoperative assessment.

There is no biochemical test that can infallibly differentiate
patients susceptible to M.H. and in our experience serum creatine phosphokinase activity is normal in over half of our susceptible patients:

Table 1. <u>CPK - Distribution in Patients Susceptible and not Susceptible to M.H.</u>

	Susceptible to M.H.	Not Susceptible to M.H.
Raised CPK (> 60)	10	3
Normal CPK (< 60)	13	10

Finally I would like to add a note of caution. Out of the 40 patients we have now investigated with muscle biopsy we have had only one patient, who had recovered from what seemed to be a mild form of M.H., whose muscle was normal both pathologically and pharmacologically. Two patients with osteogenesis imperfecta, not yet investigated with muscle biopsy, became pyrexial and as far as I know no muscle abnormality has been described in this condition.

Thus it may be that two forms of M.H. exist, namely: 1. genetic; 2. sporadic. Nearly all of the patients we have investigated would be classed as genetic. We believe that the diagnosis of M.H. should be confirmed (after full recovery of the patient, or in the patient's relatives if the patient dies) using muscle biopsy. The abnormal findings outlined above are only seen in patients susceptible to M.H. and are specific. Other Members of the families can be screen in a similar manner.

ZINDLER: Thank you very much Dr. ELLIS!

Wenn ich deutsch zusammenfassen darf: Herr ELLIS definiert die MH als eine spezifisch und potentiell tödliche Komplikation, bei der während der Narkose die Wärmeproduktion soviel höher ist als die physiologische Wärmeabgabe, daß die Körperkerntemperatur mindestens 2°C/Std. ansteigt. Zur Diagnose gehören Muskelrigidität, metabolische Acidose und Hyperkaliämie während der Hyperthermie. Andere Ursachen für einen schnellen Temperaturanstieg wurden besprochen. Er hat bei Muskelbiopsien immer Abnormitäten wie bei einer Myopathie und eine Kontraktion der Muskelpräparate bei Exposition mit Halothane, Chloroform, Methoxyflurane und Ethrane gefunden und ist der Ansicht, daß die Diagnose einer MH durch diese in vitro Untersuchung einer Muskelprobeexcision gesichert werden sollte.
Obwohl Myopathien wie Ptosis der Augenlider, Schielen, Hernien und orthopädische Anomalien in Familien mit Disposition zur MH häufiger sind, konnte er über 100 Patienten mit Myopathien zur Muskel-Probeexcision mit Halothane narkotisieren ohne daß eine MH auftrat.

Dr. ELLIS, what tests should be performed in a patient surviving an episode of MH?
Which muscle is recommended for biopsy? Procedure, preservation
Could a muscle biopsy be sent to a center to test it?
Could you give a reference for recommended in vitro investigation?

ELLIS: The only satisfactory tests, which are unrelated to therapy, are the neuropharmacological and neurohistological investigations on biopsied muscle that I have talked about. We have not found any consistent changes in blood chemistry in patients susceptible to malignant hyperpyrexia.

We biopsy either the vastus medialis muscle in the thigh or the palmaris longus muscle in the forearm. Both muscles are mixed in fibre types. The specimens are taken across the motor point which is defined using direct electrical stimulation of the exposed muscle. The specimens for histology are preserved in a variety of preservatives depending on the staining method to be employed,

but the specimens for the neuropharmacological investigations are
invariably placed in fresh Krebs solution gassed with 5% CO_2/
95% O_2.

The muscle has to be fresh for the pharmacological tests, but
provided the correct size of specimen and correct preservatives
are used there is no reason why histology could not be performed
on muscle taken at a different centre.

ZINDLER: Thank you very much, Dr. ELLIS. Und nun noch Dr. ZSIGMOND
zum Thema "Anwendung von Allgemeinnarkose bei Patienten mit Verdacht auf eine Disposition zur malignen Hyperthermie". Dr. ZSIG-
MOND bitte!

ZSIGMOND: Bei Patienten mit Verdacht auf eine Disposition zur
malignen Hyperthermie durch frühere hyperpyretische Reaktionen
bei einer Narkose oder weil bei einem Blutsverwandten eine maligne Hyperthermie aufgetreten ist, müssen alle potenten Inhalationsnarkotika vermieden werden. Wenn eine Lokal- oder Leitungsanae-
sthesie nicht möglich ist, kann Lachgas in Verbindung mit intra-
venösen Barbituraten, Opiaten, Tranquilizern wie Diazepam und
Neuroleptika gefahrlos empfohlen werden (122). Bei zwei Patienten, die schon an einer malignen Hyperpyrexie gelitten hatten,
wandten wir auch Ketamine an und beobachteten weder Temperaturerhöhung noch Muskeltonussteigerung oder CPK-Erhöhung im Serum
(123). Ausreichende Grundlagen für die gefahrlose Anwendung von
Ketamine fehlen allerdings noch. RELTON und Mitarbeiter (124) an
der Universität von Toronto haben bei Kindern mit stattgehabten
Anfällen von maligner Hyperpyrexie N_2O - O_2 mit hohen Dosen von
Pethidin und kontrollierte Ventilation angewandt. Wir gebrauch-
ten Diazepam - Morphium - N_2O - O_2 bei drei Patienten mit maligner Hyperpyrexie ohne Folgen. Die depolarizierenden Muskelrelaxantien Succinylcholin und Decamethonium sind absolut kontraindiziert, da sie ein Syndrom heraufbeschwören können, das zu erhöhter Sterblichkeit führt. Obwohl eine sichere Anwendung von
nicht-depolarisierenden Muskelrelaxantien bei den betreffenden
Personen wiederholt bezweifelt wurde (125) haben andere unsere
Feststellung, daß Curare und Pancuronium bei diesen Patienten
ohne Gefahr angewandt werden kann, bestätigt (126).

Von großer Wichtigkeit ist die ständige Überwachung dieser Patienten. Thermometer (Ösophagus, Achsel und Rektum) müssen angewandt werden, Eis zur Abkühlung sollte vor Anästhesiebeginn
zur Verfügung stehen. Manchmal ist sogar zur Abkühlung der Patienten der Wärmeaustauscher der Herz-Lungen-Maschine nötig. EKG,
zentraler Venendruck, Blutdruck und die arteriellen Blutgase sollten laufend während der Operation überwacht werden. Bestimmungen
der Elektrolyte (Na, K, Ca, Mg, P, Laktat) und der Serumenzyme
(CPK, LDH und SGOT) sollten auch wiederholt, besonders in der 1.
Stunde unter Narkose, durchgeführt werden. Eine laufende Urin-
untersuchung auf Hämoglobin und Myoglobin sowie Blutgerinnungs-
bestimmungen müssen ebenfalls während der Operation ausgeführt
werden.

Ein Merkblatt über Behandlungs-und Untersuchungsmaßnahmen sollte sich im Operationssaal befinden (127). Medikamente zur Wiederbelebung, wie Procainhydrochlorid, Calcium und Natriumverbindungen, Natriumbikarbonat, Aminophyllin und Epinephrin müssen gebrauchsfertig vorhanden sein.

Verhütung lebensgefährlicher Folgen

Die Narkose muß sofort beendet und eine energische Therapie angewendet werden, sobald sich das geringste Anzeichen einer malignen Hyperpyrexie bemerkbar macht.

ZINDLER: Thank you very much. Would the panel comment on the safety of ketamine, curare, pancuronium and alloferin?

BRITT: As far as the use of curare is concerned, I know about two cases of malignant hyperthermia in patients who received thiopentone, curare and nitrous oxide as the only anaesthetic agents. Both patients came from known families where several other cases of malignant hyperthermia had occured in the same family. So we do think that curare is probably a very weak triggering agent. We have very little information about ketamine. Apparently a few known patients have been successfully anaesthetized with ketamine without difficulty but today I have heard two other cases where fever has followed the use of ketamine.

ELLIS: These two cases, I think, Dr. BRITT is referring to-actually three cases now have at all occured in England, two children and one young man -: We have investigated one of these families and muscle is positive. So I think that ketamine is definitely out. We have now anesthetized nine patients with general anesthesia who have recovered from malignant hyperpyrexia and we used thiopentone, nitrous oxide and diazepam and this is quite safe. But there are other drugs. We have used phenothiazines as well. But we certainly would not use any muscle relaxants at all. I agree entirely with Dr. BRITT on this.

Frage: Was ist außer Succinycholin und Halothane bei Verdacht auf Disposition zu MH kontraindiziert

PURSCHKE: Alle anderen starken Inhalationsnarkotika wie Methoxyflurane, Enflurane, Fluroxene, Äther und Cyclopropan, dagegen darf Lachgas verwendet werden. Außerdem sind alle anderen Muskelrelaxantien ebenso kontraindiziert wie Atropin, Scopolamin und Phenothiazine wie Promethazin.

ZINGANELL: Gibt es elektronenmikroskopische Untersuchungen des Herzmuskels nach MH?

PURSCHKE: Bisher sind keine Untersuchungen veröffentlicht, obwohl die Beteiligung des Myokards und entsprechende Behandlungsmöglichkeiten klinisch von außerordentlicher Bedeutung sind.

Frage: Sind in der Gruppe ohne Rigidität vielleicht nur Patienten, die kein Succinylcholin erhalten haben?

<u>ZINDLER</u>: Nach den bisherigen Statistiken muß diese Frage verneint werden. Es ist auch ungeklärt, ob die Expositionszeit von Halothane eine Rolle spielt für das Auftreten einer Rigidität. Ebenso ist nicht bekannt, ob hierbei der Defekt in verschiedenen Zellstrukturen, z.B. nur in den Mitochondrien, liegt, während die Funktion des sarkoplasmatischen Retikulum intakt bleibt. Die frühere Vermutung, daß es sich um zwei verschiedene Krankheitsbilder, mit und ohne Rigidität, handelt, wurde inzwischen als nicht wahrscheinlich aufgegeben, eher ist eine graduell verschiedene Disposition anzunehmen.

Frage: Ist Magnesiumsulfat zur Therapie als Antagonist von Calcium sinnvoll?

<u>PURSCHKE</u>: Versuche mit Magnesiumsulfat zur Prophylaxe und Behandlung bei befallenen Schweinen waren enttäuschend. Jedoch ist Magnesiumsulfat wirksam zur Prophylaxe des Schweine-stress-syndroms (Porcine stress syndrome), bei denen durch den Stress während eines längeren Transportes zum Schlachthof Rigidität (und Hyperthermie?) und Tod bei bestimmten Schweinerassen ausgelöst werden kann.

<u>ZINDLER</u>: Meine Damen und Herren, unsere Zeit ist zu Ende. Im <u>Schlußwort</u> darf ich noch kurz zusammenfassen:

Bei der malignen Hyperthermie ist Vieles noch ungeklärt. Es ist auch schwierig zu beweisen, ob und welche Therapie wirksam ist, da das Krankheitsbild sehr unterschiedlich ausgeprägt ist und es anscheinend schwerste Fälle gibt, die jeder Behandlung trotzen. Tierexperimentelle Untersuchungen müssen nicht beweisend sein, da es nicht sicher ist, ob es identische Krankheiten sind und auch widersprüchliche Ergebnisse veröffentlicht wurden.

Es ist dem Panel aber trotzdem gelungen, nach dem heutigen Stand des Wissens Sie darauf vorzubereiten, was getan werden muß, wenn bei einem Ihrer Patienten plötzlich eine maligne Hyperthermie auftritt.

Das Wichtigste ist, den Beginn frühzeitig schon bei den ersten Symptomen zu erkennen und sofort und energisch die Therapie zu beginnen.

Es wird empfohlen, eine Kopie der Tabelle 2 aus dem Referat PURSCHKE (Soforttherapie, Seite 23) im Operationstrakt an die Wand zu hängen.

In Abb. 1 sind die gefährlichen Folgen der malignen Hyperthermie nochmals in einem Schema zusammengefaßt.

Die Superkontraktion der willkürlichen Muskulatur bewirkt eine Stoffwechselexplosion mit schnellem Anstieg der Temperatur, enormer Erhöhung des O_2-Verbrauches und der CO_2-Produktion sowie Schädigung der Muskelzellen mit Kalium- und Myoglobinaustritt.

Der Tod in der Frühphase kann durch die Überlastung und hypoxische Schädigung des Herzens eintreten, wenn es nicht gelingt, diesen Prozess zu bremsen und die hochgradige respiratorische und metabolische Azidose sowie die Elektrolytstörungen zu korrigieren.

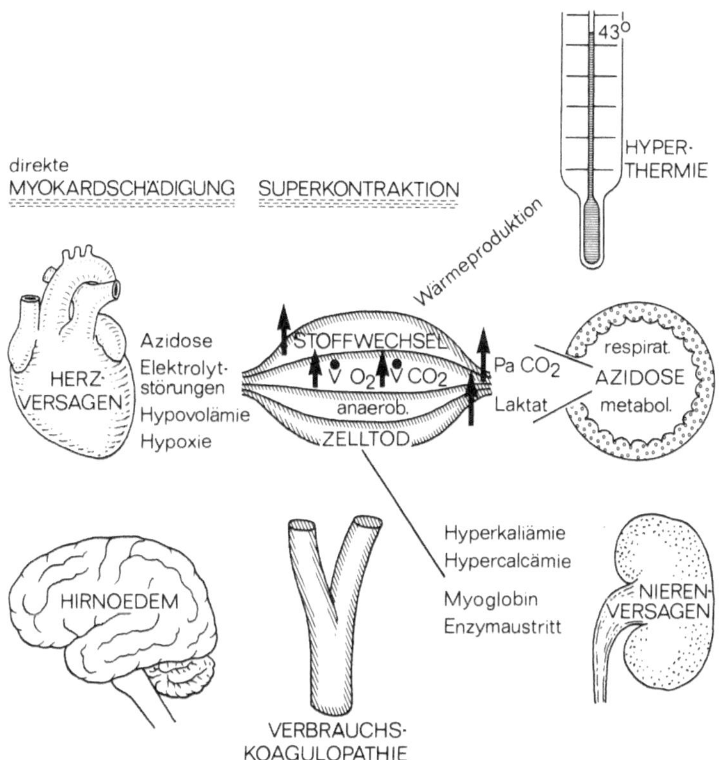

Abb. 1. Schema der Pathogenese der malignen Hyperthermie und ihrer Spätkomplikationen

Kann diese Frühphase überwunden werden, drohen lebensbedrohliche Schock- und Hypoxiefolgen: Blutungen durch eine Verbrauchskoagulopathie, Hirnödem und Nierenversagen.
Was gibt es für Möglichkeiten, diese schreckliche Komplikation zu vermeiden, die in betroffenen Familien viele Todesopfer gefordert hat? Als Wichtiges: alle Patienten bei der Narkosevisite fragen, ob bei ihren Verwandten Komplikationen bei Narkosen aufgetreten sind und bei einem Fall alle Verwandten schriftlich über ihre Gefährdung informieren.

Ich möchte auch anregen, daß alle Fälle zur zentralen Erfassung und Bearbeitung an Prof. Beverley BRITT, Department of Anaesthesia, University of Toronto, Canada, gemeldet werden.

Wir haben uns bei dem Panel auf die praktisch wichtigen Informationen beschränken müssen. Es sind aber auch wesentliche Hinweise für weitere Forschungen erarbeitet worden wie z.B. die Frage, ob und wie das Herz direkt geschädigt wird, wie die Therapie des Herzversagens als wichtigste Todesursache verbessert werden kann und wie die Frühdiagnose gestellt oder vorher eine Disposition erkannt werden kann.

Zum Abschluß möchte ich allen Referenten unseren Dank aussprechen, daß es ihnen gelungen ist, über ein so schwieriges Gebiet so ausgewogen und gut für die Praxis verwertbar zu informieren.

Literatur

B.A.BRITT: The Aetiology of the Hereditary Form of Malignant
Hyperthermia. (S. 7)

1. BERMAN, M.C., KENCH, J.E.: Biochemical features of malignant
   hyperth. in landrace pigs. In: Inter. Symp. on Malig. Hyperth.
   (ed. GORDON, BRITT, KALOW), p. 287, Springfield: Charles C.
   Thomas 1973.
2. BRITT, B.A.: Recent advances in malig. hyperth., Anesth. Analg
   Analg. 51, 841 (1972).
3. BRUCKER, R.F., WILLIAMS, C.H., POPINIGIS, J., GALVEZ, T.L.,
   VAIL, W.J., TAYLOR, C.A.: In vitro studies on liver mitochondria and skeletal muscle sarcoplasmic reticulum fragments isolated from hyperpyrexic swine. In: Inter. Symp. on Malig. Hyperth. (ed. GORDON, BRITT and KALOW), p. 238, Springfield:
   Ch. C. Th. 1973.
4. GATZ, E.E.,ß The mechanism of induction of malignant hyperpyrexia based on in vitro to in vivo correlative studies. In:
   International Symposium on Malignant Hyperthermia (ed. GOR-
   DON, BRITT and KALOW), p. 399, Springfield: Charles C. Thomas 1973.
5. LA COUR, D., JUUL-JENSEN, P., RESKE-NIELSEN, E.: Central and
   peripheral mechanisms in malignant hyperthermia. In: International Symposium on Malignant Hyperthermia (ed. GORDON, BRITT
   and KALOW), p. 380, Springfield: Charles C. Thomas 1973.
6. NELSON, T.E., JONES, E.W., HOLBERT, D.: Malignant Hyperthermia: sarcolemmal defect? In press, 1973.
7. WILSON, R.D., NICHOLS, R.J., DENT, T.E., ALLEN, C.R.: Disturbances of the oxidative-phosphorylation mechanism as a possible aetiological factor in sudden unexplained hyperthermia.
   Anaesthesiology 26, 232 (1966).
8. ZSIGMOND, E.K., STARKWEATHER, W.H., DUBOFF, G.S., FLYNN, K.:
   CPK and malignant hyperthermia. Anaesth. Analg. 51, 220 (1972).
9. GUEDEL, A.E.: Postoperative hyperthermia. Inhalation Anaesthesia, 2nd ed., p. 110 (1951).
10. MOSCHCOWITZ, A.V.: Postoperative heatstroke. Surg., Gynecol.
    and Obstet. 23, 443 (1916).
11. SUMMERS, R.J.: Effects of monoamine oxidase inhibitors on
    the hypothermia produced in cats by halothane. Brit. J. Phar-
    macol. 37, 400 (1969).
12. BRITT, B.A., KALOW, W.: Malignant hyperthermia: a statistical
    review. Canad. Anaesth. Soc. J. 17, 293 (1970).
13. GJENGSTO, H.: Die Maligne Hyperpyrexie: eine ernsthafte Nar-
    kosekomplikation. Der Anaesthesist 20, 299 (1971).
14. OPPERMANN, C., PODLESCH, I., PURSCHKE, R.: Maligne Hyperther-
    mie während Allgemeinanaesthesie mit Rigor, Myoglobinurie und
    Gerinnungsstörung. Der Anaesthesist 20, 315 (1971).
15. International Symposium on Malignant Hyperthermia (eds. GOR-
    DON, R.A., BRITT, B.A., KALOW, W.), Springfield: Charles C.
    Thomas 1973.
16. Special Issue on Malignant Hyperthermia: Hiroshima J. Anesth.
    7, nos. 1, 2, 3, (1971).
17. SATNICK, J. H.: Hyperthermia under anaesthesia with regional
    muscle flaccidity. Anaesthesiology 30, 472 (1969).

18. KALOW, W., BRITT, B.A., TERREAU, M.E., HAIST, C.: Metabolic error of muscle metabolism after recovery from malignant hyperthermia. Lancet II, 895 (1970).
19. BRITT, B.A., KALOW, W., GORDON, A.: REWCASTLE, N.B. and HUM-PHREY, J.G.: Malignant Hyperthermia - An Investigation of Patients. Canad. Anaesth. Soc. J. 20, 431 (1973).
20. ELLIS, F.R., KEANEY, N.P., HARRIMAN, D.G.F.: Screening for malignant hyperpyrexia. Brit. Med. J. 3, 559 (1972).
21. ELLIS, F.R., HARRIMAN, D.G.F.: A new screening test for susceptibility to malignant hyperpyrexia. Anaesthetic Research Society, April, 1973. I.C.I. Alderlay Park, Cheshire.
22. DENBOROUGH, M.A., DENNETT, X., ANDERSON, R.M.D.: Central core disease and malignant hyperpyrexia. Brit. Med. J. 1, 272 (1973).
23. HARRIMAN, D.G.F., SUMNER, D.W., ELLIS, F.R.: Malignant hyperpyrexia myopathy. Quart. J. Med. New Series XLII # 167 (1973).
24. WANG, J.K., MOFFITT, E.A., ROSEVEAR, J.W.: Oxidative phosphorylation in acute hyperthermia. Anaesthesiology 30, 439 (1969).
25. BRITT, B.A., KALOW, W., ENDRENYI, L.: Malignant hyperthermia and the Mitochondria in human patients. In: International Symposium on Malignant Hyperthermia (ed. GORDON, BRITT, KALOW), p. 387, Springfield: Charles C. Thomas 1973.
26. BRITT, B.A.: Studies in Poland China pigs affected with malignant hyperthermia (unpublished data, 1973)
27. DENBOROUGH, M.A., HIRD, F.J.R., KING, J.O., MARGINSON, M.A., MITCHELSON, K.R., NAYLER, W.G., REX, M.A., ZAPF, P., CONDRON, R.J.: Mitochondrial and other studies in Australian landrace pigs affected with malignant hyperthermia. In: International Symposium on Malignant Hyperthermia (ed. GORDON, BRITT and KALOW), Springfield: Charles C. Thomas, p. 229 1973.
28. BRITT, B.A., KALOW, W.: Malignant hyperthermia: aetiology unknown! Canad. Anaesth. Soc. J. 17, 316 (1970).
29. BRITT, B.A. Unpublished data (1973).
30. OZAWA, E., HOSAI, K., EBASHI, S.: Reversible stimulation of muscle phosphorylase b kinase by low concentrations of calcium ions. J. Biochem. 61, 531 (1967).
31. EBASHI, S., ENDO, M.: Calcium ion and muscle contraction. Progr. Biophys. Mol. Biol. 18, 123 (1968).
32. HAN, M.H., BENSON, E.S.: Conformational changes in troponin induced by Ca++. Biochem. Biophys. Res. Comm. 38, 378 (1970).
33. LOYTER, A., CHRISTIANSEN, R.O., STEENSLAND, H.: Energy-linked ion translocation in sub-mitochondrial particles. I. Ca++ accumulation in submitochondrial particles. J. Biol. Chem. 244, 4422 (1969).
34. LEHNINGER, A.L.: Bioenergetics. New York: W.A. Benjamin, Inc. 1965.
35. STEWARD, D.J., THOMAS, T.A.: Intracellular calcium metabolism and malignant hyperthermia. In: International Symposium on Maligant Hyperthermia (ed. GORDON, BRITT and KALOW), p. 409, Springfield: Charles C. Thomas 1973.
36. THORPE, W.R., SEEMAN, P.: Effect of denervating skeletal muscle on calcium binding by isolated sarcolemma. Exper. Neurol. 30, 277 (1971).
37. LEHNINGER, A.L.: Mitochondria and calcium ion transport. Biochem. J. 119, 129 (1970).
38. BIANCHI, C.P.: Pharmacological actions on excitation-contraction coupling in striated muscle. Fed. Proc. 27, 126 (1968).

64

39. THORPE, W., SEEMAN, P.: Drug-induced contracture of muscle. In: International Symposium on Malignant Hyperthermia (ed. GORDON, BRITT und KALOW), p. 152 Springfield: Charles C. Thomas 1973.
40. LA COUR, D., JUUL-JENSEN, P., RESKE-NIELSEN,E.: Malignant hyperthermia during anaesthesia. Acta anaesth. Scandinav. 15, 299 (1971).
41. RESKE-NIELSEN, E., HARMSEN, A., HAUGAARD, J.: Modified technique of muscle biopsy. Acta Path. Microbiol. Scand. 77, 578 (1969).
42. McCOMAS, A.J., FAWCETT, P.R.W., CAMPBELL, M.J., SICA, R.E.P.: Electrophysiological estimation of the number of motor units within a human muscle. J. Neurol. Neurosurg. Psych. 34, 121 (1971).
43. McCOMAS, A.J. Unpublished data. Ontario: Hamilton 1972.

G.HALDEMANN und H.H,SCHILLER: Muskelbioptische Befunde bei maligner Hyperthermie. (S.12)

44. BERNHARD, D., SCHILLER, H.: Maligne Hyperthermie in Allgemeinanästhesie. Anästhesist 22. 367-72 (1973).
45. BRITT, B.A.: Recent advances in Malignant Hyperpyrexia. Anaesth. Analg. Curr. Res. 51. 841-52 (1972).
46. BURCH, H.: Virus-like particles in skeletal muscle of a heat stroke victim. Arch. Envir. Health 17. 984-5 (1968).
47. ENGEL, A.G.: Myopathy in Grave's desease. Proc. Mayo Cl. 47. (1972).
48. JERUSALEM, F., BAUMGARTNER, G. und WYLER, R.: Virusähnliche Einschlüsse bei chronischen neuro-muskulären Erkrankungen. Arch. Psychiatr. Nervenkr. 215. 148-66 (1972).
49. LUFT, R., IKKOS, D., PALMIERI, G., ERNSTER, I., AFZELLUS, B.: A case of severe hypermetabolism of nonthyroid orign. J. Clin. Invest. 41, 1776-804 (1962).
50. SCHILLER, H.: Histochemical Abnormalities of muscle in Malignant Hyperpyrexia. Z. Neurol. 203. 265-9 (1973).
51. SCHILLER, H., MAIR, W.G.P.: Ultrastructural changes of muscle in Malignant Hyperthermia. J. Neurol. Sci. (im Druck).
52. SCHMALBRUCH, H.: Kristalloide in menschlichen Skelettmuskelfasern. Naturwissenschaften 54. 519 (1967).

R. PURSCHKE: Soforttherapie der malignen Hyperthermie (S.17)

53. BELDAVS, I., SMALL, V., COOPER, D.A., BRITT, B.A.: Postoperative Malignant Hyperthermia: A Case Report. Canad. An. Soc. J. 18, 202 (1971).
54. BERMAN, M.C., HARRISON, G.G., BULL, A.B., KENCH, J.E.: Changes underlying halothane-induced malignant Hyperpyrexia in landrace pigs. Nature (Lond.) 225, 653 (1970).
55. BRITT, B.A.: Zur Behandlung der Malignen Hyperthermie. Anaesthesist 21, 201 (1972).
56. BRITT, B.A.: Recent Advances in Maligant Hyperthermia. Anaesthesia, Analg. Curr. Res. 51, 841 (1972).

57. BRITT, B.A., KALOW, W.: Malignant Hyperthermie: A Statistical
    Review. Canad. Anaesth. Soc. J. 17, 293 (1970).
58. DANIELS, L.E., POLAYES, J.M., VILLAR, R., HEHSE, F.W.: Malig-
    nant Hyperthermia with disseminated intravascular coagulation
    during general Anaesthesia
59. DENBOROUGH, M.A., FORSTER, J.F.A., HUDSON, M.C., CARTER, N.G.,
    ZAPF, P.: Biochemical changes in Malignant Hyperpyrexia. Lan-
    cet 1137 (1970).
60. ELLIS, F.R., KEANEY, N.P., HARRIMAN, D.G.F., SUMNER, D.W.,
    KYEI-MENSAH, K., TYRRELL, J.H., HARGREAVES, J.B., PARIKH, R.K.,
    MULROONEY, P.L.: Screening for Malignant Hyperpyrexia. Brit.
    Med. J. 3, 559 (1972).
61. GORDON, R.A., BRITT, B.A., KALOW, W.: International Symposium
    on Malignant Hyperthermia. Springfield/III/USA: Charles C.
    Thomas 1973.
62. HARRISON, G.G.: Anaesthetic-induced Malignant Hyperpyrexia:
    A suggested Method of Treatment Brit Med. J. 3, 454 (1971).
63. HARRISON, G.G.: Recent Advances in the Understanding of Anae-
    sthetic-induced Malignant Hyperpyrexia. Anaesthesist 22, 373
    (1973.
64. KALOW, W., BRITT, B.A., TERREAU, M.E., HAIST, C.: Metabolic
    Error of Muscle Metabolism after Recovery from Maligant Hy-
    perthermia. Lancet 895 (1970).
65. OPPERMANN, Ch., PODLESCH, I., PURSCHKE, R.: Maligne Hyper-
    thermie während Allgemeinnarkose mit Rigor, Myoglobinurie
    und Gerinnungsstörung. Anaesthesist 20, 315 (1972).
66. PURKIS, J.E., HORRELT, O., DE YOUNG, G., FLEMING, R.A.P.,
    LANGLEY, C.R.: Hyperpyrexia following anaesthesia in a se-
    cond member of a family with associated coagulation defect.
    Canad. Anaesth. Soc. J. 14, 183 (1967).
67. RELTON, J.E.S., BRITT, B.A., STEWARD, D.J.: Malignant Hyper-
    pyrexia Brit. J. Anaesth. 45, 269 (1973).
68. RELTON, J.E.S., STEWARD, D.J., CREIGHTON, R.E., BRITT, B.A.:
    Malignant Hyperpyrexia: A therapeutic and investigative Re-
    gimen. Canad. Anaesth. Soc. J. 19, 200 (1972).

W. DICK: Spättherapie der malignen Hyperthermie. (S. 31)

69. BERGMAN, M.C., KENCH, J.E.: Biochemical features of malig-
    nant hyperthermia in landrace pigs. In: GORDON, R.A., BRITT,
    B.A., KALOW, W.: International Symposium on Malignant Hyper-
    thermia., S. 287, Springfield Illinois: Ch. C. Thomas Pub-
    lisher 1973.
70. BIANCHI, C.P.: Cell calcium and malignant hyperthermia. In:
    GORDON, R.A., BRITT, B.A., KALOW, W.: International Symposium
    on Malignant Hyperthermia. S. 147, Springfield Illinois: Ch.
    C. Thomas Publisher 1973.
71. BRITT, B.A.: Zur Behandlung der malignen Hyperthermie. Anae-
    sthesist 21, 201 (1972).
72. BRITT, B.A.: Recent advances in malignant hyperthermia. An-
    aesth. Analg. 51, 841 (1972).
73. BRITT, B.A., GORDON, R.A.: Three cases of malignant hyper-
    thermia with special consideration of management. Can. Anaesth.
    Soc. J. 16, 99 (1969).
74. BRITT, B.A., KALOW, W.: Malignant hyperthermia: a statisti-
    cal review. Can. Anaesth. Soc. J. 17, 293 (1970).

75. BRUCKNER, R.F., WILLIAMS, C.H., POPINIGIS, J., GALVEZ, T.L., VAIL, W.V., TAYLOR, C.A.: In vitro studies on liver mitochondria and skeletal muscle sarcoplasmic reticulum fragments isolated from hyperpyrexic swine. In: GORDON, R.A., BRITT, B.A., KALOW, W.: International Symposium on Malignant Hyperthermia. S. 238, Springfield Illinois: Ch. C. Thomas Publisher 1973.
76. CODY, J.R.: Muscle rigidity following administration of succinylcholine. Anesthesiology 29, 159 (1968).
77. DANIELS, J.C., POLAYES, I.M., VILLAR, R., HEHRE, F.W.: Malignant hyperthermia with disseminated intravascular coagulation during general anesthesia: a case report. Anaesth. Analg. 48, 877 (1969).
78. GJENGSTÖ, H.: Die maligne Hyperpyrexie: eine ernsthafte Narkosekomplikation. Anaesthesist 20, 299 (1971).
79. GJENGSTÖ, H., MYKING, A.O.: Maligne Hyperpyrexie durch Allgemeinanaesthesie mit möglicher Verbindung zu primärer Muskelkrankheit. Ein Bericht über 2 Fälle. Anaesthesist 20, 306 (1971).
80. GOODMAN, L.S., GILMAN, A.: The pharmacological basis of therapeutics. S. 159, Fourth Ed. New York: Macmillan Co., 1970.
81. HARRISON, G.G.: Anaesthetic-induced malignant hyperpyrexia: a suggested method of treatment. Brit. Med. J. e, 454 (1971).
82. HARRISON, G.G., SAUNDERS, S.J., BIBUYCK, J.F., HICKMAN, R., WEAVER, D.M., TERBLANCHE, J.: Anaesthetic-induced malignant hyperpyrexia and a method for its prediction. Brit. J. Anaesth. 41, 844 (1969).
83. LEIGH, M.D., LEWIS, G.B., SCOTT, E.B., HERBERT, W.: Successful treatment of malignant hyperthermia. Anaesth. Analg. 50, 39 (1971).
84. MAC LENNAN, D.H.: Components of the calcium transport system of sarcoplasmic reticulum. In: GORDON, R.A., BRITT, B.A., KALOW, W.: International Symposium on Malignant Hyperthermia. S. 139, Springfield Illinois: Ch. C. Thomas Publisher 1973.
85. NEWSON, A.J.: Malignant hyperthermia: three case reports. N. Z. Med. J. 75, 138 (1972).
86. OPPERMANN, Ch., PODLESCH, I., PURSCHKE, R.: Maligne Hyperthermie während Allgemeinanaesthesie mit Rigor, Myoglobinurie und Gerinnungsstörung. Anaesthesist 20, 315 (1971).
87. BYAN, J.F.: The early treatment of malignant hyperthermia. In: GORDON, R.A., BRITT, B.A., KALOW, W.: International Symposium on Malignant Hyperthermia. S. 430, Springfield Illinois: Ch. C. Thomas Publisher 1973.
88. SCHMID, E., ALDER, A.: Anaesthesie-induzierte maligne Hyperthermie. Anaesthesist 20, 310 (1971).
89. STEPHEN, C.R.: Typical cases of malignant hyperthermia. In: GORDON, R.A., BRITT, B.A., KALOW, W.: International Symposium on Malignant Hyperthermia. S. 11, Springfield Illinois: Ch. C. Thomas Publisher 1973.
90. STEWARD, J.D., THOMAS, T.A.: Intracellular calcium metabolism and malignant hyperpyrexia. In: GORDON, R.A., BRITT, B.A., KALOW, W.: International Symposium on Malignant Hyperthermia. S. 409, Springfield Illinois: Ch. C. Thomas Publisher 1973.
91. WADE, J.G.: The late treatment of malignant hyperthermia. In: GORDON, R.A., BRITT, B.A., KALOW, W.: International Symposium on Malignant Hyperthermia. Springfield Illinois: Ch. C. Thomas Publisher, S. 441, 1973.

92. WALTEMATH, Ch.L.: The pathological physiology of hyperthermia. In: GORDON, R.A., BRITT, B.A., KALOW, W.: International Symposium on Malignant Hyperthermia. S. 16, Springfield Illinois: Ch. C. Thomas Publisher 1973.

D. SPILKER: Bericht über einen Fall von maligner Hyperthermie (S. 38).

93. RIECKERT, H., GABLER, H.: Sportarzt und Sportmedizin $\underline{2}$, 21 (1972).

E.K. ZSIGMOND: Vererbung der malignen Hyperthermia und Veränderungen der Kreatin-Phosphokinase (S. 42).

94. TUTTLE, J.P.: Heat stroke as a postoperative complication. J. Amer. Med. Assoc. $\underline{35}$, 1685 (1900).
95. MOSCHCOWITZ, A.V.: Heat stroke as a postoperative complication. J. Amer. Med. Assoc. $\underline{35}$, 1685 (1900).
96. DENBOROUGH, M.A., FORSTER, J.F.A., LOWELL, R.R.H., MAPLESTONE, P.A., VILLIERS, J.D.: Anesthetic death in a family. Brit. J. Anaesth. $\underline{34}$, 395 (1962).
97. RUTTLE, L.D.: Death occurring in the operating room following extreme hyperthermia during an elective cholecystectomy, Amer. Soc. Anesth. Newsletter, July, p. 21, 1962.
98. Amer. Soc. Anesth. Newsletter, Aug., p. 30, 1962
99. Amer. Soc. Anesth. Newsletter, Nov., p. 10, 1962
100. SAIDMAN, L.J., HAVARD, E.S., EGER, E.J.: Hyperthermia during anesthesia. J. Amer. Med. Assoc. $\underline{190}$, 102 (1964).
101. BRITT, B.A., LOCKER, G., KALOW, W.: Hereditary aspects of malignant hyperthermia. Canad. Anaesth. Soc. J. $\underline{16}$, 89 (1969).
102. BRITT, B.A., KALOW, W.: Malignant hyperthermia: A statistical review. Canad. Anaesth. Soc. J. $\underline{17}$, 293 (1970).
103. DENBOROUGH, M.A., EBELING, P., KING, J.O., ZAPF, P.N.: Myopathy and malignant hyperpyrexia. Lancet $\underline{1}$, 1138 (1970).
104. STEERS, A.J.W., TALLACK, J.A., THOMPSON, D.E.A.: Fulminating hyperpyrexia during anesthesia in a member of a myopathic family. Brit. Med. J. $\underline{2}$, 341 (1970).
105. LACOUR, D., JUUL-JENSEN, P., RESKE-NIELSEN, E.: Central and peripheral mechanisms in malignant hyperthermia. International Symposium on Malignant Hyperthermia, 1st ed., (Eds. GORDON, BRITT, KALOW) p. 380, Springfield Illinois: Ch.C. Thomas 1973.
106. VENABLE, J.: Electromicroscopic features of malignant hyperthermia in Poland China Pigs. International Symposium on Malignant Hyperthermia. 1st Ed., (Eds. GORDON, BRITT, KALOW), p. 208, Springfield, Illinois: Charles C. Thomas 1973.
107. DEMOS, J.: La détection des porteuses saines du trait myopathique dans la myopathie humaine, Ann. Genet., $\underline{12}$, 191 (1969).
108. ZSIGMOND, E.K., STARKWEATHER, W.H., DUBOFF, G.S., FLYNN, K.: Genetic abnormality of muscle creatine-phosphokinase in a family with malignant hyperpyrexia. Proceedings fromm III European Congress of Anesthesiology, Avicenum, Prague, Czekoslovakia, p. 1419-1426, 1972.

109. DENBOROUGH, M.A., FORSTER, J.F.A., HUDSON, M.C., CARTER, N.G.
     ZAPF, P.: Biochemichal changes in malignant hyperpyrexia
     Lancet 1, 1137 (1970).
110. ISAACS, H., BARLOW, M.B.: Malignant hyperpyrexia during
     anesthesia: Possible association with a subclinical myopa-
     thy. Brit. Med. J., 1, 275 (1970).
111. ALDRETE, J.A., PADFIELD, A., SOLOMON, C.C., et al., : Pos-
     sible predictive test for malignant hyperthermia during
     anesthesia. J. Amer. Med. Assoc. 215, 1465 (1971).
112. WOOLF, N., HALL, L., THORNE, C.: Serum creatine phosphoki-
     nase levels in pigs reacting abnormally to halogenated
     anesthetics, Brit. Med. J. 3, 386 (1970).
113. JONES, E.W., NELSON, T.E., ANDERSON, I.L. et al., Malignant
     hyperthermia of swine, Anesthesiol. 36, 42 (1972).
114. ZSIGMOND, E.K., STARKWEATHER, W.H., DUBOFF, G.S., FLYNN, K.:
     Abnormal creatine-phosphokinase isoenzyme pattern in fami-
     lies with malignant hyperpyrexia. Anesth. & Analg. 51, 827
     (1972).

H.-J.PETER, J. ZAPF, E.R. FROESCH, E. BOGEMANN, H. EPPENBERGER,
K. BERNHARD, und G. HOSSLI (D): Kreatin-Phosphokinase und ihre
Isoenzyme im Serum von Patienten mit maligner Hyperthermie.
(S. 47).

115. ZSIGMOND, E.: Anesthesia und Analgesia, vol. 51, 827-837
     (1972).
116. EPPENBERGER, H.M.: J. Biol. Chem. 242, 204 (1967).
117. PETER, H.-J.: In Vorbereitung.

F.R. ELLIS: Differentialdiagnose der malignen Hyperthermie (S. 54).

118. ELLIS, F.R., KEANEY, N.P., HARRIMAN, D.G.F., SUMNER, D.W.,
     KYEI-MENSAH, K., TYRRELL, J.H., HARGREAVES, J.B., PARIKH,
     R.K., MULROONEY, P.L.: Screening for malignant hyperpyrexia.
     Brit. Med. J., 2, 559-561 (1972).
119. LISTER, D.: Thyroid status in malignant hyperpyrexia. Brit.
     J. Anaesth., 45, 115 (1973).
120. ÖRNDAHL, G., STENBERG, K.: Myotonic human musculature: stim-
     ulation with depolarising agents. Acta Med. Scand., Suppl.
     389, p. 3-28, (1962).
121. TAMMISTO, T., BRANDER, P., AIRAKSINEN, M.M., TOMMILA, V.,
     LISTOLA, J.: Strabismus as a possible sign of latent mus-
     cular disease predisposing to suxamethonium-induced muscu-
     lar injury. Ann. clin. Res., 2, 126-130 (1970).

E.K. ZSIGMOND: Anwendung von Allgemeinnarkose bei Patienten mit
Verdacht auf eine Disposition zur malignen Hyperthermie. (S. 58)

122. BRITT, B.A.: Prevention of Malignant Hyperthermia. Inter-
     national Symposium on Malignant Hyperthermia.(1st Ed., p.
     451), Eds. GORDON, Britt, KALOW, Springfield, Illinois:
     Charles C. Thomas 1973.

123. ZSIGMOND, E.K.: Comment on Case History # 65. Anesth. &
     Analg. 50, 1111 (1970).
124. RELTON, J.E.S., CREIGHTON, R.E., CONN, A., NABETA, S.: Gene-
     ralized muscle hypertonicity associated with general anes-
     thesia: A suggested anesthetic management. Canad. Anaesth.
     Soc. J., 14, 22 (1967).
125. BRITT, B.A.: International Comments. J. Amer. Med. Assoc.
     223, 1290 (1973).
126. Personnel Communications of LOCHER, W.G., BELDAVS, J.,
     HARRISON, G.G..
127. RELTON, J.E.S., STEWARD, D.J., CREIGHTON, R.E., BRITT, B.A.:
     A therapeutic and investigative regimen. Canad. Anaesth.
     Soc. J. 19, 200 (1972).

Panel 2

Analgesie und Akupunktur

Leiter: J. LASSNER, Paris
Teilnehmer: H. BENZER, Wien
             J. BISCHKO, Wien
             M. GEMPERLE, Genf
             H. HERGET, Gießen
             H. NOLTE, Minden
             Y. OTSUKA, Tokyo

LASSNER: Meine Damen und Herren, ich freue mich zu sehen, daß
der Gegenstand dieser Sitzung ein so lebhaftes Interesse hervorgerufen hat. Ich hoffe, Sie werden nicht zu entäuscht sein; ich
habe die Absicht, keine Zweikämpfe aufkommen zu lassen. Wir wollen versuchen, gemeinsam in einem Gebiet, das sehr umstritten
ist, ein bißchen Klarheit zu schaffen. Um es zunächst einmal abzustecken, haben wir unseren japanischen Kollegen OTSUKA gebeten,
eine kurze historische Einleitung zu geben, auf die dann Kollegin
WANCURA einen Versuch der Darlegung einer neurophysiologischen
Interpretation des Gegenstandes unternehmen wird. Ich möchte jetzt
Herrn OTSUKA bitten, seine Darlegung zu beginnen.

OTSUKA: Sehr geehrter Herr Vorsitzender, meine Damen und Herren,
es ist mir eine große Freude und Ehre, daß ich bei dieser Gelegenheit etwas über die Akupunktur vom medizinhistorischen Stand-
punkt aus sprechen darf. In der antiken Medizin gibt es bekannt-
lich zwei Komponenten, d.h., die magisch-religiöse und die em-
pirisch-rationale. Natürlich waren die beiden voneinander nicht
scharf getrennt, sondern sie waren in jedem Heilverfahren zugleich
vorhanden. Man könnte sogar sagen, daß dies nicht nur in der antiken Zeit, sondern auch in jedem Zeitabschnitt einschließlich
der Gegenwart der Fall ist, selbstverständlich nicht in der gleichen Weise wie in der antiken Zeit.

Unter dem empirisch-rationalen Heilverfahren versteht man im großen und ganzen die innerliche und die äußerliche Behandlung, unter der äußerlichen Behandlung sind Massage, Aderlaß, Brennen,
Umschlag, Pflaster, Baden und andere verschiedenartige chirurgische Verfahren zu verstehen. Die Akupunktur stammte wahrscheinlich vom Aderlaß. Dem Aderlaß begegnet man überall in der antiken
medizinischen Literatur, wie zum Beispiel in den altägyptischen
Papyri, altgriechischen Texten und natürlich auch in der altchi-
nesischen Literatur. Die Akupunktur dürfte wohl eine verfeinerte
Form des Aderlasses sein, während die Moxibustion eine verfeinerte Form des Brennens sein dürfte, das in der antiken Zeit eben-
soviel gebräuchlich war. Warum diese beiden verfeinerten Formen
der primitiven Heilverfahren sich nur in China entwickelten, ist

unklar; man könnte nur vermuten, daß die vortreffliche Geschickt-
heit und die scharfe Empfindlichkeit der Hände der Chinesen dabei eine Rolle gespielt haben.

Die Akupunktur wurde dann unter dem Einfluß der chinesischen Naturphilosophie langsam systematisiert und bis zur Zeit des "Huang-
ti-nei-ching", das vermutlich im 2. - 1. vorchristlichen Jahrhundert von einem unbekannten Autor verfaßt wurde, hatte sie ungefähr die jetzige Form erworben. In "Huang-ti-nei-ching" sind 9
verschiedene Arten von Nadeln beschrieben, von denen mehrere heute bereits nicht mehr gebräuchlich sind. Man kann sich jedoch aus
dieser Beschreibung die Vorgeschichte der Akupunktur vorstellen.
Die Entwicklung der Akupunktur aus dem Aderlaß heraus dürfte sich
mit der Gestaltung des Begriffes "Ch'i" eng verbunden haben. Ch'i
ist der allerwichtigste Begriff der chinesischen Naturphilosophie
und die Zeit der Gestaltung dieses Begriffes dürfte in der ersten
Hälfte des ersten vorchristlichen Milleniums sein. Ch'i ist er-
scheinungsmäßig die Luft, jedoch gilt es als das allerhöchste
Moment des Universums. Unter der Beherrschung von Ch'i können der
Makrokosmos sowie der Mikrokosmos ordnungsmäßig funktionieren.
In dieser Hinsicht könnte man unter dem Begriff Ch'i etwas Pneu-
maähnliches verstehen. Wie in anderen Frühkulturen waren auch
bei den Chinesen die Luft und das Blut die zwei wichtigsten Elemente für das menschliche Leben. Das Blut ist ein leicht sicht-
bares Ding, während die Luft etwas schwer Begreifliches ist. Man
kann lediglich durch den Wind das Dasein der Luft wahrnehmen.
Es ist also wohl vorstellbar, daß der Begriff Ch'i etwas später
als das Blut gestaltet wurde. Um eine interessante Geschichte
zu erzählen, gibt es eine Beschreibung über die Feststellung des
Todes in der konfuzianischen Literatur aus vorchristlicher Zeit
nämlich: man nähere ein kleines Stück Watte der Nase des Kranken!
Wenn sich dieses Stück nicht mehr bewegt, so kann man feststellen,
daß er tot sei. Daraus kann man ersehen, daß die Leute schon damals die Bedeutung des Ch'i kannten. Die Luft und das Blut zir-
kulieren im menschlichen Körper, und dieser Zirkulationskanal ist
nichts anders als der Meridian. Hier sieht man wieder eine interessante Analogie zwischen dem chinesischen Meridian und der
griechischen Arterie. Die Griechen hielten nämlich die Arterie
für den Zirkulationskanal des Pneuma und des Blutes. Durch die
Störung des Blutes wird die Krankheit verursacht. Dabei erreicht
man die Besserung durch den Aderlaß.

Es gibt aber solche Krankheiten, für deren Auftreten vor allem
die Störung des Ch'i verantwortlich sein sollte. "Huang-ti-nei-
ching" sagt sogar, daß alle Krankheiten durch die Störung des
Ch'i verursacht werden. So müßte man die Besserung solcher Krankheiten durch das Nadelstechen in den Luftkanal oder den Meridian
erreichen, wobei man keinen Tropfen Blut herauslassen muß oder
soll. Nach "Huang-ti-nei-ching" soll das Nadelstechen je nach
dem Krankheitszustand entweder zum Herauslassen des gestauten
Ch'i aus dem Kanal oder zum Spenden des exogenen Ch'i in den er-
schöpften Kanal dienen. Das erstere nennt sich Hsieh (etwa Ab-
führen) und das zweitere Pu (etwa Kompensieren). Das sind Grund-
prinzipien der Akupunktur.

Wie gesagt, ist der Meridian der Zirkulationskanal des Ch'i und
des Blutes. Es gibt 12 Hauptmeridiane und einige Sondermeridiane,

von denen Tu- und Jên-meridian besonders wichtig sind. Mit insgesamt 14 Meridianen kann man also praktisch ohne große Schwierigkeiten den klinischen Zweck erreichen. Jeder Meridian bezieht
sich auf ein spezielles Organ, jedoch gibt es Kommunikationen
untereinander; somit bildet sich ein feines Netzwerk, damit die
einheitliche Funktion des Geistes und des Körpers ermöglicht wird.
Das Meridian-System dürfte auf zahlreichen praktischen Erfahrungen
beruhend, in einem langen Zeitraum langsam aufgebaut worden sein.
Im Jahre 1949 berichteten Dr. YOSHIO NAGAHAMA und Dr. SHORO MA-
RUYAMA, zwei japanische Mediziner, einen Fall eines 51jährigen
männlichen Patienten, der an einer Sehnervenatrophie litt und
mit 7 Jahren vom Blitz getroffen worden war. Dieser Patient zeigte eine außergewöhnlich starke Reaktion bei jedem Nadelstechen.
Er klagte bei jedem Nadelstechen über ein einem elektrischen
Schlag ähnliches Gefühl, das in eine bestimmte Richtung lief.
Die Autoren berichteten, daß ihre Beobachtungen "unglaublich genau" mit dem traditionellen Meridian-System übereinstimmten. Sie
haben bei diesem Patienten die Gültigkeit der 12 Hauptmeridiane
und einiger Sondermeridiane nachgeprüft und darüber hinaus ein
paar bisher unbekannte Meridiane entdeckt. Dr. ROKURO FUJITA und
Dr. YOSHIO MANAKA haben ebenfalls eine Reihe klinischer und ex-
perimenteller Versuche über das Meridian-System durchgeführt,
um schließlich zur Überzeugung zu kommen, daß die Meridiantheorie
im hohen Maße gültig sei. Die Gruppe von Praktikern, die die Gültigkeit der Meridian-Theorie glauben, nennt sich die klassische
Schule. Sie behaupten, daß die Akupunktur der Meridian-Theorie
gemäß richtig durchgeführt werden soll. Für sie ist es ziemlich
sinnlos, an beliebigen Punkten Nadeln zu stechen.

Es gibt aber andere Leute, die die Gültigkeit der Meridian-Theorie nicht glauben. Dr. SHIMETARO HARA behauptete, daß die Meridian-Theorie keine Begründung habe, und daß es bei der Moxibustion, einer Schwesterheilmethode der Akupunktur genüge, an 8
Punkten am Gesäß mit Moxa zu brennen, ganz unabhängig von der
Natur der Krankheiten. Diese Punkte wählte er nur aus kosme-
tischem Grund aus. Seiner Meinung nach ist die Moxibustion eine
einfache Reiztherapie wie das Blasenpflaster. Es zeigte sich,
daß die Moxibustion solcher Art auch einigermaßen wirksam war.
Dr. MASARU OSAWA zeigte, daß eine histaminähnliche Substanz bei
der Verbrennung erzeugt wurde, und nannte sie Histotoxin. Er
machte ein Präparat dieser Substanz und erklärte, daß dieses neu-
hergestellte Präparat durch i.v. Gabe genau so gut wie die Moxibustion wirke. Bezüglich der Akupunktur zeigte Dr. BUNJIRO TERADA,
daß der Aminosäurengehalt im Blut nach dem Nadelstechen 3 - 4
fach höher wurde. Darunter sollten Glutaminsäure, Asparaginsäure
und Leuzin für die Wirksamkeit der Akupunktur nützlich sein. Die
Gruppe der Praktiker, die die Gültigkeit der Meridian-Theorie
nicht glauben, nennt sich die wissenschaftliche Schule. Man kann
aber sagen, daß solche Benennung wie die klassische oder die wissenschaftliche Schule die Eigenschaft beider Schulen nicht immer
getreu widerspiegelt. Die obigen beiden Denkarten stammten aber
aus alter Zeit. KE HUNG (280? - 360?) schrieb im Vorwort seines
Werkes "Chou-hou-fang" (Rezepte bei Notfällen), daß man bei der
Moxibustion die Punkte nicht so streng bestimmen müsse. In Japan
nahmen MISONO ISAI, MUBUNSAI, und ihre Nachfolger, die im 16.-
17. Jahrhundert sehr einflußreich waren, wenig Rücksicht auf die
Meridian-Theorie.

Neuerdings entstand die dritte Gruppe von Praktikern, die die
Gültigkeit der Meridian-Theorie mit Hilfe der induktiven Statistik nachprüfen wollen. Der Pionier dieser Schule ist Dr. TAKESHI
ITAKURA. Er sagte, "Es ist nicht sehr wichtig, warum die Akupunktur wirksam ist. Was uns viel wichtiger erscheint, ist, daß die
Wirksamkeit der Akupunktur statistisch bestätigt werden soll".
Anschließend darf ich Ihnen in Bezug auf diese Frage ein paar
statistische Daten zeigen, aus denen Sie ersehen könnten, in
welcher Situation sich die Akupunktur im gegenwärtigen Japan befindet.

Praktikern der Akupunktur und/ oder der Moxibustion wurde ein
Fragebogen über das Meridian-System mit der Bitte um Beantwor-
tung zugeleitet. Das Ergebnis dieser Befragung, in "Theorie und
Denkarten der Akupunktur" im Sogensha-Verlag, Osaka, 1971 von
Dr. YOSHIO MANAKA veröffentlicht, ist in Tabelle 1 angeführt.

Tabelle 1. Beantwortung eines Fragebogens über Akupunktur
(Japan 1971)

---

1. Glauben Sie die Gültigkeit des Meridian-Systems?

Ja.	185 Stimmen	67 %
Vielleicht ja.	73	26
Schwer zu sagen.	9	3
Nein.	5	1,8

2. Verwenden Sie die Meridian-Theorie bei Ihrer Praxis?

Ja, hauptsächlich.	119 Stimmen	43 %
Manchmal, aber nicht unbedingt.	132	47
Nein.	19	6,9

LASSNER: Danke vielmals, Herr OTSUKA. Ich danke auch Ihnen sehr,
meine Damen und Herren, daß Sie unserem japanischen Kollegen so
viel Interesse gezeigt haben. Ich glaube, wir müssen uns nochmals
darüber klar werden, daß unsere heutige Sitzung der Akupunktur in
ihrer Beziehung zur Anaesthesie und insbesondere zur Analgesie
gewidmet ist. Wir wollen daher heute nicht die sonstigen Möglichkeiten in der Medizin für die Akupunktur ins Gesicht fassen. Ich
möchte Sie auch nachher bitten, diese Fragestellung in der Diskussion nicht zu erwähnen, denn wir haben nur eine beschränkte
Zeit und sonst geht's einfach nicht. Das Prinzip ist jetzt in
den großen Linien, was die Historie anbelangt, dargelegt worden.
Wir wollen jetzt mehr ins Praktische weitergehen und diesen praktischen Aspekt theoretisch unterbauen, soweit dies unsere heutige
Erkenntnisse der Neurophysiologie ermöglichen. Darf ich Frau WAN-
CURA bitten.
WANCURA: Ich darf Ihnen kurz einige neurophysiologische Tatsachen
in Erinnerung rufen, die vielleicht das Verständnis des Phänomens
der Akupunktur-Analgesie besser verstehen lassen. Wir wollen davon ausgehen, daß schon in der Peripherie eine Zweiteilung der
Schmerzleitung in die Systeme der Schmerzempfindung und des

Schmerzgefühls besteht. Diese zwei Systeme, das Schmerzgefühl
und die Schmerzempfindung, wenn man das überhaupt so einteilen
kann - aber als Arbeitshypothese wollen wir es nun einmal so be-
lassen -, werden von der Peripherie über zwei verschiedene Fa-
sersysteme zentralwärts geleitet: über die markhältigen $A\delta_2$-Fa-
sern werden Vibration und Druckempfindung unter anderem zum Hinterhorn geleitet und über die marklosen C-Fasern wird das Schmerzgefühl ebenfalls zum Hinterhorn geleitet. Ob in der Peripherie
ein Reiz als Schmerz empfunden wird, hängt von der gegenseitigen
Beeinflussung der rasch und langsam leitenden Fasern ab, d.h.,
schon präsynaptisch wäre es möglich, daß die rasch leitenden
$A\delta_2$-Fasern, also jene Fasern, die Druck, Vibration und Berührungs-
empfindung zum Hinterhorn leiten, langsam leitende C-Fasern, die
für die Schmerzweiterleitung zuständig sind, hemmen. Die zweite
Stelle, wo möglicherweise eine Wirkung der Akupunktur-Analgesie
auftreten könnte, wäre im Hinterhorn, worüber Herr NOLTE dann
noch weiter sprechen wird. Im Hinterhorn, in der substantia gela-
tinosa Rolandi, können rivalisierende Reize aus anderen Rezeptoren die Erregbarkeit der Hinterhornzelle hemmen. Es können
akustische, optische, vor allem aber vibratorische Reize die
Schmerzschwelle beträchtlich erhöhen und wir wissen, daß bei der
Akupunktur-Analgesie ein dauernder vibratorischer Reiz gesetzt
wird und dieser sicherlich von Bedeutung ist, wenn eine gewisse
Analgesie auftritt. Die dritte wesentliche Stelle, wo der Aku-
punktur-Analgesie-Effekt zur Wirkung kommen könnte, ist im Thalamus. Da darf ich jetzt erinnern: die schmerzleitenden C-Fasern,
die über den tractus spinothalamicus Edinger zum ventralen Thala-
muskern gebahnt werden, enden dort in einem ganz bestimmten Gebiet und unmittelbar daneben mündet der lemnicus medialis, der
Widerstandsqualitäten, also die Qualitäten von Druck, Vibration
und Tastempfindung, zum Thalamus führt. In unmittelbarer Nachbarschaft, also ebenfalls im nucleus ventralis posterior des Thalamus, münden mit der Spitzer'schen und der Wallenberg'schen Bahn
zwei weitere Bahnen, die Schmerz- und Widerstands-(Druck-, Vibra-
tion-, Tast-) Empfindungen vom Gesicht bringen. Der nucleus ventralis posterior ist ein Relais-Kern und wir wissen, daß seine
Aufgabe hauptsächlich darin besteht, daß er zur Abschwächung der
Schmerzempfindungen durch die Empfindung der Tiefensensibilität,
des Druckes und der Vibration führt; d.h., in diesem Kern können
die Schmerzimpulse von der Peripherie mitigiert, abgeschwächt
und vermischt werden durch Vibrations- und Druckempfindungen vom
Gesicht und von den Extremitäten. Man kann nach HASSLER in jenem
Kern demnach grob schematisch einen sogenannten sensiblen Homunkulus und einen taktilen Homunkulus einzeichnen. Wir meinen nun,
daß es möglich wäre, durch einen dauernd gesetzten vibratorischen
Reiz eine sogenannte Überblendung des taktilen Homunkulus hervorzurufen, die wiederum eine Abschwächung des sensiblen, darunter
gelegenen Homunkulus zustandebringen könnte. Mit dem vibratorischen Reiz der Akupunktur-Analgesie könnte man somit also eine
gewisse Hypalgesie erzielen.

Die Akupunktur-Analgesie bietet also, wie Tabelle 1 zeigt, die
Möglichkeit, selektiv nur das Schmerzgefühl auszuschalten, Be-
wußtsein und Schmerzempfinden aber zu erhalten. Wahrscheinlich
hat die Akupunktur-Analgesie 4 Angriffspunkte:

Tabelle 1. Vergleichende Charakterisierung von Methoden der
Schmerzausschaltung

	Bewußtsein	Schmerz-empfindung	Schmerz-gefühl
1. Vollnarkose	fehlt	fehlt	fehlt
2. Leitungsanästhesie		fehlt	fehlt
3. Akupunkturanalgesie			fehlt

1. Eine präsynaptische Hemmung der Impulse der schmerzleitenden
   C-Fasern durch jene der rasch leitenden A-Fasern.

2. Am Hinterhorn, wo rivalisierende Reize aus anderen Rezeptoren
   eine Schmerzverdeckung verursachen können. Dies ist besonders
   auffallend bei gleichzeitig gesetzten vibratorischen Reizen.

3. An der Basis des Thalamus, also im Nucleus ventralis posterior
   (bzw. Nucleus arcuatus), wo eine Abstimmung und Abschwächung
   der Schmerzempfindungen von Kopf und Körper durch Vibrations-
   und Tiefenempfindungen aus dem Trigeminusgebiet und den Extremitäten zustande kommt.

4. Die kortikale Schmerzleitung (Leitung der Schmerzempfindung),
   die nach HASSLER die subkortikale Schmerzleitung (Leitung des
   Schmerzgefühls) inhibiert oder blockiert.

Wie ein Reiz einen anderen Reiz unterdrücken kann, zeigt besonders eindrucksvoll die an amerikanischen und europäischen neurochirurgischen Kliniken durchgeführte Hinterstrangreizung. Bei
sonst unbeeinflußbaren Schmerzen wird ein kleiner Metallkörper
im Rückenmark implantiert und durch induktive elektrische Reizung
können die schwersten Schmerzen beeinflußt werden.

Das bei der Akupunktur-Analgesie zu beobachtende Gefühl der Wärme
und Schwere ("Te-Chi") könnte im Nucleus ventralis posterior tha-
lami entstehen, da nach HASSLER bei direkter Reizung dieses Ker-
nes eine ähnliche Sensation auftritt.

LASSNER: Danke vielmals. Die eben gemachten Bemerkungen erfordern natürlich verschieden zusätzliche Erwägungen: der Umstand,
daß jede Methode, die in irgend einer Form die Schmerzempfindung
verändert, auch ein neurophysiologisches Korrelat haben muß, darüber müssen wir uns, glaube ich, einig sein. Wir stellen uns
schwer vor, daß eine Wirkung auf unseren Nächsten ohne Einschal-
tung des Nervensystems möglich sein könnte. Daß damit ein ent-
scheidender Schritt zur Methodik oder zur Beurteilung des Wer-
tes einer Technik erreicht worden wäre, glaube ich eigentlich
nicht.

Ich möchte nun weiter Herrn ERDMANN bitten, der dazu ein paar
Worte sagen möchte. Bitte auch in praktische Erwägungen direkt
einzugehen und nicht nur bei der Theorie zu verbleiben.

<u>ERDMANN</u>: Ich bin Doktorand bei Prof. FREY an der Universität Mainz
und befasse mich seit 1 1/2 Jahren mit der Akupunktur. Ich bin
Student der Zahnmedizin und meine Bemühungen liegen vorwiegend
auf dem Gebiet der Schmerzausschaltung bei zahnärztlichen Eingriffen. Wir befaßten uns zusätzlich mit der Theorie und hatten
auch die Gelegenheit, in Wien bei BISCHKO, BENZER und einer Zahn-
ärztin in Klosterneuburg an deren Versuchen teilnehmen zu können.
Sodann begannen wir selbst, Versuche mit der Akupunktur auf dem
Gebiete der Zahnheilkunde zu machen. Diese Versuche stehen noch
am Anfang, wir können daher aus unseren wenigen Ergebnissen auch
noch keine endgültigen Schlüsse ableiten. Es zeigte sich jedoch,
daß von den bei uns behandelten Fällen- es handelt sich dabei jeweils um einfache zahnärztliche Manipulationen, also Inlay-Prä-
parationen oder Präparationen für einfache Füllungen, die aber
sehr schmerzhaft ablaufen können- in einem Drittel der Fälle die
Schmerzintensivität bei der Durchführung des Eingriffes ausreichend vermindert und in wenigen Fällen sogar eine totale Analgesie erreicht werden konnte, daß bei einem weiteren Drittel die
Schmerzschwellenerhöhung nicht das erhoffte Ausmaß erreichte und
daß wir im letzten Drittel überhaupt keinen Erfolg sahen. Es ist
nun abzuwarten, was weitere Versuche bringen. Wir haben zuerst
durch einfaches Drehen der Nadeln an den entsprechenden Punkten
manuell gereizt und sind dann zur elektrischen Stimulation mit
einem Reizgenerator übergegangen.

<u>LASSNER</u>: Diese Mitteilung hat uns ein wenig unerwartet in den
Bereich der Erfolgsstatistik hineingebracht, den wir eigentlich
ein bißchen später anschneiden wollten. Wir wollen daher zu unserem Konzept zurückkehren und ich darf Sie zunächst daran erinnern, daß man sich mit der Akupunktur auch in Europa schon vor
geraumer Zeit beschäftigt hat und die Methode gerade hier ein
heute zum Teil vergessenes Schicksal hat. Es scheint mir zumindest in Deutschland und Österreich nicht bekannt zu sein, daß
die Akupunktur in den Jahren 1820 - 1835 in Frankreich vor allem
als Therapeutikum, nicht zur Analgesie, sehr en vogue war. Im
Rahmen des nun neu aufgetretenen Interesses haben verschiedene
Kollegen in Europa die Akupunktur nun für die Analgesie zum
Einsatz gebracht und ich möchte jetzt Herrn BISCHKO bitten, uns
seinen Ergebnisbericht über "<u>Analgesie und Akupunktur</u>" zu geben.

<u>BISCHKO</u>: Grundsätzlich handelt es sich um zwei verschiedene Arten
von Akupunktur, die zur Bekämpfung des Schmerzes in Frage kommen.
Die eine ist die alte, klassische Form der therapeutischen Akupunktur,die nach uns antiquiert und fremd vorkommenden Gesetzen
handelt, aber in Verfolgung dieser durchaus effektvoll ist. Sie
trachtet immer, die Ursache eines Schmerzes zu finden und zu verändern, sodaß der Schmerz (oder eine Krankheit) dann wegfällt
und, über einen repräsentativen Zeitraum hinweg, auch wegbleibt.

Ganz anders ist die erst 16 Jahre junge Akupunktur-Analgesie,
die eine ganz andere Technik und zum Teil auch andere Punkte benutzt, und die nicht an die Ursache eines Schmerzes heranführt,
sondern nur ihn selbst, am besten schon vor seinem Auftreten,
wie bei beabsichtigten Operationen, zu bekämpfen trachtet.
Die Methode wirkt nicht bei allen Menschen und ist nur mit einer
Lokalanaesthesie vergleichbar. Sie ist jedoch auch bei Tieren

wirksam. Wenn Punkte der klassischen Akupunktur dazu verwendet
werden, sehen wir immer einen vegetativ regulierenden Einfluß,
wie er dieser Methode eigen ist. Gerade dieser Faktor erscheint
mir für die Verwendung der Akupunktur in der Anaesthesiologie
bedeutungsvoll, sei es allein oder in Kombination mit anderen
Methoden. Dies gilt auch für den postoperativen Verlauf, mit Ein-
schränkungen auch für die Vorbereitung auf Operationen. Die theoretischen Unterlagen sind noch sehr dürftig. Es werden grundsätzlich 3 verschiedene, möglicherweise kombinierte Wege angenommen.
1. ein nervaler, 2. ein den sogenannten Meridianen folgender, 3.
ein humoraler.

Zum ersten ist zu sagen, daß die Gate-control-Theorie von MELZAK
und WALL sicher eine Rolle spielt, möglicherweise sind auch Grund-
phänomena der Hypnose im weitesten Sinn beteiligt. Ferner ist bekannt, daß intrakutane Injektionen von Lokalanästhetika nicht die
Akupunktur-Analgesie hemmen, wohl aber tiefere Einspritzungen sie
unmöglich machen. Bei normaler Akupunktur-Analgesie muß der Patient ein eigenartiges Gefühl der Wärme, Schwere etc. spüren,
sonst wirkt sie nicht. Dieses Gefühl propagiert sich immer nur
zentripetal.

Zum Zweiten können auch z.B. Punkte am Bein nach den Gesetzen der
Meridiane für Analgesien der oberen Körperhälfte verwendet werden.
Über diese Zusammenhänge wissen wir noch kaum etwas, außer daß
es sie gibt.

Die dritte Form ist ebenfalls wenig erforscht, außer in Versuchen an Kaninchen mit gekreuztem Kreislauf, wovon nur eines mit
Akupunktur abgeschirmt wurde und nach einiger Zeit auch das andere unbehandelte Tier eine Erhöhung der Schmerzschwelle aufwies.
Wir stehen in der Erforschung der Akupunktur ebenso wie China
erst ganz am Anfang, glauben aber, daß eine solche nötig ist und
nur auf breiter Ebene und interdisziplinär durchführbar erscheint.

LASSNER: Vielen Dank, Herr BISCHKO. Wenn wir nun kurz auf die von
Herrn OTSUKA erwähnte Statistik über die Befragung japanischer
Ärzte zur Akupunktur zurückblenden, so darf ich Sie daran erinnern, daß dort nur 67% der Befragten an die Gültigkeit des Meri-
diansytems glaubten und nur 43% die Meridiane in ihrer Akupunk-
tur-Praxis auch anwendeten. Dies stelle ich deshalb heraus, weil
die Frage der Spezifität der Punkte für die Akupunktur immer wieder angeschnitten werden wird.

Eine weitere Frage ist die der Erfolgsstatistiken in China selbst
und in diesem Zusammenhang möchte ich kurz einen Beitrag unseres
Schweizer Kollegen GEMPERLE vorlegen, den er mir, selbst verhindert hier zu sein, übersandt hat und den ich Ihnen auszugsweise,
aus der französischen in die deutsche Sprache übersetzt, wieder-
geben möchte.

Zunächst geht er auf die Beziehung zwischen der traditionellen
Akupunktur zur Praxis der Analgesie mit Nadeln im heutigen China
ein und unterstreicht, daß zwischen diesen beiden Methoden keine
Beziehung bestünde und die beiden Techniken völlig different
seien.

Zur Frequenz der Analgesie-Akupunktur im heutigen China für Operationen werden nach Angabe des Gesundheitsministeriums zwischen 10 und 15% aller Operationen unter dieser Technik der Schmerzausschaltung durchgeführt, die Erfolgsquote schwankt je nach der Gegend, in der die Methode angewandt wird und liegt zwischen 80 und 90% (10 - 20% Versager).

Was schließlich die Auswahl der für die Akupunktur geeigneten Operationen betrifft, so werden Strumektomie und Sectio, ja auch die Gastrektomie als besser geeignet dargestellt als andere operative Eingriffe.
Die Presse stellt die Resultate oft übertrieben in sensationeller Form dar, die Beurteilung der Ergebnisse kann also auf ganz verschiedenen Kriterien beruhen.

Nun glaube ich, daß Herr BENZER, der mit Herrn BISCHKO viel zusammengearbeitet hat, als Anaesthesist zu Wort kommen sollte und darf ihn zusammen mit seinen Mitarbeitern zu seinem Diskussionsbeitrag "Klinische und experimentelle Erfahrungen mit der Akupunktur-Analgesie" bitten.

BENZER: Dieser Bericht, der sich im Wesentlichen auf persönliche Beobachtungen und Erfahrungen stützt, soll den Versuch darstellen, so objektiv wie irgend möglich, den Wert und Platz der Methode im Rahmen unserer modernen Anaesthesiepraxis festzulegen. Wir glauben, daß man von einem Lehr- und Forschungsinstitut eine kritische Bewertung der Vor- und Nachteile auf Grund eigener Untersuchungen erwarten darf, aus der sich dann Richtlinien für den praktizierenden Anaesthesisten ergeben sollen.

Schon im April 1972 - einen Monat nach der ersten Akupunktur-Anaesthesie in Wien - konnten wir, dank der fachlichen Unterstützung durch Dr. BISCHKO (Ludwig-Boltzmann Institut für Akupunktur), an der II. Universitätsklinik für HNO (Prof. Dr. NOVOTNY) die erste Tonsillektomie in Akupunktur-Analgesie mit mechanischer Stimulation von je zwei an beiden Händen der Patienten eingestochenen Nadeln durchführen. Diese Patientin erhielt zur Praemedikation lediglich Atropin. Da das Drehen der Nadeln neben Geschicklichkeit und Aufmerksamkeit den dauernden Einsatz der Akupunkteure während der ganzen Operation erfordert, und dieses mechanische Drehen unter Umständen auch Schmerzen verursacht, wurde von Ingenieur Dr. THOMA ein Elektro-Akupunktur-Gerät entwickelt. Nach einer Reihe von Selbstversuchen wurden geeignete Stromparameter gefunden, mit denen sich ein dem Drehen sogar überlegener Analgesieeffekt erzielen ließ. Im Juni 1972 konnten wir dann erstmals eine Tonsillektomie durchführen. In Fortführung dieser klinischen Reihe war zu ersehen, daß ein Sprayen des Rachens mit Xylokain vor der Tonsillektomie Vorteile hat, denn der Würgereflex wird durch die Akupunktur nicht beeinflußt (BENZER et al.).

In weiterer Folge haben wir dann, auf den gynäkologischen Bereich übergehend, Curettagen in Akupunktur-Analgesie durchgeführt (KUBISTA et al.). Um die Wirksamkeit der Akupunktur-Analgesie auch im Halsbereich zu testen, haben wir schließlich diese Form der Analgesie bei Inzisionen angewendet, wie sie zur Einführung von Schrittmacher-Sonden notwendig sind.

Auf Grund unserer bis zu diesem Zeitpunkt gesammelten, zum Teil durchaus positiven, klinischen Ergebnisse wurde es uns klar, daß es notwendig wäre, mit eigenen Augen auch in China diese Methode der Akupunktur-Analgesie zu studieren. Ende April, anfangs Mai 1973 konnte dann eine dreiköpfige Ärztegruppe unseres Institutes gemeinsam mit dem Bioingenieur Dr. THOMA die Volksrepublik China besuchen. In Peking und Schanghai sahen wir in verschiedenen Spitälern insgesamt 26 Operationen in Akupunktur-Analgesie. Diese sind in der folgenden Tabelle 1 zusammengefaßt.

Ganz allgemein sei über unseren Studienaufenthalt in China vorausgeschickt:

1. Wir konnten uns in sämtlichen Operationssälen frei bewegen und waren nie durch die Anwesenheit anderer Delegationen gestört.
2. Jeden Patienten konnten wir von Anfang an beobachten, das heißt, wir sahen den Patienten, wie er wach in den Operationssaal gebracht wurde, wie die Nadelung, die anschließende Operation und der Abtransport des Patienten aus dem Operationssaal erfolgte.
3. Kontakt mit den Ärzten und den Patienten hatten wir über offizielle Dolmetscher und darüber hinaus über englischsprechende chinesische, im Operationssaal anwesende Chirurgen und Anaesthesisten.
4. Bei sämtlichen Operationen konnten wir ungestört filmen und photographieren, sowie Videorekorderaufzeichnungen machen. Darüber hinaus erhielten wir über unser Ersuchen sofort die Erlaubnis, telemetrische Daten von Patienten zu sammeln. Mit einem von unserem Bioingenieur entwickelten Gerät wurde über einen auf den Brustkorb des Patienten aufgeklebten Sender telemetrisch das EKG registriert und auf Band gespeichert. Über die Auswertung dieser Bänder soll an anderer Stelle berichtet werden.
5. An zwei eigens dafür organisierten Diskussionsnachmittagen konnten wir mit unseren chinesischen Kollegen - Operateuren, Anaesthesisten und Akupunkturspezialisten - alle aktuellen theoretischen und praktischen Probleme der Akupunktur-Analgesie durchsprechen. Die chinesischen Ärzte stehen - wie sie mehrfach betonten - in der Akupunktur-Analgesie derzeit vor den Problemen 1. der inkompletten Analgesie und 2. der oft unbefriedigenden Muskelentspannung.

Ferner wurde betont, daß auch für die Akupunktur-Analgesie Patienten nach besonderen Gesichtspunkten auszuwählen sind. Nur kooperative Patienten und solche, die einer Akupunktur-Analgesie nicht ablehnend gegenüberstehen, werden dazu ausgewählt. Karzinom- und Extremitätenoperationen sowie Eingriffe, die ausgedehnte explorative Laparotomien benötigen, sind nach Ansicht der chinesischen Ärzte für eine Akupunktur-Analgesie nicht geeignet.

In den Operationssälen in Peking und Schanghai sammelten wir, zusammenfassend, folgende Eindrücke:

a) Die gute Kooperation zwischen Chirurg, Anaesthesist und Patient fiel uns besonders auf. Ein energisches befehlendes Zureden auf den Patienten konnten wir niemals sehen.

Tabelle 1. 26 operative Eingriffe in Akupunktur-Analgesie (beobachtet in Peking und Schanghai)

Operation	Alter	G.	Beruf	Körper Punkte	Ohr	Praemedikation	Intraop. Analgetika
Cervikaler Discus	44	♂		Ja	Ja	–	0,5 ml Novokain
Herniotomie	36	♂		Ja	–	–	–
Appendektomie	30	♂	Arbeiter	Ja	–	–	2,0 ml 1% Novokain
Zahnextraktion	40	♂		Ja	–	–	–
Zahnextraktion	40	♂		Ja	–	–	–
Zahnextraktion	5	♀	Kind	Ja	–	–	–
Sectio Caesaria	27	♀	Lehrerin	Ja	–	–	–
Ovarialcyste	27	♀	Arbeiterin	Ja	–	–	50 mg Dolantin Novokain-Tupfer
Lobektomie	32	♂	Ingenieur	Ja	–	0,3 mg Scopolamin, 10 mg Mo	50 mg Dolantin
B II	48	♂	Arbeiter	Ja	Ja	0,3 mg Scop.	50 mg Dolantin
Strumektomie	55	♂	Arbeiter	–	Ja	0,2 mg Scop.	50 mg Dolantin
Ablatio Retinae	33	♂		Ja	Ja	0,1 Luminal	–
Hysterektomie	40	♀	Arbeiterin	Ja	–	0,1 Nembutal 0,2 Scop.	50 mg Dolantin
Prostatektomie	68	♂	Matrose	Ja	–	0,1 Luminal	–
B. I	41	♂	Arbeiter	Ja	–	–	50 mg Dolantin
Strumektomie	31	♀		Ja	–	–	–
Strumektomie	36	♀		Ja	–	–	–
Strumektomie	37	♀		Ja	–	–	–
Hodentumor	66	♂		Ja	–	–	–
Laminektomie	47	♂		–	Ja	–	–
Hypophysen-Tumor	36	♀	Bauer	Ja	–	0,1 Luminal 50 mg Dolantin	Lokal s.c. 0,9% NaCl-Lösung + Adrenalin
Craniopharyngeom	24	♂	Sänger	Ja	–	0,1 Luminal 50 mg Dolantin	Lokal s.c. 0,9% NaCl-Lösung + Adrenalin
VSD	14	♂	Schüler	Ja	Ja	0,1 Luminal 50 mg Dolantin	0,1 Fentanyl 4 ml 0,5% Xylocain Lokal 0,9% NaCl-Lsg.
Deviatio Septi N.	26	♂	Arbeiter	Ja	Ja	–	–
B II	44	♂	Arbeiter	Ja	Ja	–	5 ml 1% Novocain
Tumor cerebelli	58	♂		–	Ja	–	Lokal 0,9% NaCl-Lsg.

b) Der subjektiv entnommene Allgemeinzustand der Patienten war
   bei sämtlichen von uns gesehenen Operationen in Akupunktur-
   Analgesie gut.
c) Wir konnten niemals ein Aufschreien des Patienten beobachten.
d) Postoperativ befanden sich die Patienten durchwegs in gutem
   Zustand.
e) Alle Operateure arbeiteten rasch und zart.
f) Bei manchen Patienten wurden wir durch den Dolmetscher darauf
   aufmerksam gemacht, daß der Patient nicht völlig schmerzfrei
   sei, bei bestimmten Operationsphasen Brennen oder Druck ver-
   spüre. Bei einer Prostatektomie in Akupunktur-Analgesie konnten wir darüber hinaus beobachten, daß der Patient einen
   schmerzverzerrten Ausdruck zeigte und die Hand des Anaesthesisten fest drückte, und zwar im Moment der Ausschälung des
   Adenoms. Es wurde von den Chirurgen betont, daß in diesem
   Fall die Analgesie außerordentlich inkomplett wäre. Sie wurde
   durch die intravenöse Gabe von Meperidin verbessert.

Hochinteressant und instruktiv war für uns ein Besuch am "Shang-
hai Institute of Physiology", wo eine Forschergruppe unter Prof.
CHANG seit 1968 experimentell an der Aufklärung des Wirkungsme-
chanismus der Akupunktur-Analgesie arbeitet. Einerseits sahen wir
dort einen ganz einfachen Versuch, bei dem einem in einer Hänge-
matte hängenden Kaninchen, dessen Augen verbunden waren, ein Wär-
meschmerz mittels eines auf die Schnauze zentrierten dünnen Licht-
strahles zugefügt wurde. Das Tier drehte nach 3 - 4 Sekunden den
Kopf rasch zur Seite. Nach Akupunktur und mechanischer Stimulation
des Punktes 36 des Magenmeridians am rechten Unterschenkel dauerte
es 18 - 21 Sekunden, bis das Tier auf den gleichen Reiz hin den
Kopf gemächlich zur Seite drehte. Andererseits demonstrierte man
uns auch komplizierte Präparationen an Ratten, bei denen Mikro-
elektroden in den Nucleus parafascicularis bzw. den Nucleus ventralis lateralis des Thalamus eingeführt worden waren. Dabei wurden uns die Resultate dieser experimentellen Untersuchungen er-
läutert.

Die in den genannten Umschaltkernen durch periphere Schmerzreize
ausgelösten Entladungen konnten einerseits durch i.v. Gaben von
Morphin, andererseits auch durch Nadelung gewisser Akupunkturpunkte und elektrische Stimulation, aber auch schwache elektrische Stimulation eines sensorischen Nerven deutlich inhibiert
werden. Diese experimentellen Ergebnisse, die - wie es uns scheint-
auch mit der "Gate-Theorie" der Schmerzinhibition von MELZACK
und WALL in Einklang zu bringen sind, können vielleicht die klinische Erfahrungstatsache erklären, daß die Elektrostimulation
gewisser typischer Akupunkturpunkte die subjektive Wahrnehmung
des Operationsvorganges zwar nicht verhindert, den Operationsschmerz jedoch in eine durchaus tolerable Empfindung umwandelte.
Die Akupunktur-Analgesie wäre damit etwa einem Störsender vergleichbar, der den Empfang einer Sendung zwar nicht völlig verhindert, sie aber unverständlich macht. In anderen Worten, man
sollte eigentlich nicht von einer "Analgesie", sondern von einer
mehr oder weniger ausgeprägten "Hypalgesie" sprechen, welche
durch die Stimulationsakupunktur - mechanisch oder elektrisch -
zustandekommt (CHANG et al.).

Auf Grund dieser in China gewonnenen Erkenntnisse und auf unseren
bisherigen Erfahrungen aufbauend haben wir zunächst unser klini-
sches Untersuchungsprogramm fortgesetzt und bis heute 69 operative Eingriffe in Akupunktur-Analgesie durchgeführt (Tabelle 2).
Der Erfolg oder Mißerfolg der Analgesie wird nach einem von
STEINHAUS und Mitarbeiter angegebenen Schema beurteilt (Tabelle 3).

Tabelle 2. 69 Operationen in Akupunktur-Analgesie am Institut
für Anaesthesiologie der Universität Wien

Operationen	Pos.	Neg.	Gesamt
Tonsillektomien	15	6	21
Curettagen	7	3	10
Cervicalaufdehnungen	4	5	9
Pumpenimplantationen		1	1
Halsinzision für PM	5	5	10
Batterieimplantation	1	1	2
Herniotomie	4	2	6
Hydrocele	2		2
Strumektomien	4		4
Sectio Caesaria	1		1
OB-Laparotomie		1	1
UB-Laparotomie			
(bis Peritoneum)	1	1	2
	44	25	69

7 Beobachtungsgruppen stehen zur Beurteilung zur Verfügung:

1. Schmerzen subjektiv
2. Schmerzen objektiv
3. Atmung
4. Bewegung
5. Gesichtsausdruck
6. Schwitzen
7. Kreislauf

Jede Gruppe ist in 4 Kategorien eingeteilt, für welche fortlaufend 1 bis 4 Punkte vergeben werden, z.B. für die subjektive
Schmerzbewertung: Kategorie "keine" 1 Punkt, "erträglich" 2 Punkte, "stark" 3 Punkte, "unerträglich" 4 Punkte (Rating-Schema
nach STEINHAUS und Mitarbeiter) (Tabelle 3).

Somit ergeben sich in der Gesamtbeurteilung 7 Punkte für den
besten Erfolg bzw. 28 Punkte für einen totalen Mißerfolg, wobei
natürlich bei solchen Patienten auf eine Narkose übergegangen
wird. Bei Patienten mit 7-14 Punkten betrachten wir den Ablauf
der Analgesie als zufriedenstellend.

Die in dieser klinischen Untersuchungsreihe gewonnenen vorläu-
figen Erfahrungen zum Problem der Akupunktur-Analgesie sind nun
in Abb. 1 zusammenfassend wiedergegeben:

Tabelle 3. Rating-Schema zur Bewertung der Akupunktur-Analgesie nach STEINHAUS und Mitarbeiter

---

Akupunktur-Analgesie-Programm

Ergebnis: intraoperativ:

Schmerzen			Atmung		Bewegungen	

subj.:   Beobachter:

keine	☐	keine	☐	regelmäß.	☐ keine	☐
erträglich	☐	gering	☐	etwas unregelm.	☐ gering	☐
stark	☐	stark	☐	deutl.unregelm.	☐ stark	☐
unerträgl.	☐	sehr stark	☐	extr.unregelm.	☐ sehr stark	☐

Gesichtsausdruck		Schwitzen		Kreislauf	
ganz entspannt	☐	nicht ☐		unverändert	☐
mäßig entspannt	☐	kaum ☐		kaum verändert	☐
sehr gespannt	☐	mäßig ☐		mäßig veränd.	☐
äußerst gespannt	☐	stark ☐		stark veränd.	☐

Op. Dekurs:

Akuanalgesie (mono) ☐

mit Medikamenten ☐

Übergang auf Narkose, (wann, welche):

Postop. Dekurs:

Prinzipiell läßt sich der Operationsschmerz natürlich durch Allgemeinnarkose oder eine Form der Regionalanaesthesie ausschalten. Im Vergleich dazu führt die Stimulations-Akupunktur lediglich zu einer Art Hypalgesie, wobei das Ausmaß der Erhöhung der Schmerzschwelle von Patient zu Patient variiert. Durch eine kräftige medikamentöse Prämedikation vor Beginn der Nadelung kann man allerdings in den meisten Fällen praktisch eine weitestgehende Analgesie erzielen.

Manchmal ist es notwendig, gewisse Restschmerzen, wie Brennen und Ziehen, besonders bei Manipulationen am Peritoneum, durch intraoperativ verabreichte Dosen von Analgetika, etwa 25-50 mg Pethidin intravenös, oder durch Minimalmengen von Lokalanaesthetika zu beseitigen. Das kann besonders bei Hernienoperationen

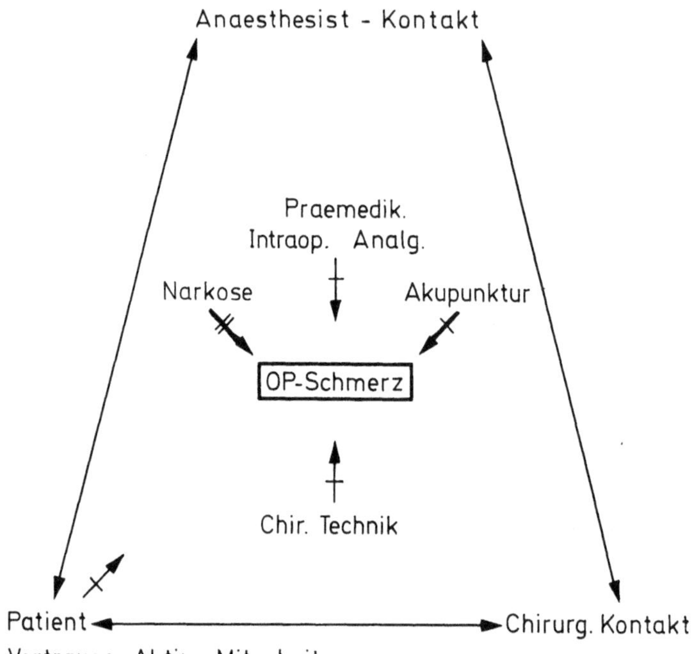

Abb. 1. Möglichkeiten der Beeinflussung des Operationsschmerzes unter besonderer Berücksichtigung der Akupunktur-Analgesie

erforderlich werden. Auch die chirurgische Technik spielt zur Aufrechterhaltung der Analgesie eine wichtige Rolle. Ein zartes und schnelles Operieren mit vorwiegender Verwendung von schneidenden Instrumenten ist vorteilhaft. Starkes Ziehen, beispielsweise an den Retraktoren, ist ungünstig und verursacht beim Patienten unangenehme Sensationen.

Unserer Erfahrung nach spielt bei der Akupunktur-Analgesie das Dreieck Anaesthesist - Operateur - Patient eine große Rolle. Die gegenseitige Kontaktaufnahme zwischen Anaesthesist und Chirurg, zwischen Chirurg und Patient und zwischen Anaesthesist und Patient ist von größter Wichtigkeit, was jedoch die Methode der Akupunktur-Analgesie keineswegs abwertet. Unter Kontaktaufnahme verstehen wir die unmittelbar vor der Operation notwendige Aufklärung des Patienten, daß er während der Operation die Manipulation des Chirurgen verspüren, diese jedoch nicht als Schmerzen "fühlen" werde. Man kann die Akupunktur-Analgesie also etwa dahingehend deuten, daß wohl das Schmerzgefühl, jedoch nicht die Schmerzempfindung gehemmt wird. Daher ist der Patient über den Ablauf der Operation aufzuklären und er selbst muß während der Operation in einem, wenn auch nicht übertriebenen Kontakt mit dem Anaesthesisten verbleiben. Durch die Anleitung zu aktiver Mitarbeit soll unserer Meinung nach beim Patienten ein komplexes Vertrauensverhältnis zustandekommen. Dies ist ein sehr wesentliches Moment, das mithilft, die durch die Akupunktur erzielte Hypalgesie in eine komplette Analgesie überzuführen. Inwieweit nun

Suggestion zum Tragen kommt, kann derzeit nicht beantwortet werden. Wir hoffen, daß wir in diesem Komplex durch die Psychiater und Tiefenpsychologen noch etwas mehr Licht bekommen werden.

Es war schon frühzeitig unser Bestreben, in experimentellen Untersuchungen den analgetischen Effekt der Akupunktur an Probanden zu objektivieren. Es sei hier nun schlagwortartig mitgeteilt, daß dies zur Entwicklung eines Algesimeters führte und daß wir in einer Probandenserie an einem typischen Operationsgebiet, nämlich dem Hals, getestet haben, inwieweit eine klassische Körper- und Ohrakupunktur bzw. eine außerhalb der typischen Akupunkturpunkte durchgeführte Placeboakupunktur in der Lage ist, die Schmerzschwelle zu heben. Die Testung der Probanden erfolgte mittels des Algesimeters nach einem speziellen Skalierungsverfahren durch Befragung seitens Psychologen des Institutes für Umwelthygiene in Wien. Bei diesen Untersuchungen konnte festgestellt werden, daß es durch die Nadelung und elektrische Reizung der Nadel zu einem signifikanten Anstieg der Schmerzschwelle kommt. Ein Unterschied zwischen Placeboakupunktur und echter Akupunktur fand sich nur in der subjektiven Bewertung des Schmerzkomplexes.

Auf Grund unserer eigenen klinischen Erfahrungen und der Beobachtungen, die wir in China machen konnten, sowie an Hand unserer experimentellen Untersuchungen, kommen wir derzeit zu nachstehenden Schlußfolgerungen:

1. Es wird durch die Akupunktur sowohl beim Patienten als auch bei Probanden die Schmerzschwelle gehoben.
2. Es wäre vordringlich abzuklären, warum diese nicht bei allen Patienten in gleicher Weise gehoben werden kann. Hier bedarf es weiterer Untersuchungen, ob durch die Verwendung anderer Akupunkturpunkte, durch Anwendung neuer Reizparameter oder durch psychische Beeinflussung der Grad der Schmerzschwellenhebung und damit die Erfolgsquote verbessert werden kann.
3. Daß die Akupunktur - so wie sie derzeit eingesetzt wird - hypalgetische Effekte setzt, ist nicht abzuleugnen. Ihre Wirkungsweise ist jedoch derzeit noch nicht ausreichend geklärt. Es wird vor allem Aufgabe von uns Anaesthesisten sein, durch kritische und emotionslose, also wissenschaftliche Untersuchungen mitzuhelfen, dieses Problem zu lösen.
4. Erst nach Klärung dieses Problemkreises in experimentellen und klinisch-experimentellen Untersuchungen ist eine Diskussion darüber sinnvoll, ob und inwieweit die Akupunktur-Analgesie künftig als zusätzliche Methode der Anaesthesie in Frage kommen wird.
5. In ihrer derzeitigen Form ist die reine Akupunktur-Analgesie, zumindest hierzulande, keine echte Konkurrenz oder Alternative für unsere herkömmlichen modernen Anaesthesiemethoden. Ihr sicher vorhandener sedativer und hypalgetischer Effekt sollte jedoch schon heute in der prae- und postoperativen Behandlung mehr genützt werden. Auch eine Kombination der Elektro-Akupunktur mit niedrig dosierten Injektions- und Inhalationsnarkotika wäre in ausgewählten Fällen durchaus denkbar (Tabelle 4).

Tabelle 4. Zweiphasen-Akupunktur-Analgesie (Einleitung der Narkose mit Pentothal und Lysthenon, Fentanyl- und DHB-Dosen nur zu Beginn verabreicht)

Operation	Op.dauer in Stdn.	Praemedi-kation	Fentanyl DHB zur Narkose-einleitung ml	ml	Alloferin mg	Penthrane	Extubation
seitliche Thoracotomie Ductus Botalli	3	1ml Thala-monal	4	4	3/7/5	–	am OpTisch
seitlich Thoracotomie bei ASD II	3	120mg Nem-butal	O	4	3/7	–	am OpTisch
Sternofissur AVL	4	120mg Nem-butal	6	4	3/7/5	–	1. postop. Tag
Sternofissur AVL + MVR	6 1/2	2ml Thala-monal	4	4	3/7/5	–	1. postop. Tag
Sternofissur MVR	4	2ml Thala-monal	4	4	3/7/5	–	1. postop. Tag
Sternofissur MVR	5	2ml Thala-monal	4	4	3/7	–	am OpTisch
Sternofissur AVR	5	2ml Thala-monal	4	4	3/7/5	–	3^h postop.
Sternofissur MVR	4	120mg Nem-butal	3	3	3/7	–	am OpTisch
Sternofissur ASD II	2.20	120mg Nem-butal	2	5	3/7	–	am OpTisch
Sternofissur ASD II	4	O	2	4	3/7/5	–	am OpTisch
Sternofissur MVR	4	2ml Thala-monal	O	4	3/7/5	–	4^h postop.
Sternofissur HWA	5	2ml Thala-monal	O	O	3/7/5	O,1% zu Beginn	2^h postop.
Sternofissur AC-Bypass	5 1/2	O	O	O	3/7/5	O,1-O,3% die ersten 1 1/2 h	1. postop. Tag

Unsere modernen Anaesthesiemethoden, so schonend sie auch sein
mögen, basieren immerhin auf der Kombination ziemlich potenter
Medikamente und stellen mithin stets ein gewisses potentielles
Risiko dar. Es scheint uns also absolut sinnvoll und lohnend,
sich an der weiteren theoretischen und praktischen Erforschung
der Akupunktur-Analgesie zu beteiligen, denn falls es gelingen
sollte, diese zu einer jederzeit exakt reproduzierbaren Schmerz-
ausschaltungsmethode zu entwickeln, wäre sie zweifellos die risi-
koärmste.

LASSNER: Danke vielmals für den klaren und interessanten Bericht.
Ich glaube wir können jetzt zwei Fragenkreise klar herausstellen:
Der erste, von Herrn GEMPERLE und auch von Herrn OTSUKA erwähnt:
die angewandte Technik scheint nicht überall die gleiche zu sein,
für einen gewissen Prozentsatz ist sie von der genannten theoretischen Fundierung im Meridiansystem und somit auch vom Zusammenhang mit der Medizin traditioneller Art unabhängig. Wir kommen
damit zunächst zur Feststellung, daß diese Variabilität es eigentlich hätte mit sich bringen müssen, daß die Adepten der traditionellen Akupunktur in Europa der heutigen chinesischen Analgesie
mit Nadeln eher ablehnend hätten gegenüberstehen sollen; es ist
also verwunderlich, daß sie im Gegenteil so sehr darin einen Beweis der Richtigkeit ihrer Theorie gesehen haben.

Die zweite Frage bestrifft die Rolle der Schmerzschwelle für die
Durchführung eines chirurgischen Aktes. Die Schmerzschwelle ist
derjenige Moment, in dem ein peripherer Reiz als schmerzhaft
erkannt und vom Subjekt als Schmerz bezeichnet wird. Diese Schmerzschwelle ist für verschiedene physikalische Reize individuell
verschieden, aber in gewissen Grenzen relativ konstant. In allen
Fällen liegt die Schmerzintensität nach physikalischen Reizen
jedoch unter dem Schmerzausmaß, welches durch einen durchschnitt-
lichen chirurgischen Eingriff hervorgerufen wird. Das ist der
einzige Grund, warum im allgemeinen das Ertragen einer Operation
als Beweis für eine Analgesie angesehen werden kann. Unter Ein-
beziehung der Akupunktur kann man nun diese Frage neu formulieren:
Welche Umstände können dazu führen, daß ein chirurgischer Eingriff auch ohne die Anwendung "klassischer" Methoden der Schmerzausschaltung vom Patienten als akzeptabel erlebt wird, wenn man
andere Methoden einsetzt, die darauf abzielen, den Operationsschmerz erträglich zu machen. Diese Frage ist nicht leicht zu
beantworten. Es kommt daher immer wieder dazu, daß man nach Mo-
dellen sucht, mit denen eine ähnliche Situation konstruiert werden kann. Ich möchte daher zunächst die Herren HERGET und KALWEIT
bitten, über ihre "Modellversuche in der Akupunktur-Analgesie",
die von ihnen verwendeten Nadelungspunkte betreffend, und dann
auch über ihre Versuche zur "Akupunktur-Analgesie unter Zuhilfe-
nahme elektrischer Ströme verschiedener Qualität und Quantität"
zu sprechen.

HERGET: Von Januar bis August 1973 wurden an der Abteilung für
Anaesthesiologie der Univ. Kliniken Gießen in Zusammenarbeit mit
K. DEPPERT, Darmstadt, Modellversuche zur Akupunktur-Analgesie
zur Vornahme chirurgischer Eingriffe im Bereich Zahn-Mund-Kiefer,
Hals, Leistenregion und Urogenitalgebiet durchgeführt.

Bei diesen Versuchen wurden die Nadeln an folgenden Punkten gesetzt, die durch Leitwertmessung exakt lokalisiert wurden.

A) Zahn - Mund - Kiefer (Abb. 1)
<u>   a) Oberkieferanalgesie:</u>
<u>   1. Obere Extremität</u>: X/4 = Dickdarm 4 = Ro Kou
                                   beiderseits
                   zusätzlich: X/10 = Dickdarm 10 = Sann Li
                                   beiderseits
        <u>2. Kopf</u>   : Jochbeinpunkt der Ein-Stich-Akupunktur
                             nach SOREI YANAGIYA
                             beiderseits
        <u>3. Ohr</u>   : "Zahnextraktionspunkte" im 1. und 4.
                             Feld des Ohrläppchens
                             beiderseits

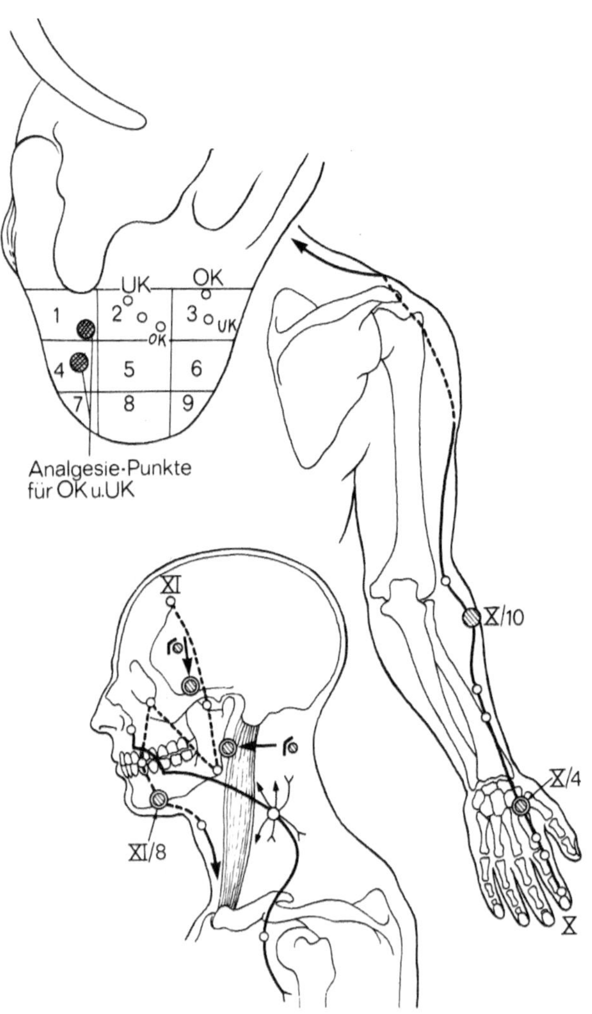

Abb. 1. Akupunktur-Analgesie für Zahn-Mund-Kiefer-Eingriffe

b) <u>Unterkieferanalgesie:</u>
  <u>1. Obere Extremität</u>: X/4 = Dickdarm 4 = Ro Kou
           beiderseits
     zusätzlich: X/10 = Dickdarm 10 = Sann Li
  <u>2. Kopf</u>   : Mandibulapunkt am Ramus ascendens
           mandib. der Ein-Stich-Akupunktur
           beiderseits
     zusätzlich: XI/8 = Magen 8 = Ta Ing
           beiderseits
  <u>3. Ohr</u>   : "Zahnextraktionspunkte" im 1. und 4.
           Feld des Ohrläppchens
           beiderseits

<u>B) Hals</u>
  <u>1. Obere Extremität</u>: X/4 = Dickdarm 4 = Ro Kou
           beiderseits
     zusätzlich: X/10 = Dickdarm 10 = Sann Li
           beiderseits
  <u>2. Hals</u>   : XI/10 = Magen 10 = Choe Trou
           beiderseits

<u>C) Leistenregion</u> (Abb. 2)
  <u>1.Untere Extremität</u>: VIII/3 = Leber 3 = Trae Tchrong
           beiderseits (wichtigster Punkt, da
           Lebermeridian über Leistengegend ver-
           läuft. Analgesiewirkung bis zum Thorax)
           XI/36 = Magen 36 = Sann Li
           beiderseits
           XII/6 = Mi Pa 6 = Sann Inn Tsiao
           beiderseits
  <u>2. Abdomen</u>   : XI/25 = Magen 25 = Tienn Tchrou
           beiderseits und einseitig
  <u>3. Rücken</u>   : III/26 *= Blase 26 = Koann Iuann Iu
           einseitig
           III/27 *= Blase 27 = Siao Tchrang Iu
           einseitig

<u>D) Urogenitalgebiet</u> (Abb. 3)
  <u>1. Unteres Abdomen</u> : IV/12 = Niere 12 = Ta Heh
           beiderseits
     zusätzlich: IV/13 = Niere 13 = Tse Rou rechts
             resp. Tsri Tsiue links
      oder: IV/14 = Niere 14 = Se Menn
           beiderseits
           XIII/2 = Jenn Mo 2 = Tsiu Kou
           XIII/3 = Jenn Mo 3 = Tchong Tsi
      oder: XIII/4 = Jenn Mo 4 = Koann Tsiuann
           VII/27 = Galle 27 = Ou Tchrou
           beiderseits
  <u>2.Untere Extremität</u>:
     zusätzlich: XII/6 = Mi Pa 6 = Sann Inn Tsiao
           beiderseits

---

* unter Umständen zu nadeln (schwierig wegen Lagerung!)

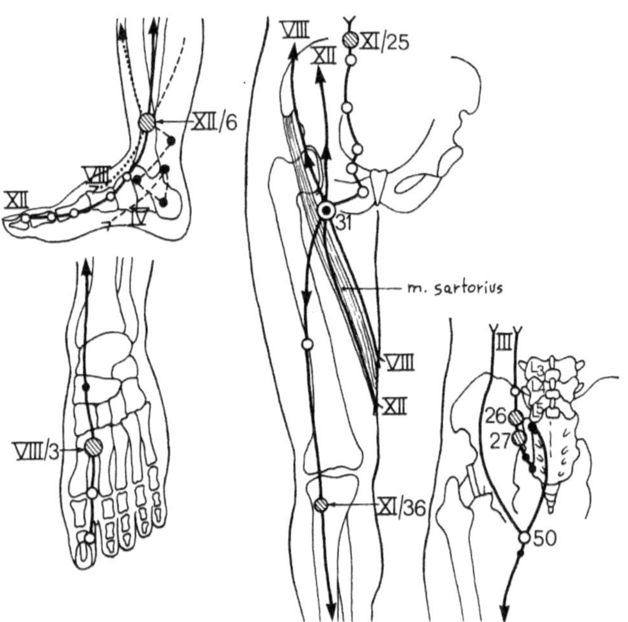

Abb. 2. Akupunktur-Analgesie für Leistenhernien-Operation

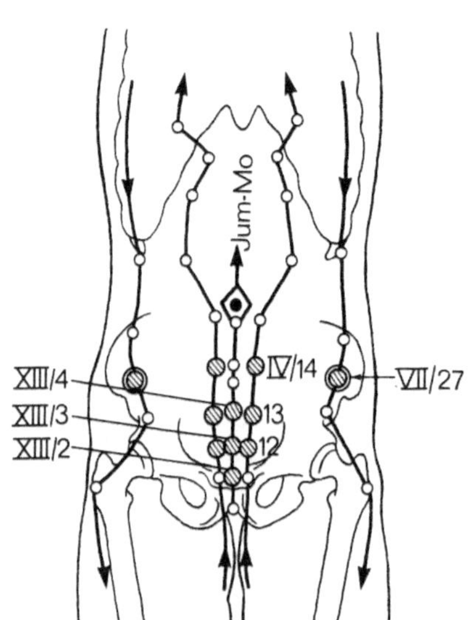

Abb. 3. Akupunktur-Anal-
gesie für Eingriffe im
Blasen-Ureter-Bereich

Im Bereich der angegebenen Positionen wurden die Nadeln, mit Ausnahme der Positionen am Ohr, ca. 5 - 30 mm tief eingeführt und
zwar in Richtung des Energieverlaufes nach der klassischen chi-
nesichen Akupunkturlehre. Zur Anwendung kamen ausschließlich
Stahlnadeln von 1/2 - 2 Zoll (12 - 50 mm). Die Einstichtiefe am
Ohr betrug ca. 3 mm. Die Stimulation der Nadeln wurde von Hand,

durch maschinelle Vibration und durch elektrische Impulse durchgeführt, bei einer Zeitdauer von 20 - 120 Minuten. Die Ergebnisse
hinsichtlich einer Analgesie resp. Hypalgesie im gewünschten Operationsgebiet waren sehr unterschiedlich; sie reichten vom totalen Mißerfolg bis zur ausgeprägten Analgesie. Eine Erklärung für
das Gelingen der Analgesie beim einen, das Mißlingen bei gleicher
Nadelposition beim anderen Patienten, kann zum gegenwärtigen Zeitpunkt noch nicht abgegeben werden, obwohl unsere Analgesieversuche
mit elektrischen Impulsformen, über die jetzt berichtet werden
soll, dem Phänomen der Akupunkturanalgesie näher kommen.

Die Probleme, die sich nun bei der Anwendung der Akupunktur zur
Erzielung einer Analgesie ergeben, liegen ja u.a. vornehmlich
darin, die richtige bzw. wirkungsvollste Stimulation der gesetzten Nadeln durchzuführen. Aus wenigen Veröffentlichungen sind
dazu nur spärliche Angaben vorhanden.

Zwei Verfahren kommen in Betracht und zwar

1. die Stimulation der Nadeln durch Schütteln und Drehen - also
   mechanisch - und
2. die Stimulation der Nadeln durch Spannungsimpulse bestimmter
   Höhe und Frequenz.

Über Spitzenspannungen, Pulsformen und effektive Ströme, die
am Patienten angewendet werden können, lagen zu Beginn unserer
Versuche so gut wie keine Angaben vor. Deshalb war es erstes
Anliegen, hierüber einige Klarheit zu schaffen.

Es standen uns von Januar bis August 1973 vier Geräte zur Verfügung:

1. Ein chinesisches Therapiegerät
2. Ein chinesisches Analgesiegerät
3. und 4. Zwei zu Analgesiezwecken leicht abgewandelte deutsche
          Diagnose- und Therapiegeräte, wie sie zur sogenannten
          Elektroakupunktur verwendet werden.

Diese Geräte haben folgende Eigenschaften:
ad 1. Chin. Therapiegerät 626 - 1 (Abb. 4)
      asymmetrische Wechselspannungsimpulse; 1 msec breit, Spit-
      zenspannung bis 3oo Volt an 51 kOhm in vier festgelegten
      Frequenzen und Folgen, 1 Ausgang.
ad 2. Chin. Analgesiegerät 71-1 (Abb. 5)
      zwei asymmetrische Wechselspannungsformen, Frequenz stu-
      fenlos regelbar von 1 - 50 Hz an 4 getrennt regelbaren
      Ausgängen, Spitzenspannung bis 360 Volt an 18 kOhm
ad 3. Deutsches Diagnose- und Therapiegerät Theratest II (Abb. 6)
      Rechteck- oder Sägezahn-Gleichspannungsimpulse, 6 msec
      breit, Frequenz stufenlos regelbar von 1 - 160 Hz, zusätz-
      lich 60 msec lang austastbar mit stufenlos regelbarer "Puls-
      frequenz" 1 - 16 Hz, 1 Ausgang, Spitzenspannung 40 Volt
      an 51 kOhm.
ad 4. Deutsches Diagnose- und Therapiegerät Dermatron (Abb. 7)
      Gleichspannungsimpulse 6 msec breit, 1 - 1OO Hz, stufen-
      los regelbar, 4 Ausgänge, einzeln regelbar, Ausgangsspan-
      nung bis 3OO Volt an 1 MOhm.

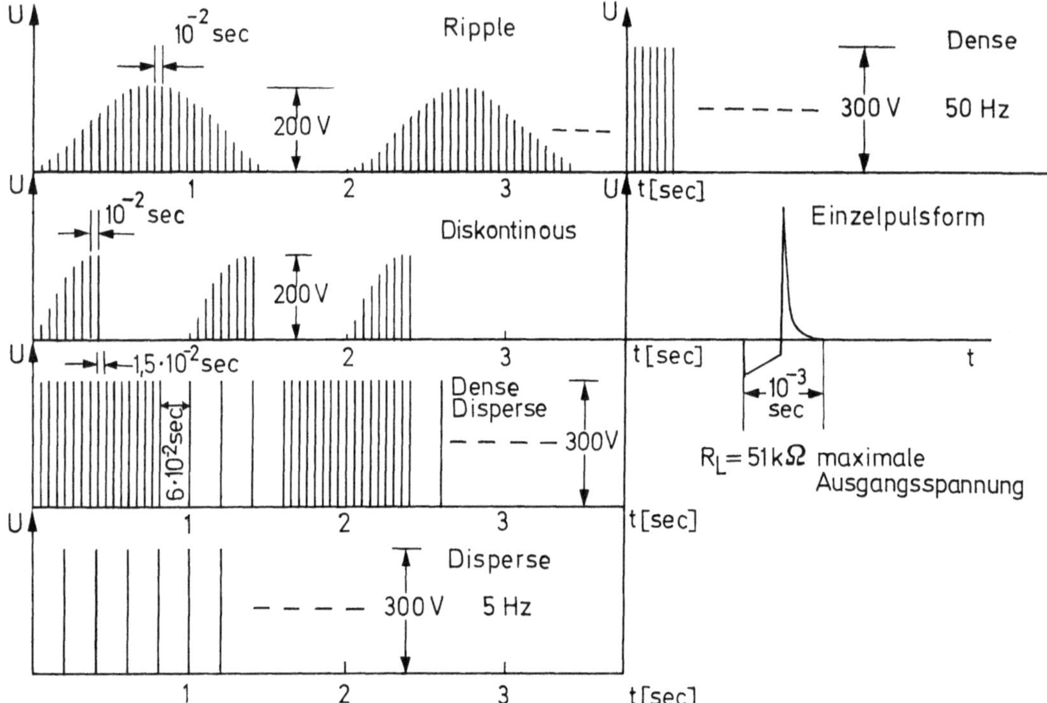

Abb. 4. Stromqualitäten des chinesischen Therapiegerätes 626 - 1
(Erläuterungen siehe Text)

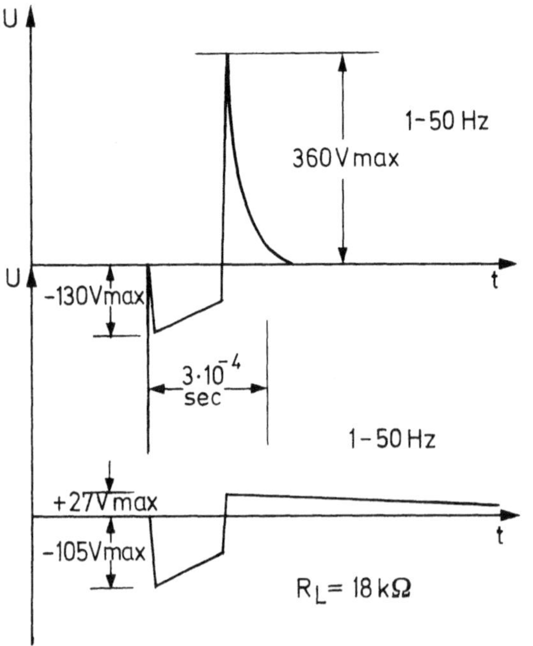

Abb. 5. Stromqualitäten des chinesischen Analgesiegerätes 71 -1
(Erläuterungen siehe Text)

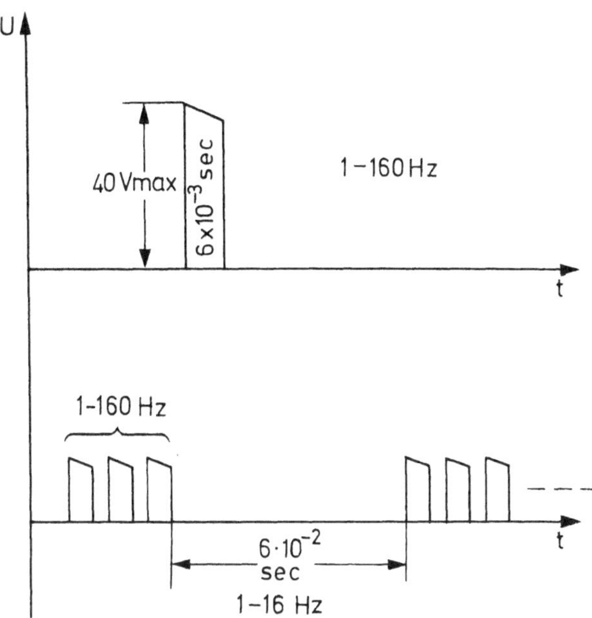

Abb. 6. Stromqualitäten des "Theratest II" (Erläuterungen siehe Text)

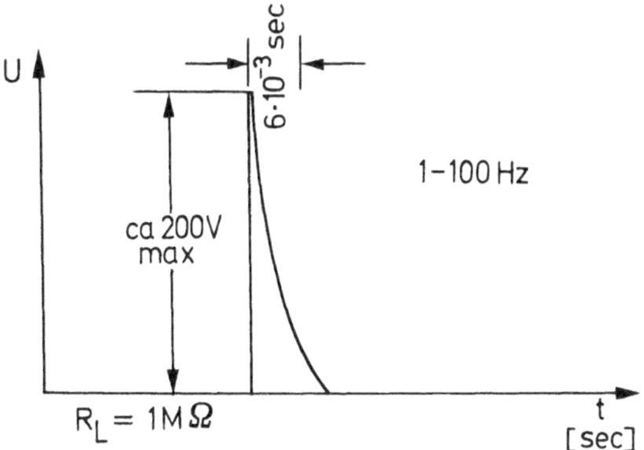

Abb. 7. Stromqualitäten des "Dermatron" (Erläuterungen siehe Text)

Die auf die Nadeln gegebenen Impulse wurden mit einem Oszillographen sichtbar und meßbar gemacht.
Die effektiven Ströme können nur beim Theratest II abgelesen werden.

Nach den bisherigen Versuchen können folgende qualitativen Aussagen gemacht werden:

1. Es tritt keine Analgesiewirkung auf, wenn alle Nadeln gegen eine Elektrode (Nadel- oder Oberflächenelektrode) gleichsinnig gepolt werden.

96

2. Wird symmetrisch-bilateral gepolt, d.h. linke Körperhälfte +,
   rechte Körperhälfte - oder umgekehrt, kann in einem Teil der
   Fälle eine Analgesie resp. Hypalgesie unterschiedlicher Qualität beobachtet werden.
3. Wird im Meridianverlauf - also unilateral abwechselnd positiv
   oder negativ gepolt, tritt die gleiche Wirkung wie bei 2. auf.
4. Eine deutliche Frequenzabhängigkeit konnte in der Mehrzahl
   der Fälle festgestellt werden, wobei individuell die wirksamste
   Frequenz zwischen 5 und 30 Hz gefunden wurde. In jedem Einzelfall mußte die "persönliche Optimalfrequenz" durch langsames
   Herantasten ermittelt werden.
5. Bei alleiniger Anwendung von asymmetrischer Wechselspannung
   (chinesische Geräte) konnte nur sehr geringe Analgesiewirkung
   erzielt werden.
6. Bei gechopter (zerhackter) Gleichspannung tritt nach 20 - 40
   Minuten im Meridianverlauf ein Analgesie- resp. Hypalgesie-
   effekt auf, der in seiner Ausdehnung individuell verschieden
   ist.
7. Auf Abb. 8 ist ein typischer Versuchsverlauf dargestellt. Es
   ist zu sehen, daß mit wachsender Dauer der Körperwiderstand
   (mit Z auf der Ordinate bezeichnet) ansteigt. Nachdem er etwa
   doppelt so hoch wie zu Versuchsbeginn ist, tritt eine Analgesie auf - hier z.B. bis zum Ellenbogen bei Nadelstelle X/4
   (Di 4) bds.. Die effektive Stromstärke betrug 35 μA, welche
   für die Versuchsperson noch erträglich war.
   Über den Stromanteil, welcher über die Hautoberfläche abfließt
   (z.B. Schweiß), kann noch keine genaue Angabe gemacht werden;
   er ist aber nicht unbeträchtlich, da in den Nadeln im Bereich
   der Einstichstelle galvanische Effekte auftreten.

Wir kommen damit zu folgendem Résumée: Die Stimulation der Nadeln
mit Gleichspannungsimpulsen scheint gegenüber den erwähnten anderen Möglichkeiten erfolgversprechender. Die Analgesie beruht
unseres Erachtens auf einem Polarisationseffekt, da Erhöhung des
Körperinnenwiderstandes und Analgesieeintritt immer parallel zu-
einander auftraten. Die Stimulationsfrequenz als individueller
Parameter bezüglich der Akupunktur-Analgesie scheint uns sehr
wahrscheinlich.

LASSNER: Danke vielmals, Herr HERGET! Alle Fragen über Stimula-
tionsart und Antwort darauf sind natürlich auch eng mit dem Begriff der Schmerzreizschwelle verbunden. Ich darf daher die Herren
NOLTE und KLUST zu ihrem Beitrag "Veränderungen der Schmerzreizschwelle an den Zähnen durch Akupunktur" bitten. Herr NOLTE bitte!

NOLTE: Die Frage nach dem Einsatz der Akupunktur im Bereich der
klinischen Medizin und hier besonders bei der Behandlung von
Schmerzzuständen und / oder zur Schmerzfreiheit bei operativen
Eingriffen trat in den letzten 2 - 3 Jahren, nicht unwesentlich
durch Publikationen der Boulevardpresse beeinflußt, immer mehr
in den Vordergrund. Ohne emotionelle Beweggründe haben wir den
Versuch unternommen, Unterschiede im Verhalten der Schmerzreizschwelle bei freiwilligen Versuchspersonen mit und ohne Akupunktur festzustellen.

8 freiwillige Versuchspersonen, die dem medizinischen oder para-
medizinischen Personal unseres Institutes für Anaesthesiologie

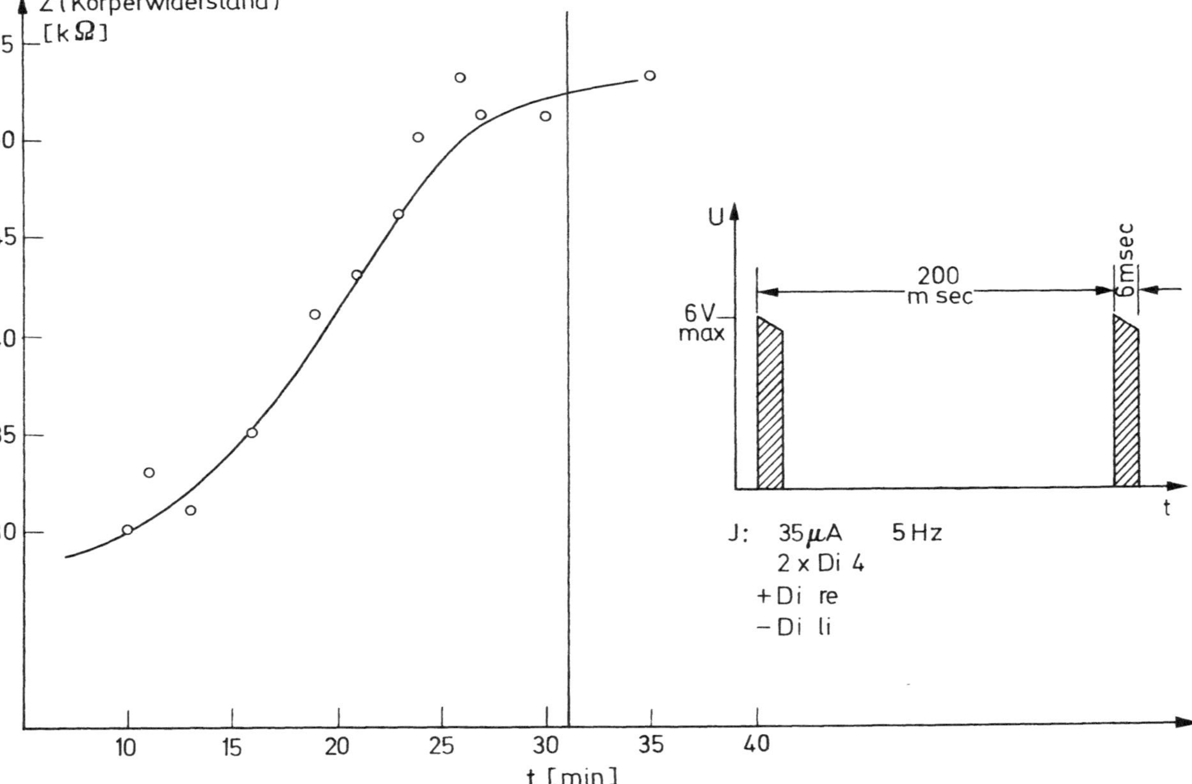

Abb. 8. Typischer Versuchsverlauf. Links: Zunehmender Körperwiderstand Rechts: Reizstromqualitäten (Theratest II): Stromstärke 35 µA, Frequenz 5 Hz, Sägezahn-Gleichspannungsimpulse, 6 msec breit, Nadelstellen: 2 x Di 4, + Di 4 re, − Di 4 li (Erläuterungen siehe Text)

angehörten, unterzogen sich einer Vitalitätsprüfung gesunder
Zähne mit und ohne Akupunktur.

Folgende <u>Methodik</u> wurde dabei angewandt: Bei den Versuchspersonen wurde mit einem Vitalitätsprüfer, wie er in der zahnärztlichen Praxis üblich ist, die Schmerzreizschwelle an den gesunden
Incisivi im Ober- und Unterkiefer bestimmt. Der Vitalitätsprüfer
erlaubt eine stufenlose Steigerung der elektrischen Spannung von
0-24 Volt. In der Regel werden schon Spannungen von 3-6 Volt als
schmerzhaft empfunden. Die am Gerät mögliche Veränderung der
Stromspannung erlaubt eine genaue Einstellung, bei welcher die
Versuchspersonen Schmerzen angeben. Dieser Wert läßt sich bei
den normalen Geräten in Skalenbereichen von 1-6 (auch in Zehner-
bruchteilen vom Ganzen) angeben.

Jede Versuchsperson unterzog sich im Abstand von 4-5 Tagen 3
Sitzungen.

1. Sitzung: Über 30 Minuten wurde bei den Versuchspersonen alle
           10 Minuten mit dem Vitalitätsprüfer die Schmerzreiz-
           schwelle bestimmt.
2. Sitzung: Nach Akupunktur des Punktes Dickdarm I beiderseits
           wurden die Messungen wie in der 1. Sitzung wiederholt.
3. Sitzung: Bei Nadelung des gleichen Punktes (Di_I) wurde jetzt
           zusätzlich elektrisch über die Nadeln stimuliert.
           Bei einer Frequenz von 4 Hz und 0,4 m sec. Dauer
           wurde die Elektroakupunktur durchgeführt. Als Strom-
           stärke für die Stimulation galt der Wert, der von
           der Versuchsperson zu Beginn der Sitzung gerade noch
           toleriert wurde ("unangenehm aber nicht schmerzhaft").
           Die Stromstärke lag im Bereich von 3-5 mA.

Die Unterschiede, die sich bei der einzelnen Versuchsperson zwischen den einzelnen Sitzungen feststellen ließen, wurden unter
Zugrundelegung der Ergebnisse aller 8 Versuchspersonen gemittelt
und zum Vergleich einander gegenübergestellt.

Bei Beurteilung der Ergebnisse wurde die Auswertung keiner statis-
tischen Berechnung unterzogen, da die erhaltenen Parameter sich
einerseits auf subjektive Angaben der Patienten beziehen und andererseits das Material zu gering erscheint, um signifikante Aussagen machen zu können.

Es zeigte sich, daß ohne Akupunktur (1. Sitzung) praktisch kaum
Veränderungen der Schmerzreizschwelle bei den Versuchspersonen
registriert werden konnte. Demgegenüber steigt die Reizschwelle
nach 30 Min. Akupunktur (2. Sitzung) auf 0,84 Volt gegenüber
0,24 Volt des Leerwertes an. Eine weitere Doppelung im Anstieg
der Schmerzreizschwelle konnte mit der Elektroakupunktur (3.
Sitzung) erzielt werden. Hier stieg der Schwellenwert auf 1,86
Volt an.

In Prozenten ausgedrückt, ergibt sich bei einem gewissen Gewöh-
nungseffekt in der Leermessung (1. Sitzung) eine Steigerung
von 0 auf 4,7%. Bei der einfachen Akupunktur mit Nadeln (2. Sitzung) steigt die Schmerzreizschwelle um 18% des Ausgangswertes
an. Demgegenüber beträgt die Steigerung der Schmerzschwelle bei

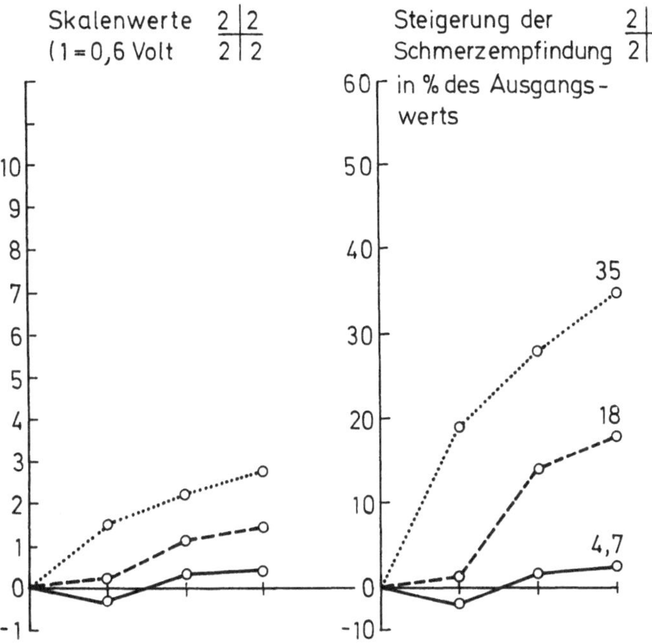

Abb. 1. Veränderungen der Schmerzreizschwelle nach Akupunktur
und Elektroakupunktur. (Die Werte sind links in Volt und rechts
in Prozenten des Ausgangswertes angegeben). (————Leermessung;
—————— Akupunktur (Nadeln); ...... Elektroakupunktur (0,4 ms.,
4 Hz, 3-5 mA)

Elektroakupunktur 35%. Die Ergebnisse sind im Abb. 1 graphisch
dargestellt.

Stellen wir unsere Ergebnisse nun zur <u>Diskussion</u>, so ist sicherlich unbestreitbar, daß die elektrische Vitalitätsprüfung von
Zähnen eine relativ verläßliche Methode zur Veränderung der
Schmerzreizschwelle anbietet. Es ist anzunehmen, daß das jeweilige Aufsetzen des Vitalitätsprüfers auf die Zähne und das damit verbundene Aufmerksammachen der Versuchsperson auf die kom-
mende Stimulation für die Aussagekraft einschränkend wirken muß.
Eine fixierte Reizelektrode am Zahn mit Impulsabgabe ohne "Warnung" der Versuchsperson würde sicherlich verläßlichere Aussagen
zulassen. Da die Vitalitätsprüfungen von einem erfahrenen Kiefer-
chirurgen durchgeführt wurden, darf man annehmen, daß Vibrations-
effekte während der Schmerzschwellenprüfung keine wesentliche
Rolle spielen. Der große Nachteil bei Untersuchungen zur Objek-
tivierung des Schmerzes ist die meist unumgängliche Aussage der
Versuchspersonen. Da diese subjektiv ist, kann sie nur bedingt
für verläßliche und vor allem vergleichbare Untersuchungen ak-
zeptiert werden. Hier wäre die Beurteilung der Schmerzempfindung
durch evozierte Potentiale im EEG sicherlich verläßlicher.

Zur Technik der Akupunktur selbst bleibt zu sagen, daß auf Grund
der gefundenen Ergebnisse die Punktion des Punktes I des Dickdarmmeridians sicherlich einen gewissen Effekt zeigt. Daß die

zusätzliche Elektrostimulation über die Nadeln in der von uns
benutzten Reizfrequenz, -dauer und -stärke die Schmerzreizschwelle um das Doppelte gegenüber der allgemeinen Akupunktur anheben
kann, scheint ebenfalls nachgewiesen. Fraglich bleibt selbstverständlich, ob ausgerechnet der Meridianpunkt Di_I nun für diesen
Effekt entscheidend ist. Untersuchungen müßten durchgeführt werden, bei denen mit gleichen Nadeln und gleicher Akupunkturdauer
an Hautstellen eingegangen wird, die nach der klassischen Akupunkturlehre nicht auf Meridianen oder zumindest entscheidenden
Meridianpunkten liegen. Sollte auch dann ein ähnlicher Effekt
wie bei der vorliegenden Untersuchung erreicht werden, dann ist
zumindest die Meridiantheorie mit der angegebenen Wichtigkeit
ihrer einzelnen Punkte als zweifelhaft anzusehen. Der Effekt
auf die Veränderung der Schmerzreizschwelle wäre dann lediglich
als Distraktionsfaktor anzusehen, der entweder durch einfachen
Nadelstich oder durch zusätzliche Elektrostimulation unterschiedliche Wirkungen ausübt.

<u>Zusammenfassend</u> kann man diese als vorläufige Mitteilung anzu-
sehende Pilotuntersuchung so beurteilen, daß es sicherlich ver-
kehrt wäre zu behaupten, mit der Akupunktur bzw. Elektroakupunktur seien überhaupt keine Veränderungen feststellbar. Bei großer
Zurückhaltung gegenüber der Akupunktur muß aber doch festgestellt
werden, daß sie sicherlich kein "reiner Humbug" ist.

<u>LASSNER</u>: Vielen Dank, Herr NOLTE! Es ist also damit gezeigt, daß
Kopfschmerzen leichter werden, wenn man auf bestimmte Nerven-
endigungen drückt. Es führt also ein Kompetenzstreit zwischen
zwei simultanen Schmerzreizen zu einer Verminderung der Schmerzempfindung. Inwieweit hierzu typische Einstichpunkte notwendig
sind, ist damit nicht nachgewiesen, da keine adaequaten Kontroll-
versuche vorliegen. Eine Feststellung ist aber jedenfalls da,
daß nämlich zwei widerstreitende simultane Empfindungen sich
gegenseitig beeinflussen und beide dadurch abgeändert werden;
das halte ich für ein wichtiges Statement.

Bevor wir nun die Diskussion ein bißchen allgemeiner gestalten,
möchte ich noch eine kleine Bemerkung zur <u>Hypnose</u> hier einfügen:
ein unbekanntes Element, das wir nicht erklären können, durch
ein zweites ebenso unerklärliches erklären zu wollen, ist ein
schweres Unternehmen. Wenn sich aber noch dazu jeder unter dem
Begriff Hypnose etwas anderes vorstellt, dann wird die Sache
noch schwieriger und geradezu unentwirrbar. Die Beobachtung, daß
z.B. an die Akupunktur glaubende Patienten weniger gut auf die
Nadelung reagieren als der Methode eher skeptisch gegenüberste-
hende Patienten, wurde als Beweis für das Fehlen eines subjektiven Effektes gedeutet. Im Gegensatz dazu läuft eine sehr häufig
gemachte Beobachtung bei der Hypnose gerade umgekehrt: Subjekte,
von denen wir fest überzeugt sind, daß sie nicht hypnotisierbar
wären, reagieren ausgezeichnet und umgekehrt. Dies soll aber hier
nicht im einzelnen diskutiert, sondern es soll nur bemerkt werden, daß weder über die Induktionsmethode der Hypnose noch über
ihre Phänomenologie genug Einigkeit bestünde, um sagen zu können,
ob ein Hypnose-Effekt tatsächlich vorliegt oder nicht. Weder die
eine noch die andere Frage kann also als abgeschlossen betrachtet
werden.

Nun haben wir also eine Art Bestandsaufnahme durchgeführt und einen Überblick über die bisher vorliegenden Erfahrungen gewonnen. Ich möchte zunächst hierzu betonen, daß in vielen Fragen keine Einstimmigkeit vorhanden ist. Es ist z.B. sicherlich falsch, daß das Anstechen der "richtigen" Akupunkturstelle eine Voraussetzung für den Erfolg sein soll und daß Versager dann aufträten, wenn man "die Punkte nicht gut kennt". Diese Frage muß m.E. offenbleiben. Es kommt nämlich zu einer gewissen, allerdings unterschiedlichen Wirksamkeit auch dann, wenn nicht der typische Punkt angestochen wird. Diese Frage wäre m.E. insbesondere im Lichte der chinesischen Erfahrungen wohl noch einmal anzuschneiden. Darf ich nun das Auditorium um Bemerkungen bitten!

BRÜCKNER: Es wurde vorhin erwähnt, daß man mit der Akupunktur die Dosis eines Analgetikums erniedrigen könne. Ist auch einmal ein Versuch unternommen worden, ohne Nadeldrehen mit einer niedrigeren Dosis eines Analgetikums auszukommen? Ich denke dabei an den Kaiserschnitt, bei dem ja immer wieder gute Erfolge der Akupunktur berichtet werden. Wir selbst haben eine ganze Reihe von Kaiserschnitt-Narkosen in Erinnerung, bei denen wir mit einer Dosierung von 125 mg Trapanal oder Thiopental und mit etwas Lachgas und Relaxans- mit einer Dosierung also, bei der ein normaler Erwachsener keine 2 Minuten schläft - eine Schlafdauer und eine völlige Analgesie bis zu 30 Minuten erreichen konnten. Mit 125mg Trapanal kann man bei 70% der Kaiserschnitt-Patientinnen erreichen, daß sie bis zur Geburt des Kindes zumindest eine unangenehmen Erinnerungen haben, auch wenn sie nicht akupunktiert werden.

LASSNER: Diese Diskussionsbemerkung scheint zweierlei Natur zu sein. Erstens in dem schon erwähnten Sinn, daß nämlich ein Gegenbeweis geführt werden müßte, ob eine bestimmte Operation nicht auch ohne Akupunktur oder ohne sonstige Analgesie durchgeführt werden könnte und zweitens in der Fragestellung, ob ein Beweis vorliegt, welche Reduktion notwendiger oder unnotwendiger Mittel durch eine zusätzliche Akupunktur zustandekommen könnte.

BENZER: Ich kann nur wiederholen, was ich schon gesagt habe: beispielsweise hat unsere Sectiopatientin weder eine Praemedikation noch intraoperativ irgendein Analgetikum, auch nicht Lachgas, erhalten. Wir haben ebenso viele Tonsillektomien ohne Praemedikation, ohne Lokalspray und ohne sonstigem Zusatz ebenso wie Hernien auf diese Weise durchgeführt. Den Gegenbeweis, ob all diese Operationen auch ohne Akupunktur-Analgesie und ohne sonstige Analgesie durchgeführt hätten werden können, den haben wir natürlich nicht erbracht.

Wir sind immer der Meinung gewesen, daß die Akupunkturwelle, wenn sie auch für die Praxis nichts Nachhaltiges bringen sollte und wieder an uns vorbeigegangen sein würde, doch zu Gedanken über eine etwaige Hypertrophie unseres derzeitigen Narkosesystems geführt haben wird.

Auditorium: Ich möchte eine Bemerkung zu Herrn HERGET machen: Wenn man, so meinte er, einpolaren Strom und die andere Elektrode in die Hand nähme, so hätte man keine Wirkung. Ich habe vor einem Monat nach dem Chinese Medical Journal 1973 den sogenannten suprarenalen Ohrpunkt als positiv und die Handelektrode als negativ genommen und eine vollkommene Analgesie erzielt.

Zur Bemerkung von Herrn NOLTE über den Punkt I des Dickdarmmeridians wäre zu sagen, daß möglicherweise zu wenig Punkte genommen worden sind. Das Journal Medicine Acupuncteur Juli 1973 gibt eine gute Punktübersicht an.

RÜGHEIMER: Ich glaube, Herr LASSNER hat schon die entscheidenden Punkte angesprochen. Wir müssen wohl zunächst einmal unterscheiden, ob wir uns jetzt über Elektro-Analgesie oder über Akupunktur unterhalten. Daß man natürlich eine Elektro-Analgesie auch über zwei Nadeln machen kann, ist, glaube ich, erwiesen. Das eigentliche Problem hat aber doch vorhin schon Herr BENZER erwähnt: Ist es möglich, durch Setzen eines zweiten simultanen Schmerzes die Schmerzschwelle anzuheben? Ist es dabei entscheidend notwendig, nun den richtigen Akupunkturpunkt zu treffen oder kann ich auch danebenstechen und erreiche trotzdem den gleichen Effekt?

BENZER: Dazu ist etwas klarzustellen: wir haben nicht einen zweiten Schmerz gesetzt. Der Vorgang bei der Elektro-Akupunktur - wenn wir sie so nennen wollen - ist absolut schmerzfrei. Es ist also nicht so, daß wir einen Schmerz setzen und damit den Operationsschmerz überdecken.

RÜGHEIMER: Dazu wäre zu sagen: Herr BRÜCKNER war ein beliebtes Testobjekt in Berlin. Man sollte ihn fragen, welchen Schmerz er empfunden hat, als er sich dort akupunktieren ließ.

BENZER: Zur Bedeutung des Punktes: Wir haben in einer Versuchsserie mit 19 freiwilligen Probanden mit einem von Ingenieur BAUM konstruierten Analgesimeter die Halsregion getestet. Es wurde eine Körperakupunktur von der Hand und am Ohr ausgeführt, um eine Analgesie für eine Strumektomie zu erzielen. Sodann haben wir bei den Probanden im Blindversuch eine sogenannte "Fehlakupunktur" durchgeführt, indem wir nicht exakt die Punkte angestochen haben. Es zeigte sich nun zwar ein signifikanter Unterschied zwischen der Leergruppe und der genadelten Gruppe, zwischen der gezielten Akupunktur und der Fehlakupunktur konnte jedoch kein signifikanter Unterschied nachgewiesen werden.

Die Probanden und die Patienten wurden außerdem vom Institut für Umwelthygiene Wien nach einem psychologischen Skalierungssystem befragt. Hier allerdings kam ein signifikanter Unterschied heraus: die Patienten, die an der richtigen Stelle akupunktiert worden waren, erwiesen sich bei subjektiver Befragung als signifikant schmerzfreier als die Gruppe der Fehlakupunktur. Wenn man sich allerdings vorstellt, wie schwierig eine Schmerzobjektivierung überhaupt ist, so kann man schwer sagen, inwieweit sich hier Schmerzempfindung und Schmerzgefühl vermischen.

BRÜCKNER: Ich möchte noch einmal Herrn GEMPERLE erwähnen, der in Berlin erzählt hat, daß bei richtigem Sitz der Nadel eine bestimmte Sensation eintreten müsse. Erst wenn der sogenannte Ch'i, ein Wärmegefühl in der entsprechenden Region, einträte, erst dann könne man von einem Erfolg der Nadelung sprechen. Ich vermisse bisher diesen Begriff. Ist dieses körperliche Gefühl nötig? Herr RÜGHEIMER hat es ja angesprochen: Ich persönlich kann sagen, daß ich im Selbstversuch den Einstich zwar nicht, aber das Drehen der Nadel als unangenehme körperliche Sensation empfunden habe.

Auf das Wärmegefühl habe ich aber immer gewartet, das ist nicht
eingetreten.

<u>BISCHKO</u>: Ich möchte nochmals auf die wiederholt angeschnittene
Frage der Lokalisation der Punkte zurückkommen. Es gibt sowohl
in der Therapie als auch ganz besonders in der Analgesie Punkte
mit verschiedenen Wertigkeiten. Einige haben einen sehr breiten
Streuwert und können mehr minder als Kombinationspunkte bei allen
Operationen in der entsprechenden Körperhälfte eingesetzt werden.
Diese Punkte haben auch üblicherweise ein größeres Areal als solche, die nur in der Lage sind, eine einzige spezifische Wirkung
hervorzurufen. Wir glauben, daß es opportun ist, die Punkte genau zu treffen. Dies insbesondere bei der Ohrakupunktur, die
eine Sonderform der Akupunktur darstellt. Hier ist die Auswahl
der Punkte ganz genau vorzunehmen und es sind auch die Punkte
wesentlich kleiner als in der sonst üblichen Akupunkturmethodik.

<u>LASSNER</u>: Meine Damen und Herren, die Bemerkungen und Fragen haben
gezeigt, daß die schon seit 1500 Jahren umstrittenen Fragen noch
immer nicht gelöst sind. Die erneut aufgeflammte Akupunktur-Ak-
tivität der letzten 15 Jahre hat also eigentlich keine große Rolle in bezug auf eine weitere Abklärung gespielt.
Darf ich nun Herrn KÖNIG um das Schlußwort bitten.

<u>KÖNIG</u>: Wenn uns auch die Therapie mit Akupunktur wichtiger er-
scheint, so hat doch erst die Operationsanalgesie ihr zur Aner-
kennung verholfen. Die Berichte und Diskussionen des Panels haben gezeigt, daß die Akupunktur analgetisch wirkt, wenn auch mit
unterschiedlichen Prozentzahlen, abhängig von Methode und Technik.

Die Akupunkturanalgesie wird nur dann größere Bedeutung erlangen -
abgesehen von extremen Not- und Kriegszeiten - wenn ihre schock-
mindernde Wirkung nachgewiesen wird; diese ist nur bei sehr
schlechtem Allgemeinzustand oder sehr großen Operationen entscheidend. Aber gerade bei diesen Fällen wird in der westlichen
Welt nach wie vor eine Kombination mit stärker sedierenden Maßnahmen oder mit einer oberflächlichen Bewußtseinsausschaltung
notwendig sein.

Die Punktion der Ohrmuschel ist eine Sonderform der Akupunktur,
sie ermöglicht die Behandlung aller der Akupunktur zugänglichen
Krankheiten, wird aber besonders bei akuten Schmerzzuständen verwendet. In China wird rund die Hälfte aller Operationen ganz oder
teilweise vom Ohr aus analgesiert, besonders eindrucksvoll sind
dabei Herzoperationen mit drei bis vier Nadeln in der linken
Ohrmuschel. Nach neueren Arbeiten aus China über die Operation
schwerschockierter Patienten und in der Unfallchirurgie werden
in diesem Indikationsbereich über 75% der Operationen durch Ohrakupunktur oder durch neue Sonderformen, die Gesichts- und Nasen-
akupunktur, durchgeführt. Auch bei neurochirurgischen Operationen,
Tubarrupturen, Milzexstirpation, Laryngektomien, Ulcusperforatio-
nen, Peritonitis usw. wird aus den verschiedensten Kliniken in
China angegeben, daß, je schwerer der Fall ist, umso eher die
Akupunktur-Analgesie und hier wieder besonders die Ohrakupunktur
einzusetzen sei.

Die Ohrakupunktur oder genauer die Punktur der Ohrmuschel beruht
darauf, daß sich im Ohr alle Körperregionen noch einmal wider-
spiegeln. Das Projektionsschema entspricht ungefähr den Projek-
tionen der sensiblen Regionen in der Großhirnrinde. Es sind also
die unteren Extremitäten im oberen Teil der Ohrmuschel, der Kopf
im unteren Teil der Ohrmuschel lokalisiert. Die inneren Organe
projizieren sich in dem vom Vagus versorgten tiefliegenden Teil
der Concha. Es sind über hundert Punkte in der Ohrmuschel bekannt
und circa ein Drittel wird für Operationsanalgesien verwendet.
Wegen der räumlichen Enge sind die oft knapp beisammenliegenden
Punkte nur durch elektrische Geräte aufzufinden. Aus praktischen
Gründen erfolgt die Reizung meist elektrisch. Für den Anaesthesisten ist es zweckmäßig, daß er, am Kopf des Patienten sitzend,
die Lage der Nadel an der Ohrmuschel laufend kontrollieren kann
und der Operateur bei kopffernen Operationen nicht durch Drähte
oder Nadeln behindert wird.

Es sind bei der Akupunktur-Analgesie sicher noch viele Probleme
zu lösen und es werden in China in den verschiedenen Kliniken
des Landes immer noch neue Verfahren der Akupunktur-Analgesie
entwickelt; so die Ohrwurzelanalgesie, die Reizung des Punktes
statt durch Nadeln durch Injektionen von Medikamenten in den
Punkt, die sogenannte "Rote Doktor" Analgesie mit besonders ge-
formten großen Nadeln, die nadellose elektrische Reizung der
Punkte, die Kopfpunktur-Analgesie von an der Kopfhaut liegenden
Reizarealen und so weiter. Am Ludwig Boltzmann Institut für Akupunktur in Wien sind wir dabei, diese chinesischen Angaben zu
übersetzen und so ihre Nachprüfung zu ermöglichen. Die Akupunktur-Analgesie ist im Gegensatz zur jahrtausendealten therapeutischen Akupunktur ja kaum 20 Jahre alt und noch in ständiger
Entwicklung begriffen.

Nun, meine Damen und Herren, auch ich habe zuerst an die Wirksamkeit der Akupunktur besonders bei Operationen nicht geglaubt.
Erst nach Gewinnung eigener Erfahrungen wurde aus einem Saulus
ein Paulus. Man kann die Akupunktur nicht erklären, aber irgendwie funktioniert sie doch; dies haben wir sowohl in China als
auch in Wien gesehen. Man muß streng unterscheiden zwischen jenen,
die die Akupunktur nur aus der Literatur, vom Hörensagen oder
aus den Massenmedien her kennen und denen, die sie mit eigenen
Augen durchgeführt gesehen haben. Die Analgesie-Akupunktur ist
eine an sich wirksame Methode. Welche Bedeutung ihr in der Praxis
zukommt, das muß noch dahingestellt bleiben. Entscheidend wird
sicherlich sein, ob und wie weit mit der Akupunktur wirklich
eine Stabilisierung des Kreislaufes, eine Schockminderung, verbunden ist. Dies kann nicht in kurzer Zeit entschieden werden.
Es ist auffallend, daß auch bei den wenigen Patienten in Wien
postoperative Schwierigkeiten anscheinend geringer waren. Ich
glaube auch nicht, daß es in China nur der Glaube an die Ideolo-
gie ausmacht, daß Patienten auch nach großen Operationen vom
Tisch aufstehen und nach Hause gehen. Die Risikominderung durch
den fehlenden Einsatz von Medikamenten mag in Zukunft vielleicht
noch eine Rolle spielen. Die Arbeitsgruppe um BENZER hat mit einer
entsprechenden Untersuchung begonnen, zur gegebenen Zeit werden
Ergebnisse vorzulegen sein.

LASSNER: Danke vielmals. Meine Damen und Herren, es muß am Ende unseres Panels festgestellt werden, daß wir nach diesen 90 Minuten auf unsere Fragen eigentlich immer noch keine endgültige Antwort bekommen haben. Vielleicht wird ein nächstes Gespräch uns wieder ein wenig weiterhelfen. Bis dorthin: kommen Sie gut heim!

Panel 3

BIOMEDIZINISCHE TECHNIK IN DER ANAESTHESIE UND INTENSIVMEDIZIN

Leiter: J. CRUL, Nijmegen
Teilnehmer: M. BAUM, Wien
            W. ERDMANN, Mainz
            H. KRONSCHWITZ, Frankfurt/M.
            H. OEHMIG, Marburg
            H. WOLFF, Harrow, Middlesex

CRUL: Meine Damen und Herren, ich heiße Sie herzlich willkommen
zu diesem dritten Panel des Kongresses, das die Biomedizinische
Technik in der Anaesthesie und Intensivmedizin behandeln wird.
Wenn Sie Gelegenheit hatten, die Industrieausstellung zu besuchen,
wird einem klar, daß der Anaesthesist gar nicht mehr ohne Technik leben kann. Wir Anaesthesisten sind stolz darauf, daß wir als
Kliniker doch einen großen Anstoß dazu gegeben haben, daß sich
die medizinische Technik und ihre Anwendungen im Klinikbereich
entwickelt haben. Sind wir doch die einzigen Spezialisten, die
während der Patientenbetreuung ihre Maßnahmen fast ständig überwachen lassen. Dies ist, denkt man darüber nach, eine Ausnahme
im klinischen Bereich. Meist wird nämlich etwas getan, man geht
weg und kommt dann nach einigen Stunden wieder, um zu sehen, ob
es auch gereicht hat. Für dieses ständige Überwachen brauchen
wir aber die Mithilfe der Technik und der Ingenieure und darum
haben es die Anaesthesisten schon früh eingesehen, daß eine Art
von Symbiose zustandegebracht werden muß, um die Entwicklung der
Technik, die in anderen Sparten viel weiter fortgeschritten ist
als in der Medizin, bei unserem klinischen Handeln anwenden zu
können. Noch immer sprechen Mediziner und Techniker in den meisten Spitälern und Instituten verschiedene Sprachen. Wir Mediziner
können nicht genau umschreiben, was wir eigentlich wollen und darum wird es auch manchmal von den Ingenieuren falsch übersetzt.

Wir werden in diesem Panel zumindest anfangs an den großen Aus-
bildungsproblemen der Bioingenieure - zuerst Medizin und dann
Technik oder umgekehrt - vorbeigehen, aber vielleicht wird am Ende
unserer Gespräche doch noch Zeit vorhanden sein, um auch dies zu
diskutieren und auch das zweite große Problem, nämlich den Bedarf
an Bioingenieuren, anzuschneiden.

Dieses Panel ist nun aus Ingenieuren und Ärzten zusammengesetzt,
die alle in ihren eigenen Bereichen versucht haben, eine gemeinsame Sprache zu finden. Diese Herren werden nun versuchen, die
Probleme und die Errungenschaften der Technik in der Anaesthesie
und Intensivpflege uns vorzustellen und darüber zu diskutieren.
Auch für Sie alle wird die Möglichkeit gegeben sein, sich an dieser Diskussion zu beteiligen und ihre Erfahrungen mitzuteilen.

Bevor wir nun auf die eigentlichen technischen Neuerungen eingehen, möchte ich zuerst eine philosophische Betrachtung voranstel-
len, die sich damit befassen soll, wo der Weg der Biomedizinischen
Technik in der Anaesthesie eigentlich hingeht, wie sich diese
Allianz zwischen Technik und Medizin in der Zukunft entwickeln
muß, wie es möglich sein wird, eine Mesalliance zu vermeiden und
was die beiden Partner voneinander wissen müssen, um zu einer
dauernden und erspießlichen Zusammenarbeit zu kommen. Zu diesem
Thema darf ich Herrn Ing. WOLFF bitten, seinen Vortrag über "Philosophische Gedanken zur Biomedizinischen Technik" zu halten.

WOLFF: Ich muß zugeben, daß ich eigentlich als ein enfant terrible
hier bin und nicht völlig ernst genommen werden darf. Außerdem
spreche ich normalerweise Englisch; wenn mir also gelegentlich
Vokabeln fehlen, werde ich auf die englische Sprache zurückgreifen
müssen. Ich beschäftige mich seit 20 Jahren mit der Biomedizinischen Technik und habe dabei eigentlich dieselben Sünden begangen
wie andere Techniker, indem ich mich mit hauptsächlich mit hoch-
komplizierten Apparaten abgegeben habe. Je älter ich werde, umso
mehr zweifle ich, ob es der biomedizinische Techniker, der Bioingenieur, eigentlich richtig gemacht hat. Während er sich darüber
beklagt, daß er nicht ernst genommen würde, daß es nicht genügend
Posten für ihn gäbe, er nicht richtig ausgebildet werde, fragt
man sich, ob das wirklich bloß Kurzsichtigkeit der Ärzte und der
Anaesthesiologen oder ob es nicht auch zum Teil seine eigene
Schuld gewesen ist und ob er sich nicht zuviel damit beschäftigt
hat, wie man etwas macht und zu wenig damit, warum man etwas macht.
Ich kann das natürlich in einer Viertelstunde nicht völlig erläu-
tern, möchte aber ganz gerne einige Gedanken in Ihre Gehirne ein-
pflanzen, ein Transplant, das hoffentlich keinen immune response
produzieren wird. Bedenken Sie zunächst einmal, was ein geübter
und erfahrener Arzt alles mit seinem Finger am Puls eines Patienten herausbekommen kann: Er kann die Herzfrequenz messen, den
Herzrhythmus bestimmen und die Zirkulation qualitativ beurteilen,
er kann etwa auch eine Information über den Blutdruck bekommen,
er gewinnt den Eindruck, wie warm oder kalt der Patient ist, ob
der Patient zittert, ob er in Schweiß gebadet oder sehr trocken
ist. Dies alles kann der Arzt oder die Krankenschwester innerhalb
weniger Sekunden herausfinden. Wenn man sich nun überlegt, wie-
viele Apparaturen man um den Patient herumstellen müßte, um dieselben Meßgrößen erfassen zu können, so kommt man auf einen An-
schaffungspreis von ungefähr 20.000 Dollars. Man fragt sich nun,
ob die ganze Apparatur wirklich auch ihren Zweck erfüllt, wenn
anscheinend der Mensch dasselbe zustandebringt. Wenn man so überlegt, so muß man daraus folgern, daß wir etwas falsch gemacht
haben. All diese Apparaturen nämlich nur um den Patienten herum
anzuordnen, bloß um diese ganz einfachen Meßgrößen - wenn auch
kontinuierlich - zu erfassen, ist zu teuer, nimmt zuviel Platz
weg und rentiert sich anscheinend nicht. Ich habe nun dazu eine
neue Formel erfunden, die ich auf Englisch den "1600 Effekt" nenne
(Ausdruck - zwar nicht ganz richtig geschrieben - in römischen
Zahlen MCCCCM = 1600). Es soll damit die m.E. sehr wichtige Quantität der "minimum change capable of changing a clinicians mind"
ausgedrückt werden. Auf Deutsch übersetzt, könnte man sie KA4-
Formel nennen: die "kleinste Abweichung, die die Ansicht des
Arztes ändert".

Wenn man also überhaupt ein Meßinstrument entwirft, muß man diese
Größe kennen und muß wissen, ob sie bei 1%, 5%, 20% oder gar bei
50% liegt. Es ist doch etwas völlig anderes, eine von einem physikalischen Laboratorium geforderte Genauigkeit von 0,5%-1,0%
oder diejenige Größenordnung, die wirklich auf die Behandlung
des Patienten Einfluß hat, anzustreben. So wie ich also sagte,
hat sich der Ingenieur demnach zuviel damit beschäftigt, wie man es
macht und wie man es noch genauer macht und zuwenig damit, warum
man es macht. Er hat nie danach gefragt, welche Information man
eigentlich braucht, um die ärztliche Behandlung damit in positivem
Sinne beeinflussen zu können. In meinem eigenen Laboratorium habe
ich daher meinen Ärztekollegen mitgeteilt, daß ich keine Instrumente mehr konstruiere, wenn man mir nicht ungefähr die KA4-Formel
sagen kann. Davon abhängig, kann man dann nämlich über die erforderliche Genauigkeit entscheiden, ob also z.B. nur ein rotes,
grünes und gelbes Licht, oder ob eine in 100 Teile aufgeteilte
Skala notwendig sein wird. Hierin liegt m.E. der erste Fehler,
der immer gemacht wird.

Der zweite Fehler , mit dem ich mich nun den ganzen Rest dieses
Vortrages beschäftigen werde, besteht darin, daß sich die Ingenieure den Patienten, aber nicht den Arzt angeschaut haben. Das
Interessante ist aber doch, wie es der Arzt eigentlich macht und
was er mit seinen Fingern anzufangen weiß. Ich habe zu dieser
Frage folgende Theorie: liegt der Unterschied zwischen einem guten
und einem weniger guten Arzt darin, daß der gute einen besseren
Computer in seinem Kopf hat, und ein besserer Prozeß abläuft, wenn
man ihm Zahlen (measurements) eingibt? Hat er mehr Erfahrung, ein
besseres Erinnerungsvermögen oder mehr Empfindung? Ich glaube nun,
daß ein guter Arzt immer noch die eigentlich wichtigen Informationen durch seine eigene Sinne und nicht durch Instrumente, Zahlen oder Laboratoriumsbefunde bekommt. In England jedenfalls
werden die Ärzte noch beinahe wie Gesellen ausgebildet: ein Erfahrener führt die Studenten zu einem Patienten, z.B. zu einer
Frau mit Brustkrebs. Wenn dies 10 oder 20x wiederholt wird, dann
lernt der Student die ganze Aura von Informationen, die solch einen Patienten umgibt, kennen, ohne den Gesamteindruck in identi-
fizierbare Einzelheiten aufzusplittern. Wenn man ein Bild von einem
ängstlichen Menschen betrachtet, würde man wohl auch diese Angst
erkennen. Wir könnten aber kein Programm für einen Computer
schreiben, wie ein Computer jemanden erkennen soll, der ängstlich
aussieht. Wir haben also eine Sprache, einen Code, gelernt, und
ich glaube, daß es bei der ärztlichen Ausbildung wesentlich ist,
den richtigen Code zu erlernen und das richtige Bild, das Krankheitsbild, zu erkennen. Das gegenseitige Verstehen in einer Kultur kommt dadurch zustande, daß wir alle ungefähr denselben Code
gelernt haben. Wenn viele Menschen etwa die Persönlichkeit eines
Individiums beschreiben müßten, würden sich diese Beschreibungen
nicht sehr unähnlich sein. Trotzdem können wir aber nicht absolut
definieren, wie so etwas gemacht wird. Wenn wir aber etwas aus
einer fremden Kultur anschauen, so versagt die Sprache, weil wir
diesen Code nicht gelernt haben. Der Code ist also etwas Erlern-
bares, so wie auch der Arzt lernen muß, Krankheitsbilder zu erkennen. Es ist daher eine für den Ingenieur sehr interessante
Aufgabe herauszufinden, wie der Arzt es eigentlich macht, wie
eigentlich medizinische Entscheidungen getroffen werden. Denn nur
so kann der Techniker dazu beitragen, den Unterschied zwischen
dem guten und dem weniger guten Arzt zu verkleinern.

Schließlich möchte ich noch einen Weg aufzeigen, auf dem man ein
Bild konstruieren kann, das etwa mehr als ein bloßes Bild ist.
Wir sind nämlich als Menschen sehr optisch eingestellt und es ist
viel leichter, mit unseren Augen vieldimensionale Informationen
aufzunehmen als z.B. eine Liste von Zahlen zu lesen. Wenn man
nun auf einen Achsenstern verschiedene Meßwerte, z.B. systoli-
schen und diastolischen Blutdruck, Sauerstoff- oder Kohlensäurepartialdruck qualitativ (normal, abnorm) aufträgt, so erhält man,
wenn man lauter normale Meßwertpunkte miteinander verbindet, einen
Kreis. Gibt es nun von der Norm abweichende Meßwerte, so wird
sich diese Kreisfigur auf typische Weise verändern. Man sieht
also nicht nur einzelne ablesbare Meßgrößen sondern man kann bei
pathologischen Veränderungen während Verlaufskontrollen durch die
Abweichungen der Form dieser Figuren voneinander besser die Zusammenhänge erkennen. Auf dem Schirm einer Kathodenröhre kann
man überdies zwei aufeinanderfolgende Figuren abwechselnd zeigen,
man kann sie schattieren, die einzelnen Bilder heller und dunkler
machen und damit den Verlauf und den Trend nicht nur zahlenmäßig
darstellen sondern ihn auch bildlich veranschaulichen. Man mißt
damit nicht nur, sondern versteht auch besser, was man mißt. Denn
augenblicklich ist das, was man mißt, oft auch Mist und führt
nicht zum notwendigen Verständnis. Der Ingenieur muß sich also
viel mehr mit dem Warum beschäftigen. Er darf nicht mehr bloßer
Erfüllungsgehilfe sein sondern muß mehr Fragen stellen und auch
erfahren können, wozu die von ihm gewünschte technische Information erforderlich ist, wie sie gebraucht wird und welche Entscheidungen davon abhängen.

CRUL: Danke vielmals. Nach dieser schönen philosophischen Einleitung über das Warum der Biomedizinischen Technik darf ich
Herrn Ing. BAUM bitten, bevor wir zum praktischen Teil übergehen,
noch kritische Bemerkungen in der Einleitungsphase des Panels
zu machen und über die "Klinische Tauglichkeit moderner Bedside-
monitoring-Systeme" zu referieren.

BAUM: Ich kann Ihnen zunächst nicht versprechen und glaube nicht,
daß ich es zuwege bringe, so unterhaltend wie Ing. WOLFF zu sein.

Der Komplex der elektronischen Patientenüberwachung stellt wohl
einen der gewaltigsten Einbrüche der Technik in die Medizin dar.
Wenn ich mich hier als Techniker dennoch auf die Seite der Mediziner schlage, so möge man mir keine Fahnenflucht vorwerfen; ich
lade jeden Kollegen, der von der prefekten Funktion seines Systems
überzeugt ist, herzlich ein, sich diese Illusion vom rauhen klinischen Alltag zerstören zu lassen.

Die Ansichten über Aufgabe und Zweck des Monitorings sind breit
gefächert, dennoch werden allgemein die Funktionen des Messens,
des Warnens und der Datenspeicherung betont, wenngleich über ihre
Wertigkeit keine einheitliche Meinung herrscht. Während die Gewinnung von Meßwerten Aufschluß über den aktuellen Zustand des
Patienten gewährt, soll die Warnfunktion ein frühzeitiges Signa-
lisieren einer für den Patienten bedrohlichen Situation ermöglichen, und schließlich die Datenspeicherung - sei es in Form einer
Registrierung oder einer Einspielung in den Computer - zur Beurteilung therapeutischer Maßnahmen sowie der Trendabschätzung verhel-
fen. Inwieweit können diese Forderungen denn auch tatsächlich erfüllt werden?

Die Beantwortung dieser leichthin aufgeworfenen Frage stößt auf
ungeahnte Schwierigkeiten, denn wie z.B. definiert man eine für
den Patienten bedrohliche Situation, die zu einem Alarm führen
soll, und in welchem Fall handelt es sich um einen Fehlalarm?

Wir haben uns aus diesen Gründen seit einigen Jahren intensiv bemüht, ein praxisnahes Testverfahren für Bedside-Monitore zu entwickeln, in dem sowohl Ärzte als auch Schwestern und Techniker
zu Worte kommen und das bei aller Unvollkommenheit, derer wir
uns bewußt waren, zumindest objektive Vergleiche verschiedener
Überwachungssysteme untereinander ermöglicht.
Das 1971 erschienene Ergebnis dieser Tests behandelt drei Moni-
torsysteme, nämlich jenes von Philips, Siemens und Elema-Schön-
ander, die heute in dieser Form nicht mehr produziert werden;
eine neue Generation von Geräten hat ihre Klinikreife erreicht.
Ein Test der Nachfolgermodelle des Philips-Modular, des Siemens
BS 2, sowie als Ersatz für das eingestellte Elema-Programm ein
anderes skandinavisches Gerät, nämlich das Simensen & Weel, soll
nun die Frage klären, inwieweit der unleugbare technische Fortschritt der letzten Jahre eine Verbesserung der klinischen An-
wendbarkeit gebracht hat.

Die wohl nach außen hin auffallendste Veränderung stellt das sogenannte Memoryscope dar, das in unserem Kollektiv sowohl Philips
als auch S & W serienmäßig anbieten. Dabei werden analoge Signale,
wie z.B. EKG, Puls oder Atmung nicht mehr in Form eines Licht-
punktes, der eine einige Sekunden nachleuchtende Spur hinterläßt,
präsentiert, sondern wird über ein aus integrierten Bauelementen
bestehendes Schieberegister eine Kurvenfolge über einen Zeitraum
von vier Sekunden gespeichert und damit als geschlossener Linien-
zug am Bildschirm sichtbar gemacht. Dieses Kurvenbild wandert mit
der vorgewählten Ablenkgeschwindigkeit, ähnlich einem Streifen-
schreiber, über den Schirm, wobei der rechte Bildrand den aktuellen Momentanwert und der Rest des Bildes das Geschehen der letzten vier Sekunden wiedergibt. Durch einen Schalter läßt sich die
Kurve jederzeit einfrieren und kann so eingehender beurteilt werden. Aus gleicher Entfernung betrachtet, erscheint die Darstellung
auf einem Memoryscope wesentlich deutlicher, allerdings bedarf es
einer gewissen Umstellung, da der Strahl normalerweise von links
nach rechts abgeleitet wird, die Kurve bei dieser Art des Displays
jedoch von rechts nach links wandert.

Diese Methode macht es notwendig, das analoge Signal in eine Trep-
penkurve zu zerlegen, wobei die Stufigkeit umso auffälliger wird,
je mehr Bits der Speicher besitzt. Der 7-Bitspeicher des Philips-
Systems stellt mit 127 Zeilen die untere Grenze der Anforderungen
dar, während der 8-Bitspeicher des S & W den Treppencharakter
kaum mehr deutlich werden läßt.
Gab es also offensichtlich auf dem Gebiet des Kurvendisplays eindeutige Fortschritte, so erleben bei den Anzeigegeräten die längst
überwunden geglaubten Profilinstrumente eine erneute Renaissance.
Ihre Ablesbarkeit auch nur auf mittlere Distanzen ist völlig unzureichend, ein Erkennen der Alarmgrenzen überhaupt unmöglich.
Die von Philips alternativ angebotene Anzeigeeinheit, die eine
Bildröhre zu sechs unabhängigen Meßkolonnen umwandelt, erscheint
zwar durchaus befriedigend, ist aber auf Grund ihrer Größe und
der Tatsache, daß bettseitig selten sechs Parameter synchron zur

Anzeige gebracht werden sollen, mehr für den Einsatz in Zentralen
geeignet. Mit Wehmut muß man sich an die Anzeige des heute nicht
mehr erzeugten Elema-Systems erinnern, die durch Verwendung ver-
schiedenfarbiger Leuchtsäulen ein Optimum an Visibilität und
Kompaktheit darstellte.

Neben diesen äußerlichen Modifikationen gab es natürlich auch
Verbesserungen der Elektronik. Aus sicherheitstechnischen Gründen ist die Verwendung von Isolierverstärkern, die die Gefahr
eines Elektrounfalls auf ein Minimum reduzieren, sehr zu begrüßen.
Die Störunterdrückung, ein Maß für die 50 Hz Störanfälligkeit
des EKG-Verstärkers, liegt heute durchwegs weit über dem von uns
geforderten Minimalwert von 66 dB, der einem Verhältnis von Stör-
spannung zu Nutzsignal von 2000 : 1 entspricht.

Die Tabelle 1 zeigt eine Zusammenfassung einiger technischer Parameter, die an der neuen Generation erhoben werden konnten. Die
Störunterdrückung des EKG-Verstärkers des Philips-Systems von
11000 : 1 ist umso bemerkenswerter, als sie im Gegensatz zu den
beiden anderen Geräten bei der halben Netzfrequenz, also 25 Hz,
gemessen werden mußte, da die obere Grenzfrequenz durch ein Fil-
ter mit 27 Hz begrenzt ist. 50 Hz-Störungen konnten in unserer
Meßanordnung überhaupt nicht mehr nachgewiesen werden; der Hersteller gibt ein Verhältnis von 500000 : 1 an, was nichts anderes bedeutet, als daß eine gleichphasige 50 Hz-Störung 500000 x
größer sein muß als das EKG-Signal, um eine gleichgroße Amplitude

Tabelle 1. Technische Parameter von drei getesteten Monitoren
der "Nachfolgegeneration"

Gleichtaktunterdrückung

	Philips (I)	Siemens BS 2 (II)	S & W (III)
EKG	11000 : 1 (81dB)	6000 : 1 (75,5dB)	8000 : 1 (78dB)

mittlerer Anzeigefehler

	I	II	III
EKG	0,2%	9,6%	0,9%
Puls	0,2%	9,6%	0,9%
Atmung	2,2%	0	12,5%

Zeitkonstante Alarmverzögerung

	I	II	III
EKG	7,5s/10s	7s/7s	6,5s/ 6s
Puls	7,5s/10s	7s/7s	6,5s/ 6s
Atmung	14s/10s	12s/3s	+ /13s

+ keine exponentielle Integration

am Sichtgerät zu verursachen. Aber auch die 8000 : 1 bzw. 6000 : 1
der beiden anderen Geräte sollten ausreichen, die Probleme der
Wechselstromeinstreuungen ein für alle Male aus der Welt zu schaffen.

Zur Bestimmung des mittleren Meßfehlers wurde die Anzeige an fünf
Punkten der Skala mit einem kalibrierten Frequenzgenerator verglichen. Inwieweit die dabei beim Siemens BS 2 beobachteten 9,6%
Anzeigefehler für die Pulsfrequenz bzw. die 12,5% Fehler bei der
Atemfrequenzanzeige des S&W-Systems gerätespezifisch sind oder
ob es sich lediglich um Fehler an den von uns getesteten Monitoren handelt, muß dahingestellt bleiben. Sicher ist nur, daß
man eben bei aus der Serie kommenden Geräten mit solchen Fehl-
anzeigen rechnen muß, auch wenn sie sich meist durch einen einfachen Abgleich der Elektronik beheben ließen. Daß die am Patienten tatsächlich auftretenden Fehler noch wesentlich größer sein
können, hat unsere Untersuchung aus dem Jahre 1971 gezeigt, bei
der ein Vergleich zwischen elektronischer und händischer Messung
bei Systemen mit mittleren Meßfehlern von nur 1 - 2% in 30% der
Fälle Abweichungen von mehr als 10% aufzeigte.

Der Begriff der Einstellzeitkonstante und der Alarmverzögerung ist
eng mit den Problemen des Fehlalarms verknüpft. Ganz allgemein gesprochen, stellt diese Integrationszeitkonstante ein Maß für die
Dämpfung der Anzeige dar und ist als jene Zeit definiert, die bis
zur Erreichung von 63% des Endwertes verstreicht. Je länger die
Einstellzeitkonstante (EZK), umso träger erfolgt die Anzeige, je
kürzer sie ist, umso rascher vermag die Anzeige Frequenzänderungen
zu folgen. Nun hat sich aus unserer ersten Testreihe gezeigt, daß
die Fehlalarmhäufigkeit bei Geräten mit geringer Zeitkonstante wesentlich höher ist als bei solchen mit langer Zeitkonstante, die
ihrerseits wiederum die Gefahr des zu späten Erkennens einer Alarm-
situation mit sich bringen. Die damals gemessenen EZK schwankten
je nach Gerät zwischen 3,5 - 12,5 s für EKG und Puls, bzw. 7,5 -
24 s für die Atemfrequenzmessung. Dies veranlaßte uns zur Empfeh-
lung, die EZK nach der Beziehung 1000 : Skalenendwert festzulegen.
Dies hätte bei einem Skalenendwert von 200 eine Einstellzeitkonstante von 5 s für die Pulsfrequenzmessung bzw. bei 60 Endausschlag
der Atemfrequenzmessung 17 s Zeitkonstante bedeutet. Es erfüllt
mit gewisser Genugtuung, daß in der neuen Generation bewußt oder
unbewußt dieser Forderung weitestgehend Rechnung getragen wurde,
wie die einheitlichen Zeitkonstanten von 6-7 s für EKG und Pulsfrequenz bzw. 13-14 s für die Atemfrequenz beweisen.

Die Ermittlung der Fehlalarmhäufigkeit erfolgte an verschiedenen
Patienten über einen Beobachtungsintervall von 24 h. Zur Dokumentation liegt das in Tabelle 2 dargestellte Protokollblatt auf,
in welches die den Alarm quittierende Person die Alarmursache
einträgt. Aus einer Vielzahl solcher Beobachtungsintervalle werden die prozentuellen Anteile der einzelnen die Fehlalarme auslösenden Faktoren gemittelt. Von den 1971 getesteten Systemen
wies der Elema-Monitor mit Abstand die geringste Fehlalarmhäufigkeit innerhalb von 24 h auf, nämlich 4 von Seiten des EKGs,
2 vom peripheren Puls und 4 von Seiten der Atmung, wobei der
Fehler praktisch ausschließlich an Elektroden, Leitungen und
Abnehmern zu suchen war. Beim Siemens Sirekust waren damals 7
EKG, 4 Puls- und 7 Atmungsfehlalarme zu verzeichnen, wobei auch

Tabelle 1. Protokollblatt zur Beobachtung der Fehlalarmhäufigkeit

Anzahl der Fehlalarme in 24 Stunden

Meßgröße	Anzeige	Leitung	Elektroden	Ursache nicht feststellbar	
EKG					Patient:
Puls					
Resp.					Bemerkung:
Temp.					
RR					
EKG					Patient:
Puls					
Resp.					Bemerkung:
Temp.					
RR					
EKG					Patient:
Puls					
Resp.					Bemerkung:
Temp.					
RR					

hier das Gros zu Lasten der drei bereits erwähnten Faktoren ging.
Wie sehr eine ungünstig gewählte EZK Niederschlag in der Fehlalarmstatistik findet, kann am Ergebnis des alten Philips-Systems
abgelesen werden, wobei nicht weniger als 66 falsche EKG-Alarme
und 60 Respirationsfehlalarme in 24 h ausgelöst wurden. Der Anteil
der Abnehmerelektroden und Kabeln lag hier nur etwa bei 25%, der
Rest gehörte zu den sogenannten Geisteralarmen, deren Ursache
nicht feststellbar war.

Auf Grund der kurzen Zeit, die uns die Geräte der neuen Generation
zur Verfügung stehen, kann ich noch keine endgültigen Ergebnisse
der Fehlalarmstatistik vorlegen. Den ersten Eindrücken nach scheinen sich die Verhältnisse beim wenig mobilen Patienten gebessert
zu haben, es konnten einige O-Fehlerintervalle beobachtet werden.
Beim unruhigen Patienten muß meine Prognose dagegen pessimistisch
ausfallen, denn speziell die Funktionen peripherer Puls bzw. Atemfrequenz sind heute nach wie vor von Abnehmerseite her als unge-
löst zu bezeichnen. Noch immer werden Pulsabnehmer gebaut, bei
denen die Lämpchen so heiß werden, daß sich nach einiger Zeit
Verbrennungen der Haut einstellen; eine rühmliche Ausnahme bildet
der Philips Abnehmer, der einen Infrastrahler von nur 35 mW verwendet und auch immun gegen Fremdlichteinfall ist, dennoch aber
an seinem filigranen Aufbau sowie der Anfälligkeit gegenüber Be-
wegungsartefakten scheitert. Die Atemfrequenzmessung liegt metho-
disch sehr im Argen, denn die in Mode gekommene Impedanzpneumo-
graphie reagiert viel mehr auf Veränderungen der Thoraxgeometrie
als auf eine Belüftung der Lunge, während für Thermistoren, deren
Einsatz bei den heute durchwegs geheizten Atemgasbefeuchtern überhaupt fragwürdig erscheint, nicht einmal vernünftige Ansatzstücke
zur Anbringung auf einem Trachealtubus existieren.

Die Kabel von Elektroden und Abnehmern liegen noch immer frei im
Bett des Patienten, eine Ausnahme bildet wieder das Philips-Sys-
tem, das eine gemeinsame Zuleitung zu einem Verteilerkästchen am
Bett des Patienten bietet. Zwar halten jetzt die verriegelbaren
Anschlußstecker der Zugbelastung stand, dafür reißen aber wiede-
rum die Drähte aus.

Die sich aus diesen Fakten ergebende Signalunsicherheit läßt den
Wert des Einsatzes von Computoren für eine fortlaufende Datenspeicherung ohne gründlichste Präselektivierung zumindest fragwürdig erscheinen. In diesem Hinblick wäre eine Anhebung des
technischen Standards der Peripherie der Überwachungsgeräte auf
das Niveau der Elektronik von Monitor und Computer eine sicherlich weniger attraktive, dafür aber umso lohnendere Aufgabe. Denn
auch hier gilt, daß jede Meßkette nur so stark wie ihr schwäch-
ster Aufnehmer ist.

<u>CRUL</u>: Herzlichen Dank, Herr BAUM, für diese eindrucksvollen Fak-
ten über die Tauglichkeit der heute angewandten Bedside-Monitoring-
Systeme. Man kann daraus ersehen, daß schon und gerade der Anfangs-
teil der Geräte, die Abnehmer, eines der schwierigsten Probleme
darstellt, die es in der Biomedizinischen Technik zu lösen gibt.
Diese Abnehmer werden nicht nur manchmal defekt, sondern - was
Herr BAUM nicht erwähnt hat - auch der psychologische Effekt auf
den Patienten, an viele Kabel angeschlossen zu sein, wird vor
allem bei Langzeitanwendung sehr belastend sein. Eine Karrikatur

in einem holländischen Ärzteblatt zeigte einmal einen Patienten,
der an alle möglichen Arten von Infusions- und Meßgeräten angeschlossen ist und den eine hübsche Schwester fragt: "Liegst du
gut?" Ich kann Ihnen versichern, daß diejenigen Patienten, die
eine solche Situation teilweise wach miterleben müssen, diese
Abnehmer vor allem dann, wenn keine gemeinsamen Leitungen vorhanden sind, als sehr unangenehm empfinden. Vielleicht darf ich
Herrn WOLFF noch bitten, etwas zu diesem psychologischen Problem der Abnehmer zu sagen. Auch er hat sich nämlich damit sehr
beschäftigt.

WOLFF: Bezüglich der Abnehmer gibt es eigentlich zwei Probleme:
Das eine ist die Anzahl der Kabel, da könnte man zumindest einen
Teil durch Telemetrie ersetzen. Wenn aber ein Abnehmer auch Preß-
luft braucht, ist die Telemetrie nicht verwendbar; eventuell muß
man eben zentral messen. Wir glauben, daß z.B. ein sehr dünner
arterieller Katheter eigentlich wie eine Autobahn für Meßwerte
angesehen werden kann. Mit einem einzigen kleinen Katheter in
der a. brachialis kann man nämlich die Pulsfrequenz, den systo-
lischen und diastolischen Blutdruck, bald auch den arteriellen
PO$_2$ und, wenn sie unbedingt wollten, auch die Temperatur messen!
In England allerdings ist es bis dato noch nicht geregelt worden,
mit welcher Verantwortung die Einführung eines dünnen Katheters
in eine Arterie belastet ist. Soll man die intraarterielle Kanülierung zur Routine machen? Es gibt Krankenhäuser mit Serien von
2000 bis 3000 Punktionen ohne jegliche Komplikation, anderenorts
sind wieder von den letzten 13 Fällen 12 schief gegangen. M.E.
muß daher die Technik der intraarteriellen Kanülierung ausgebaut
werden und man muß Handwerkzeuge herstellen, mit deren Hilfe die
Geschicklichkeit des Arztes, die Arterie zu finden, nicht mehr
so groß zu sein braucht. In meinem Laboratorium beschäftigen wir
uns z.B. mit einem kleinen Gerät, das auf dem Prinzip des Ultra-
schalles arbeitet und mit dem es vielleicht möglich wäre, eine
Arterie auch mit weniger Geschick zu punktieren. Vielleicht kann
dann noch über Erfahrungen, Schwierigkeiten und die Frage der
Ethik bei intraarteriellen Punktionen diskutiert werden. Man muß
dabei natürlich wissen, welche Informationen man wirklich haben
will und welchen Wert diese Aussagen für den Patienten im Einzelfall besitzen - ich erinnere dabei an den "1600 Effekt!" Wenn
man tatsächlich über den intraarteriellen Katheter Meßwerte zu
bekommen glaubt, mit denen dem Patienten geholfen werden könnte,
dann wird man auch die vielleicht 0.0001 %ige Gefährdung des Patienten durch den Katheter in Kauf nehmen können. Wenn man hingegen bloß mißt, weil der Meßapparat herumsteht und dann auch
noch falsch gemessen wird, dann sollte man besser überhaupt davon
Abstand nehmen.

CRUL: Danke, Herr WOLFF. Die großen Lücken in der Biomedizinischen
Technik, speziell bei der Diagnostik, sind bis vor einigen Jahren
immer die Messungen von Kreislaufgrößen gewesen. Man ist jahr-
zehntelang nicht weiter als bis zu den Messungen von Druck und
Frequenz gekommen und erst in den letzten Jahren ist es möglich
geworden, auch den Flow und die Blutmengen, die den verschiedenen
Organen angeboten werden, genauso zu messen und dies eigentlich,
nämlich die Durchblutungsgrößen der lebenswichtigen Organe, wollen wir ja wissen. Wir hatten nun primär dazu Herrn OSYPKA, Basel
gebeten gehabt, uns seine Erfahrungen über neuere Techniken und

Probleme der Kreislaufüberwachung in der Anaesthesie mitzuteilen.
Leider ist er kurzfristig verhindert gewesen zu kommen und so
haben wir also dieses Thema auf die verschiedenen Mitglieder dieses Panels aufgeteilt. Darf ich daher zunächst Herrn OEHMIG bitten,über Probleme der Cardioimpedanzmessungen als Ausdruck des
Herzschlagvolumens zu sprechen. Diese Methode hat den großen Vorteil, nicht invasiv zu sein und in dieser Richtung würden wir
doch meistens gehen, wenn wir routinemäßig an die Messung von
Herzschlagvolumen oder peripherem Flow denken wollen.

ÖHMIG: Vielen Dank; ich muß zuerst gestehen, daß ich mit der eben
angesprochenen Technik zwar noch keine praktischen Erfahrungen
habe, mich allerdings theoretisch damit ein wenig beschäftigen
konnte. Wenn nun über Impedanzmessung im medizinischen Bereich
gesprochen wird, dann haben wir wieder einmal ein neues Fremd-
wort vor uns, von dem wir eigentlich zunächst nicht wissen, was
darunter genau zu verstehen ist. Eine kurze theoretische Bemerkung dazu: Wenn wir durch einen normalen elektronischen Widerstand, von einer Batterie aus getrieben, einen Strom hindurchflies-
sen lassen, kommt es entlang dieses Widerstandes zu einem Spannungs-
abfall. Legen wir jetzt an zwei beliebigen Stellen dieses Widerstandes ein Meßinstrument an, dann können wir damit eine Teilspannung abnehmen, die kleiner als die an diesem Widerstand anliegende Gesamtspannung ist. Ist nun die Größe dieses abgenom-
menen Widerstandsanteiles variabel, so bekommen wir naturgemäß am
Meßinstrument auch eine von der Änderung dieses Widerstandsanteiles
abhängige variable Spannung. Dieses Prinzip macht man sich nun bei
der Impedanzcardiographie auf eine raffinierte Art und Weise zu-
nutze.Wenn man sich um den menschlichen Körper eine ringförmige
Elektrode herumgelegt denkt und einen Strom einspeist, der hoch-
konstant ist, sich also mit Sicherheit nicht ändert und aus bestimmten Gründen der Polarisation eine Wechselspannung etwa in der
Größenordnung von 100 kHz, also 100.000 Schwingungen/sec., besitzt, so können wir analog zum eben erwähnten Beispiel aus diesem Stromkreis an zwei Kontaktstellen mit einem entsprechenden
Meßinstrument eine Teilspannung der angelegten Gesamtspannung
abgreifen. Im menschlichen Organismus vergrößert und verkleinert
sich nun das darin befindliche Herz mit seinen beiden Kammern
bei jedem Herzschlag. Die Füllung der beiden Kammern, das elektro-
lythaltige Blut, stellt nun einen bestimmten Widerstand dar, der
sich dem Füllungszustand der beiden Ventrikel entsprechend ändert.
Sind die Ventrikel voll, ist der Widerstand etwas niedriger, sind
sie entleert, steigt der Widerstand an. Am Meßinstrument bekommen
wir also Ausschläge, die in etwa der Füllungsänderung des Herzens
entsprechen. Wie kann man das nun kalibrieren bzw. eichen? Nun,
nach Auskunft der zuständigen Experten kann man offensichtlich
für unseren menschlichen Organismus einen bestimmten Grundwider-
stand als Erfahrungswert gegeben annehmen. Gibt man nun diese
Konstante in die Apparatur ein, so bekommt man dann allen Anschein
nach recht gute reproduzierbare Werte, die der aus dem Herzen
ausgeworfenen Blutmenge in Litern/min entsprechen. Wenn das nun
wirklich so funktioniert,wie es die Hersteller behaupten, dann
wäre dies, wie Herr CRUL schon sagte, eine wesentliche Bereiche-
rung unserer nicht invasiven Techniken. Von den invasiven Meßverfahren mehr und mehr zu nicht invasiven Techniken überzugehen,
erscheint mir ja der Trend augenblicklich überhaupt zu sein.

<u>CRUL</u>: Herzlichen Dank, Herr ÖHMIG. Am gestrigen Kongreßtag wurden ja schon die Erfahrungen der Düsseldorfer Gruppe mit der Impedanzcardiographie mitgeteilt. An unserer Intensivtherapiestation haben wir einige Monate mit Impedanzmessungen gearbeitet und gewisse Schwierigkeiten dabei beobachtet: zum einen werden die Messungen durch Atemschwankungen beeinflußt, die man allerdings durch Apnoe leicht ausschalten konnte, zum anderen führten aber die stündlichen Veränderungen des funktionellen Totraumes zu Null-Linien-Abweichungen, die die Auswertung erschwerten.

Die zweite Neuerung bei Zirkulations- bzw. Flowmessungen ist der <u>Ultraschall</u>. Einige von Ihnen haben vielleicht vor einigen Wochen den internationalen Ultraschall-Kongreß in Rotterdam, dem ein Symposium in Belgien vorausgegangen war, mitgemacht. Wenn man dort zugehört hat, konnte man zur Überzeugung kommen, daß der Ultraschall alle Probleme der Biomedizinischen Technik zu lösen imstande wäre. Dies ist zwar nicht so, Ultraschall-Meßmethoden haben sich aber außerordentlich schnell ausgebreitet und ich glaube, daß auch wir in der Anaesthesie und Intensivmedizin die Möglichkeiten der Ultraschall-Messungen und speziell der Flowmessungen nicht vernachlässigen dürfen. Ich möchte daher Herrn BAUM, der sich auch mit solchen Messungen befaßt hat, bitten, darüber zu berichten.

<u>BAUM</u>: Ich glaube, es ist am einfachsten, einmal das Grundprinzip dieser Methode darzulegen, mit der die Möglichkeit geschaffen werden soll, die Strömungsgeschwindigkeit in einem Blutgefäß extern, also z.B. transkutan, messen zu können. Man setzt dazu über dem Gefäß einen Transducer auf, der einen Schwingkristall und einen zweiten Empfänger, die beide in einem leichten Winkel zueinander stehen, enthält. Der Schwinger ist an einen Hochfrequenzgenerator, der ca. 5 MHz liefert, angeschlossen. Dies entspricht einem Signal im Bereich von Kurzwellensendern und wird natürlich zu Schwingungen dieses Schwingkristalls führen, die sich in das Gefäß hinein fortpflanzen. Trifft nun eine solche Schwingung auf ein Teilchen, so wird sie reflektiert, wobei das bekannte Dopplerprinzip zum Tragen kommt. Die am Teilchen reflektierte Frequenz entspricht dabei nicht mehr genau der Senderfrequenz, sondern weicht von ihr positiv oder negativ ab, je nachdem, ob sich das Teilchen vom Sender weg oder zu diesem hinbewegt. In einem Empfänger vergleiche ich sodann die Frequenzen von Sender und Empfänger miteinander und kann aus der Frequenzveränderung Rückschlüsse auf die Blutströmungsgeschwindigkeit ziehen. Leider geht in die entsprechende Formel auch noch der Cosinus α mit ein, es spielt also auch der Winkel, unter dem ich in das Gefäß hineinsehe, mit eine Rolle. Diese Methode ermöglicht es also, transkutan mittlere Strömungsgeschwindigkeiten zu messen. Nun ist aber die Strömungsverteilung über dem Gefäßquerschnitt sehr selten gleichmäßig, sie ist manchmal parabolisch verteilt und kann sich an Krümmungen ganz undefiniert verhalten. Die Information über die Strömung (z.B. 50 cm/sec) wäre also wesentlich wertvoller, wenn man aus dieser Messung auch die Gefäßdicke ablesen und damit Rückschlüsse auf die Strömungsmenge ziehen könnte. Eine in dieser Richtung verbesserte Methode, die dzt. allerdings erst sehr vereinzelt eingesetzt wird, verwendet ebenfalls das Dopplerprinzip. Es gibt aber dabei nur mehr einen einzigen Schwingkristall, der wechselnd als Sender oder als Empfänger fungiert.

Einmal sendet er also Impulse aus, in der nächsten Periode wirkt
er als Empfänger und empfängt sein eigenes Echo. Wenn wir jetzt
die Periodenfrequenz Sender-Empfänger dieses Schwingers ändern,
erhalten wir Informationen aus verschiedenen Tiefen des Gefäß-
querschnittes und können dann sehr wohl ein Strömungsprofil daraus ableiten. Gleichzeitig gibt die Gefäßwand ein ganz charakteristisches Reflexsignal, so daß man auf diese Weise auch den
Durchmesser des Gefäßes von außen ermitteln kann. Dies ist ein
sehr vielversprechendes nichtinvasives Verfahren, das aber in
der Klinik sicherlich noch einige Zeit brauchen wird, um wirklich
erprobte vergleichbare Werte zu geben.

<u>CRUL</u>: Danke, Herr BAUM. Diese Methoden werden auch an den großen
Gefäßen immer mehr angewendet, um die Strömung in der Aorta und
ihren Ästen quantitativ zu erfassen. Eine neue Anwendungsform
ergibt sich dabei für die Diagnostik nach Operationen am offenen
Herzen, wobei die Katheter schon während der Operation eingelegt
werden und postoperativ dann die Strömungsgeschwindigkeit in den
verschiedenen Ästen nachgewiesen werden kann.

Nun, obwohl <u>Blutdruckmessungen</u> auf eine lange Geschichte zurück-
blicken, haben sich auch hier in letzter Zeit vor allem durch
die verschiedenen Arten intravaskulärer Messungen neue Möglichkeiten ergeben. Auch auf diesem Gebiet hilft uns der Ultraschall
weiter. Man kann damit den Blutdruck nichtinvasiv genau und bis
in sehr niedrige Bereiche messen und es gibt heute verschiedene
Geräte, mit denen wir auf Ultraschallbasis auch bei Hypotension
und im Schock den Blutdruck bestimmen können. Auch hier machten
Bau und Zuverlässigkeit der Aufnehmer die größten Schwierigkeiten,
die aber mit neuen Methoden doch ziemlich gut überwunden werden
konnten. Wohin man die Aufnehmer in Bezug zur Arterie plaziert,
das ist noch ein wenig kritisch; da man aber nun an einem Aufnehmer arbeitet, der fast den ganzen Umfang der Gliedmaße umfaßt,
wird auch dieses Problem in der nächsten Zukunft vielleicht gelöst werden können.

Darf ich nun Herrn WOLFF bitten, über "<u>Neue Möglichkeiten der
intravaskulären Blutdruckmessung</u>" zu berichten und dabei speziell
auf die Probleme des Kalibrierens der intravaskulären Meßgeräte
einzugehen, was immer noch als eine der größten Schwierigkeiten
dieser Methodik angesehen werden kann.

<u>WOLFF</u>: Wie schon gesagt worden ist, gibt es noch ziemlich teure
Instrumente, mit denen man den Blutdruck elektrisch intravaskulär
messen kann. Ich habe vor einiger Zeit einen sogenannten neuen
catheter-tip-transducer gesehen, der eine Kalibration ermöglicht,
<u>während</u> er in der Arterie liegt. Der Nachteil ist aber nicht bloß
der Preis sondern auch die Tatsache, daß man nach erfolgter Einstellung dem Transducer immer glauben muß, was er sagt. Ich habe
einmal einen Transducer konstruiert, der aus einem Katheter besteht, an dessen Ende sich eine kleine Metallhaube befindet. In
diese Metallhaube ist eine Zunge nach Art eines vibrierenden
Mundharmonika-Elementes geschnitten. Auf der Innenseite dieser
Zunge befindet sich ein Silicon-strain-gage, das die Biegung dieser Zunge messen kann. Über das Ganze ist eine dünne, normalerweise straff anliegende Gummihaut gezogen. Wenn man nun diesen
Transducer in die Arterie einführt, dann herrscht auf der Innen-

seite der Gummihaut atmosphärischer Druck, der Blutdruck verbiegt
daher die Mundharmonikazunge, der Silicon-Transducer mißt den Grad
der Biegung und damit den Blutdruck. Will man den Nullpunkt registrieren, so bläst man etwas Luft hinein, der Gummizug dehnt sich
wie ein kleiner Ballon aus, es herrscht derselbe Druck auf beiden Seiten der Zunge, also innerhalb und außerhalb des Katheters,
und die Zunge befindet sich auf dem Nullpunkt. Durch verschieden
starken Sog am Rohr erzeugt man schließlich mehr oder weniger
relativen Überdruck von außen und kann so auch die Steilheit der
Druckkurve kalibrieren. Steilheits- und Nullpunktskalibrierung
sind während der intraarteriellen Lage des Katheters möglich.

Ein weiteres Prinzip, das man zwar nicht kalibrieren kann, ist
ein Einmal-catheter-tip-transducer (disposable), bei dessen Kon-
struktion fibre optic Fasern verwendet werden. Man teilt ein Bün-
del davon (vielleicht ein paar hundert) in zwei Zweige auf und
bringt am Vorderende einen kleinen biegsamen Spiegel aus dünnem
Glas oder aus auf einer Seite metallisiertem Plastik an. Wenn
man nun durch den einen Faserstrang Licht hineinwirft, dann ändert sich die Qualität des durch den anderen Strang herauskom-
menden meßbaren Lichtes, wenn sich der Spiegel etwas biegt. Man
hat also ein völlig nicht elektrisches Gerät vielleicht aus Plas-
tikfasern, das man sterilisiert kaufen und nach einmaliger Verwendung wegwerfen kann. Man könnte es, in der Theorie jedenfalls,
sehr klein, vielleicht 0,5 mm, machen. Eine der technischen
Schwierigkeiten ist es, den Spiegel in der richtigen Entfernung
(0,25-0,50 mm) vom Faserende und mit der richtigen Spannung anzu-
bringen. Wenn dies einmal gelöst ist und man das Gerät industriell
herstellen wird können, wird das m.E. diejenige Art von Kathetern
sein, die die größte Zukunft hat.

<u>CRUL</u>: Danke sehr, Herr WOLFF. Wir müssen ein wenig weitergehen,
denn die Biomedizinische Technik ist so umfangreich, daß wir mit
den Messungen für die Kreislaufüberwachung allein schon das ganze
Symposium füllen könnten.

Bevor wir zur Respiration übergehen, darf ich jedoch noch die
Meßtechnik der Muskelrelaxation zwischenschalten; eine Meßmethode,
die in der Anaesthesie zwar ziemlich vernachlässigt wurde, aber
dennoch sehr wichtig ist, da wir doch bei fast allen anaesthe-
sierten Patienten eine Muskelerschlaffung hervorrufen, deren Art
und Größe wir am Operationsende fast niemals richtig nachmessen.
Wenn wir dann den Patienten mit einer partiell gelähmten vor allem
Atemmuskulatur in den Aufwachraum der Intensivpflege überstellen,
so spielt dies bei nachzubeatmenden Patienten zwar keine wesentliche Rolle. Da aber die meisten unserer Patienten sich postoperativ doch auf ihre eigene Atmung verlassen müssen, erscheint es
mir außerordentlich wichtig, diese Art von Messung regelmäßiger am
Ende der Operation anzuwenden. Darf ich daher Herrn KRONSCHWITZ
bitten, uns über seine Erfahrungen bei der "<u>Messung der Muskelerschlaffung in der Anaesthesiologie</u>" zu berichten.

<u>KRONSCHWITZ</u>: Die Muskelaktivität des Patienten ist eine der phy-
siologischen Phänomene, deretwegen der Anästhesist wohl in erster
Linie bemüht wird, ehe der Operateur das Messer ansetzt. Den subjektiven Eindruck oder Ausdruck "der Patient spannt" wünscht man
nun aber zu objektivieren, zu widerlegen oder gar nicht erst aufkommen zu lassen.

Wenn wir von Muskelerschlaffung sprechen, müssen wir medikamentöse Muskelrelaxation und hyperventilatorische hypokapnische
Muskelerschlaffung streng auseinanderhalten (Abb. 1), müssen unterscheiden zwischen der Unmöglichkeit, den Muskel zu erregen
und dem Ausbleiben einer neuromuskulären Erregung (9). Im Schlaf
z.B. wird die Extremitätenmuskulatur nicht erregt, bei passiver
Hyperventilation wird schließlich das Zwerchfell nicht erregt,
das bedeutet, die entsprechende Muskulatur ist erschlafft, ent-
spannt. Gelähmt, relaxiert ist die Muskulatur aber, wenn sie bei
einer Leitungsanästhesie oder bei der Anwendung eines die neuro-
muskuläre Übertragung blockierenden Pharmakons, z.B. Curare, über
den motorischen Nerv nicht erregt werden kann.

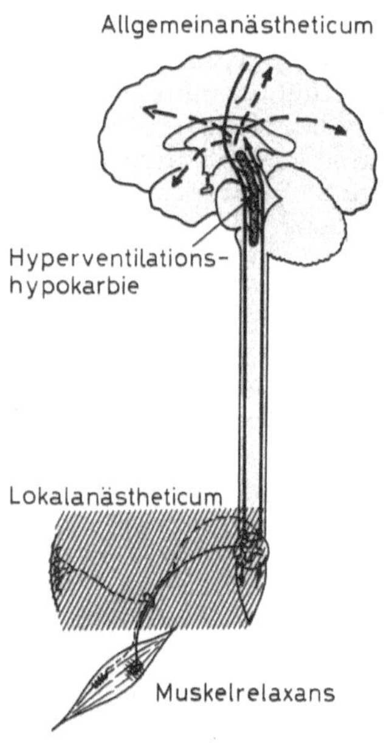

Abb. 1. Muskerschlaffung kommt
durch unterschiedliche Einwirkung der angewendeten Medikamente bzw. Methoden an ganz
verschiedenen Stellen der Lei-
tungsbahn Rezeptor-ZNS-Muskel-
zelle zustande

Die Messung der Muskelerschlaffung, wir verwenden seit 1966 den
Ausdruck "Relaxometrie" (7), ist auf zweierlei Weise möglich (Ta-
belle 1): Die Reizantwort des Muskels, die Kontraktion, wird als
Mechanogramm oder als Elektromyogramm registriert, wobei physio-
logische Reize oder nicht-physiologische, vorwiegend elektrische
Reize angewandt werden.

Als klassische, groborientierende Labor-Methode der Relaxometrie
könnte man den "head drop" beim Kaninchen bezeichnen.

Die Bestimmung der Greifkraft und der Vitalkapazität sind Methoden für vergleichende Untersuchungen im Selbstversuch, eine Labor-Methode, bei der die Reizintensität auf die Willkürmotorik
nicht vergleichbar und die Reizantwort nicht gut objektivierbar
sind.

Tabelle 1. Möglichkeiten einer "Relaxometrie"

Reiz	Registrierung als	
	Mechanomyogramm	Elektromyogramm
physiolog. Reizung	head drop	Zwerchfell- u. Bauchdeckenmyographie
	Greifkraft u. VK	Elektrookulographie
Elektro-stimulation	Froschversuch Meßanordnung von UNNA etc. MAPLESON und MUSHIN BROWN POULSEN etc. BARK KATZ CHURCHILL-DAVIDSON ↓ FOITZIK etc.	integr. EMG

Die Zwerchfell-Myografie ist eine sehr empfindliche, in der herkömmlichen Art rein qualitative Registriermethode (3). Die Elektroden sind leicht im Zwerchfell zu plazieren (Abb. 2).

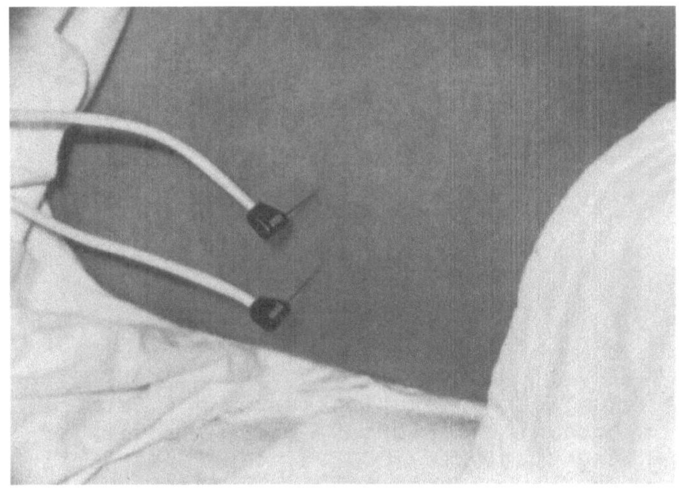

Abb. 2. Elektromyografie des menschlichen Zwerchfells mit 2 transkutanen (blind-) eingestochenen konzentrischen Nadelelektroden (DISA)

Gelegentlich hatten wir Schwierigkeiten, die Elektroden über eine
längere Zeitspanne gut plaziert zu halten. Bei der Zwerchfell-
myografie sind wir ebenfalls von physiologischen Reizen, dem CO_2-
Reiz auf das Atemzentrum, abhängig, die bei Hyperventilationshypokarbie ausfallen (Abb. 3). In diesem Zusammenhang sei ver-
merkt, daß unter Hypokarbie auch die Schaltstellen in der For-
matio reticularis des Zwischenhirns gedämpft werden. Die affe-
renten Erregungen für den Muskeltonus werden also teilweise blok-
kiert und die von zentral hemmenden Einflüsse auf Willkürmotorik,
Reflexabläufe und Muskeltonus überwiegen (<u>1</u>, <u>5</u>). Es besteht Ten-
denz zur Muskelerschlaffung. Wenn wir ohne endexspiratorische

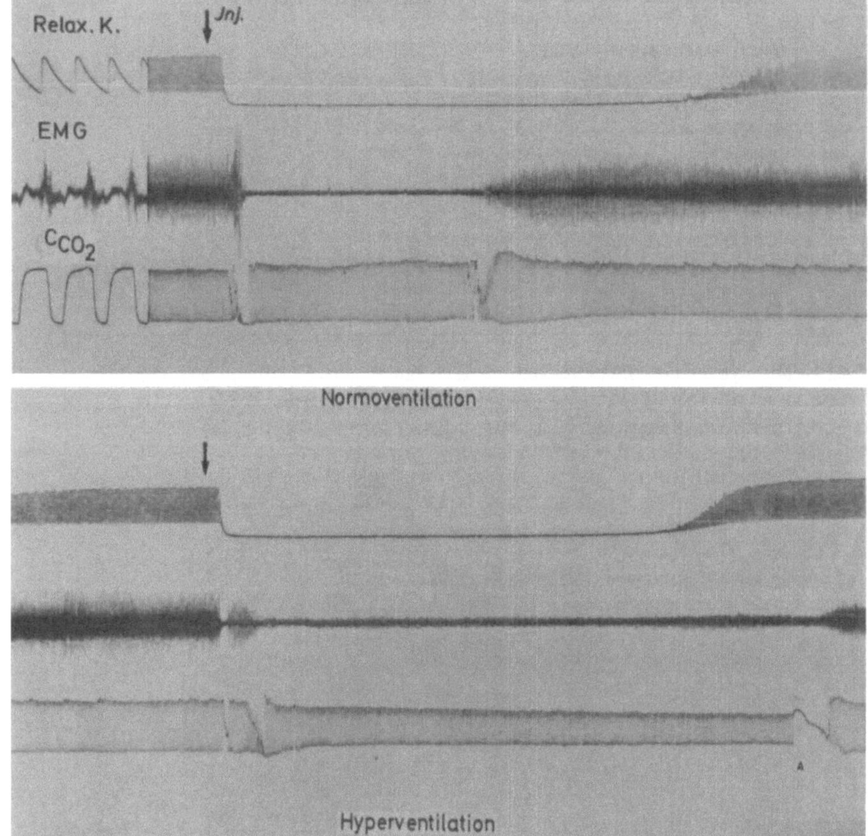

Abb. 3. Synchrone Aufzeichnung der Relaxationskurven von Extremitätenmuskulatur (Mechanomyogramm) und Zwerchfell (EMG) sowie der
endexspiratorischen CO_2-Konzentrationen (CCO_2) unter Normo-Venti-
lation (Kurve 1-3) und unter Hyperventilation (Kurve 4-6): Das
Zwerchfell-EMG fällt unter Hyperventilationshypokarbie trotz Ab-
klingen der Extremitätenmuskelrelaxation solange aus, bis der pCO_2
im Blut infolge Apnoe (A) wieder auf die Reizschwelle des Atem-
zentrums angestiegen ist

CO$_2$-Kontrolle arbeiten, kann der Ausfall des Zwerchfell-EMGs nicht
bedeuten, daß das Zwerchfell relaxiert ist. Es kann dennoch neuro-
muskulär erregbar sein!

Mit der Elektrookulografie (<u>10</u>, <u>11</u>) werden die Führungsbewegungen
beider Augen elektrisch aufgezeichnet (Abb. 4). Da die äußeren
Augenmuskeln am empfindlichsten auf Muskelrelaxantien reagieren,
sind relaxometrische Untersuchungen mit kleinen Dosen möglich
(Abb. 5.) und werden nicht durch andere Medikamente gestört. Es
handelt sich um eine aufwendige Labormethode, die eine Kooperation der Versuchsperson voraussetzt!

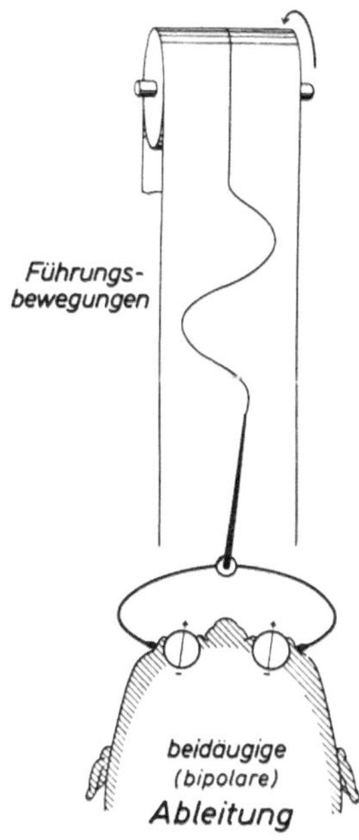

Abb. 4. Elektrooculografie: Elektrische Ableitung und Aufzeichnung
der horizontalen Augenbewegung als
Führungsbewegungen eines Licht-
punktes (schematische Darstellung
nach G. MACKENSEN, F. Schwarzer-
Sonderheft 1957)

In der klinischen Anästhesiologie können wir auf eine solche Mitarbeit des Patienten nicht zählen. Auch werden physiologische
Reize durch weitere Medikamente oder Maßnahmen ungünstig beeinflußt. Deshalb verwendet man nichtphysiologische Reize, die indirekte Elektrostimulation des Muskels mit Gleichspannungsrecht-
eckimpulsen von gleicher Strom-Intensität und -Dauer.

Die klassische Anwendung dieser Methode ist der Versuch von CLAU-
DE BERNARD am Frosch.
Wir können sub- und supramaximal reizen. Für vergleichende Untersuchungen muß man supramaximal reizen, sollte dann aber nur Ober-
flächenelektroden verwenden. Bei submaximaler Reizung können meß-
bare Änderungen des Übergangswiderstandes an den Elektroden zu
Fehldeutungen relaxometrischer Befunde führen.

Auf eine Registrierung des Mechanogramms verzichtet CHURCHILL-
DAVIDSON ganz; er ist überzeugt, daß man jedem Anästhesisten
alles glaubt, was nur er sieht (Abb. 6).
MUSHIN und Mitarbeiter (<u>12</u>, <u>13</u>) verwendeten bei ihren ersten

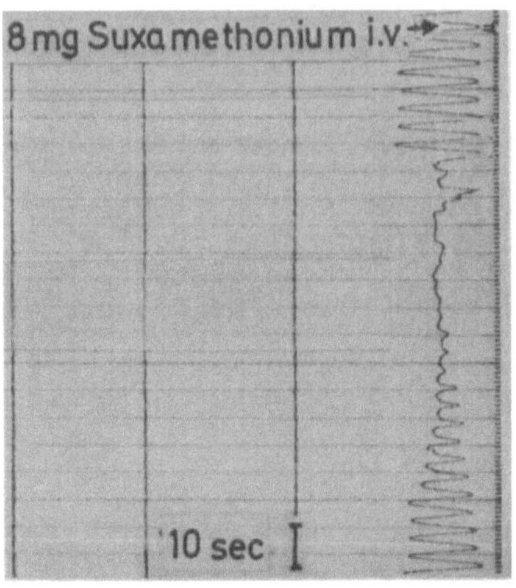

Abb. 5. 48 Sekunden dauernder Ausfall der horizon-
talen Augenbewegungen nach
8 mg Suxamethonium i.v.
(Registrierung als Elek-
trooculogramm A)

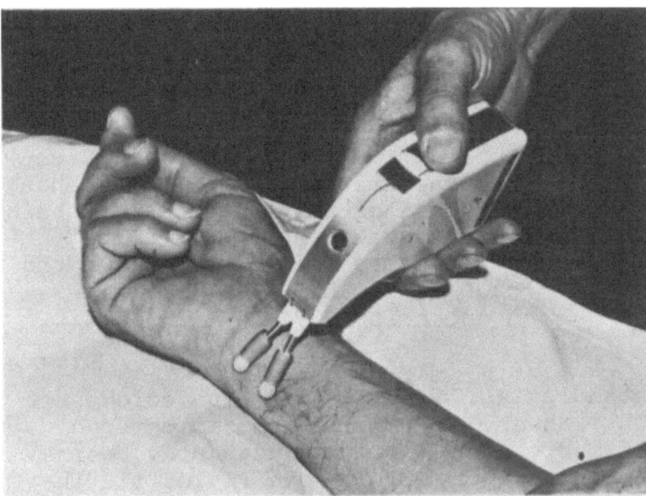

Abb. 6. Handgelenknahe Reizung des N. ulnaris mit dem Nervensti-
mulator nach CHURCHILL-DAVIDSON (2) führt bei intakter neuromus-
kulärer Übertragung zur Beugung des 5. (und 4.) Fingers

Untersuchungen eine rein mechanische Registrierung, wir eine
pneumatische(Abb. 7). Später wurden nur noch mechano-elektrische
Wandler benutzt.

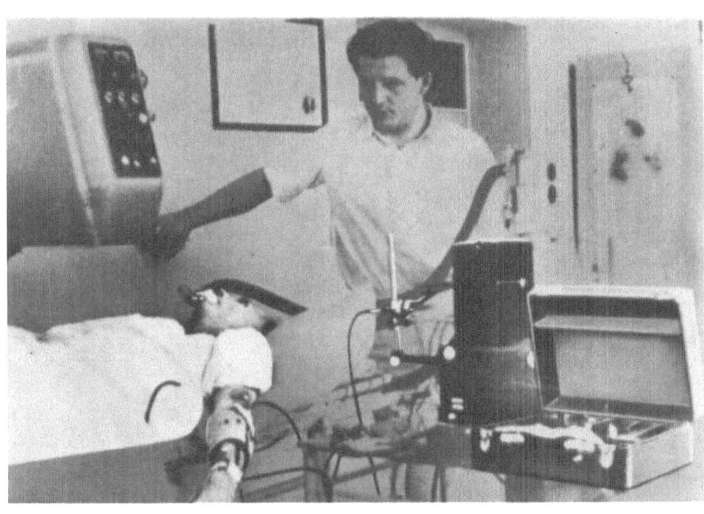

Abb. 7. Pneumatische Übertragung der Muskelkontraktion (= Volumen-
zunahme der Muskelbäuche) im Bereich des Unterarmes nach Reizung
des N. radialis, Registrierung auf Rußkymographien (eigene Anord-
nung 1956)

Strebt man an, isometrische Muskelkontraktionen, z.B. im Bereich
des Unterarms (Abb. 8), des Thenar oder Hypothenar zu messen, so
kann man den Relaxationserfolg nur qualitativ, nicht quantitativ
auswerten. "Wie teilweise" die untersuchte Muskelgruppe relaxiert,
ist, hatten wir in der Klinik auch nur selten, z.B. bei Myasthenia
gravis zu beantworten. Hier gibt nur die "quasi-isotonische" Messung, z.B. mit einem Biegestab oder Dehnungsmeßstreifen (Abb. 9),
vergleichbare Werte (4).

Die Muskelkontraktion bzw. -Relaxation nach indirekter Reizung
kann auch elektromyografisch gemessen werden. Sinnvoll ist aber
nur die Registrierung als integriertes EMG, das bei sich isome-
trisch kontrahierendem Muskel seiner Spannung entspricht (6).
Der apparative Aufwand ist sehr groß. Er steht nach Angaben in
der Literatur kaum in einem rechten Verhältnis zur relaxometri-
schen Aussage.

Dieser Überblick zeigt, daß die Muskelrelaxation in der Anästhesiologie gut mit dem Mechano-Myogramm nach indirekter elektrischer Muskelreizung zu messen ist. Langzeitstudien zeigen, daß
eine Muskelrelaxation unter bestimmten Bedingungen nicht erforderlich ist, sondern daß die hypokapnische Muskelerschlaffung
bzw. eine Teilrelaxation + Muskelerschlaffung ausreichen (Abb. 10).
Die hypokapnische Muskelerschlaffung ist nur mit dem EMG und
selbst dann nicht befriedigend zu kontrollieren und sie kann von
einer reflektorischen Muskelkontraktion durchbrochen werden. So
ist die Relaxometrie als Methode, sich über den Grad der Muskelrelaxation zu orientieren, sicher gut geeignet (8). Um aber den
Injektionszeitpunkt für eine neue Relaxansdosis zu bestimmen,

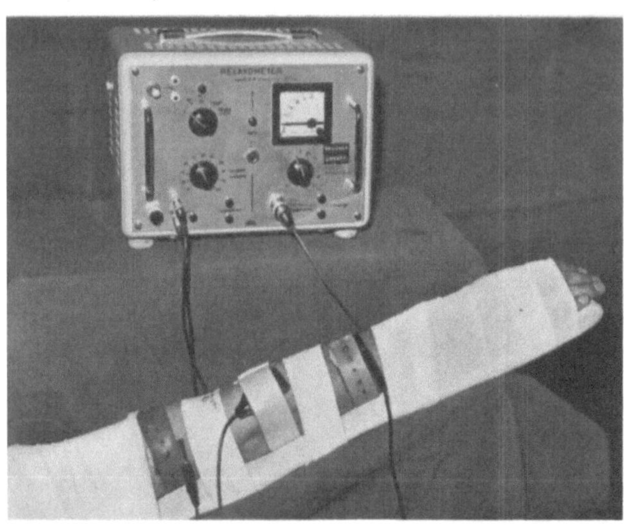

Abb. 8. Relaxometer nach BARK. Linke Gerätehälfte: Reizgenerator,
rechte Gerätehälfte: Anzeigeteil. Vorn Plattenreizelektroden am
Ober- und Unterarm, dazwischen der Infraton-Pulsabnehmer nach
BRECHT als mechanoelektrischer Wandler

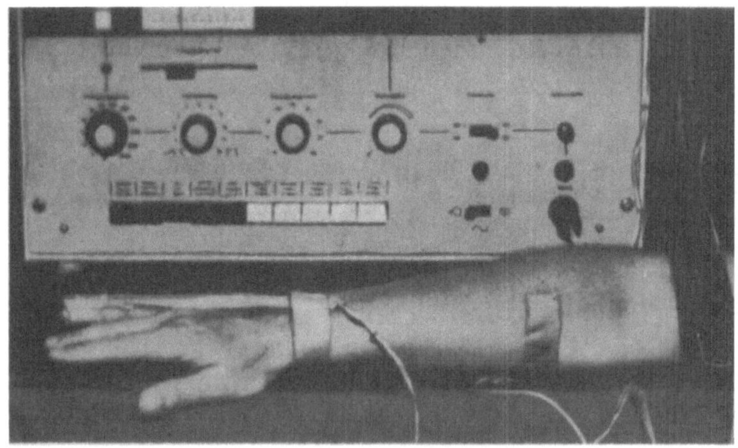

Abb. 9. Dehnungsmeßstreifen als mechanoelektrischer Wandler (An-
ordnung nach FOITZIK und Mitarb.

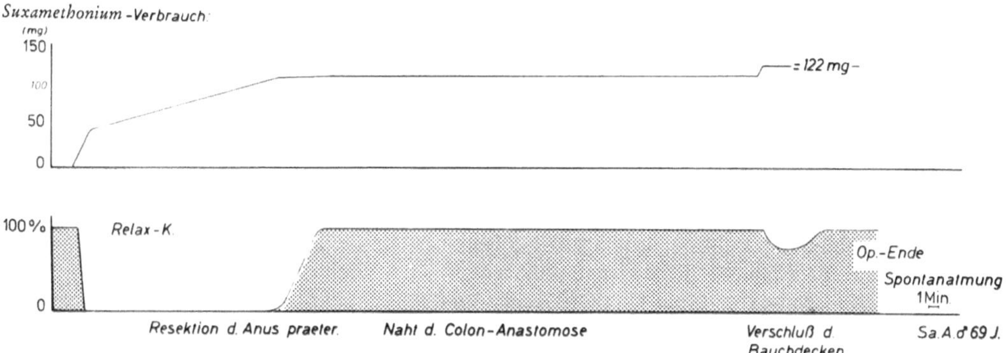

Abb. 10. Schematische Wiedergabe der Relaxationskurve, aufgezeichnet während der Allgemeinanästhesie für den operativen Verschluß
eines Anus praeter nat. transvers. Obere Kurve: Suxamethonium-
Verbrauch in mg bei Verabreichung im i.v.-Dauertropf, untere Kurve: Relaxationskurve. Nach anfänglicher Muskelrelaxation und Hyperventilation wird die Relaxanszufuhr gestoppt. Die elektrische
Muskelerregbarkeit kehrt zurück, aber die Bauchdeckenerschlaffung
infolge Hyperventilationshypokarbie reicht für die Naht der Anastomose aus

ist sie dann von zweifelhaftem Wert, wenn man zusätzlich die hypokapnische Muskelerschlaffung in sein Anästhesiekonzept einbaut
und ausnutzt. Vielleicht ist das der Grund, weshalb die Relaxometrie bisher keine Routinemethode der klinischen Anästhesie werden konnte, sondern nur bei wissenschaftlichen Fragestellungen
angewendet wird.

Zusammenfassung

Muskelentspannung kann beobachtet werden, wenn die neuromusku-
läre Verbindung mit einem Pharmakon unterbrochen ist oder wenn
die Erregung des Muskels im tiefen Schlaf oder bei der Hyperventilationshypokarbie ausbleibt. Zur Unterscheidung dieser beiden Formen der Muskelentspannung und zur Kontrolle der Muskelrelaxation eignet sich die Relaxometrie.

Das Zwerchfell-EMG als Relaxometrie ist die empfindlichste, zugleich die aufwendigste Methode, dagegen sind die Muskelkontraktionen nach indirekter Elektrostimulation als Mechanomyogramm
in der Klinik gut zu registrieren, die Aussage aber ist begrenzt.

Die hypokapnische Muskelentspannung kann einen großen Anteil an
der intraoperativen Entspannung des Patienten haben. Sie ist mit
keiner Methode der Relaxometrie zuverlässig zu erfassen.

CRUL: Vielen Dank, Herr KRONSCHWITZ. Hier gibt es noch ein wichtiges Problem für die Zukunft: das Mechanogramm der peripheren
Muskeln ist bis heute noch immer die einzige Routinemaßnahme der
Relaxationsmessung. Ein Zusammenhang zwischen der Erschlaffung
peripherer Muskeln und des großen Respirationsmuskels Zwerchfell

ist aber nicht immer gegeben. Es müßte also doch eine Methode
gefunden werden, mit der man quantitativ und einfach auch die
Kontraktionen des Zwerchfells während und nach der Operation
messen könnte.

Elektromyographische Messungen sind zwar technisch schon möglich,
werden aber nicht nur, wie gezeigt wurde, durch Muskelrelaxantien
sondern auch durch andere Faktoren wie Hyperventilation, Manipulation an den Eingeweiden, andere Medikamente und Temperaturver-
änderungen beeinflußt. Ich glaube daher, daß eine mechanische
Messung der Zwerchfellbewegungen auch für die klinische Anaesthesie sehr wünschenswert wäre. Im Tierversuch an der Katze haben wir in unserem eigenen Labor eine solche Methode schon aus-
gearbeitet: wir haben einen Faden durch den Oesophagus hindurch-
gezogen, ihn am Zwerchfell fixiert und rein mechanisch damit die
Zwerchfellbewegungen gemessen. Selbstverständlich ist dies beim
Menschen nicht möglich, da eine Perforation des Zwerchfelles damit verbunden wäre. Jedenfalls ist die Methode aber im Tierversuch ohne Anstechen der Pleura durchführbar und wird ein physiologischer Ablauf der Atmung durch die Technik der Methode nicht
gestört. Es wird für Kliniker und Ingenieure eine der Aufgaben
der Zukunft sein, eine solche Art mechanischer Messung der Zwerchfellbewegungen auszuarbeiten.

Wir werden uns nun im letzten Teil des Panels mit den Messungen
der Respiration beschäftigen. Hier scheint etwas schon gelungen
und zum Durchbruch gekommen zu sein, was in den meisten übrigen
Sparten der Biomedizinischen Technik noch nicht erreicht worden
ist: nämlich die Ergebnisse der Messungen in einer Art "on line-
Verfahren" unmittelbar auch für die Therapie verwerten zu können;
eine feed-back-Automatisierung, die bisher in der Biomedizinischen Technik kaum möglich war. Herr ERDMANN und Mitarbeiter werden uns über "Klinische Einsatzmöglichkeiten der Continuous Blood-
Gas-Controlled-Ventilation (CBC-Ventilation)" berichten. Herr
ERDMANN bitte!

ERDMANN: Die atmungsregulierenden Mechanismen des gesunden Menschen stellen die alveoläre Ventilation so ein, daß der arterielle Kohlensäuredruck nur innerhalb eines engen Partialdruck-
bereichs variiert. Selbst ein vermehrter Kohlensäureanfall bei
gesteigertem Energiestoffwechsel führt bis zu submaximalen Be-
lastungsbereichen nicht zu Änderungen des in Ruhe gemessenen
arteriellen Kohlensäuredrucks, da die alveoläre Ventilation entsprechend gesteigert wird. Auch bei äußerer Kohlensäurezufuhr
wird dieser Regelvorgang nicht unterbrochen. Inspiratorische CO_2-
Konzentrationen von 2 Vol.% CO_2 verursachen keinen arteriellen
Kohlensäurepartialdruckanstieg, erst CO_2-Konzentrationen, die
4 Vol.% übersteigen, führen zu 4 Torr überschreitenden Partial-
druckanstiegen (18). Sollwertverstellungen der Regelgröße, des
arteriellen Kohlensäurepartialdrucks, sind möglich, jedoch erfolgt dann ebenso eine enge Regelung, z.B. bei Höhenexposition
um einen hypokapnischen $p_{a_{CO_2}}$-Wert.

Die durch diese Regelvorgänge bedingte weitgehende Konstanz des
arteriellen Kohlensäuredrucks erscheint biologisch sinnvoll, da
dadurch Änderungen des Säure-Basenhaushalts vermieden werden, die
ohne kompensatorische Eingriffe die zellulären Funktionen stören

könnten. Eine dem Stoffwechsel nicht angepaßte Atmung, die bei
pulmonalen und extrapulmonalen Erkrankungen beobachtet wird, gefährdet den Patienten durch eine Vielzahl pathologischer Organfunktionen (14,15,16,18). Die dann eingeleitete Beatmung korrigiert die Ventilation meist soweit, daß der arterielle Kohlensäuredruck normalisiert wird. Es ist aber zu bedenken, daß die
patienteneigene, wenn auch in ihrer Funktion überspielte Regelung der Atmung durch eine apparative Steuerung übernommen wird.
Bei der heute üblichen Überprüfung der Ventilationseinstellung
durch wiederholte punktuelle Messungen des arteriellen Kohlensäuredrucks läßt sich daher nicht vermeiden, daß sich z.B. bei
schnell sich ändernden pulmonalen Krankheitssituationen zwischen
zwei Messungen hypo- oder auch hyperventilatorische Perioden
einstellen.

Um auch in diesen schwierigen Beatmungssituationen eine normo-
ventilatorische Einstellung zu gewährleisten, haben wir ein Be-
atmungssystem entwickelt, das in vereinfachter Weise die biolo-
gische Regelung durch eine externe Regelung ersetzt (18). Eine
intraarteriell eingeführte p_{CO_2}-Katheterelektrode (Fa. General
Electric) dient als Fühler in diesem Regelkreis. (Abb. 1) Die
dem kontinuierlich gemessenen arteriellen Kohlensäuredruck entsprechende Spannung läuft in ein digital anzeigendes p_{CO_2}-Meß-
gerät ein; gleichzeitig wird diese Spannung, die dem jeweiligen
Pa_{CO_2} -Istwert entspricht, in einem Regler, einem elektronischen

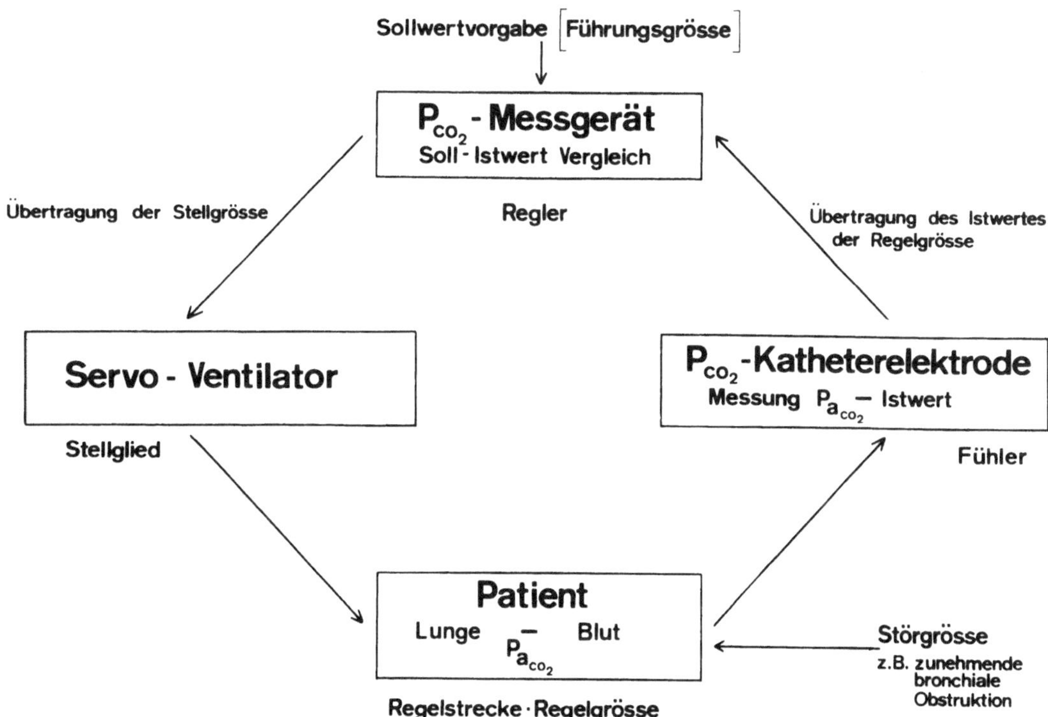

Abb. 1. Schematische Darstellung der Pa_{CO_2}-geregelten automatischen
Ventilation

Schaltsystem, mit einer Referenzspannung verglichen. Diese variabel einstellbare Referenzspannung entspricht dem $p_{a_{CO_2}}$-Sollwert
des Regelkreises. Die aus dem Soll-Istwertvergleich resultierende
Spannungsdifferenz regelt nun die Ventilationsvorgabe eines mit
Servo-Ventilen arbeitenden Beatmungsgerätes (Servo-Ventilator der
Firma Siemens, Erlangen) so lange nach, bis sich bei minimaler
Regelabweichung der extern vorgegebene $p_{a_{CO_2}}$-Sollwert und der
$p_{a_{CO_2}}$-Istwert des Patienten entsprechen.

Die p_{CO_2}-Katheterelektrode, das störanfälligste Glied des Regelkreises, arbeitet nach dem Severinghaus-Prinzip. Nach Angaben der
Lieferfirma wird die Elektrode, die in einen mit O,9% NaCl gefüllten Halm eintaucht und in einem sterilen Plastikbeutel verpackt
ist, 48 Stunden äquilibriert und dann in einem Wärmeblock unter
BTPS-Bedingungen kalibriert. Dieses zeitlich aufwendige Verfahren
haben wir durch ein selbst entworfenes Eichsystem ersetzt, das die
Äquilibrierzeit wesentlich verkürzt und die Eichung vereinfacht:
ein aus einer Gasmischanlage (Fa. AVL-AG, Bad Homburg v.H.) strömendes, konstantes 4 Vol.% CO_2-Luftgemisch wird in Fritten unter
BTPS-Bedingungen wasserdampfgesättigt und gelangt schließlich in
den Boden eines auf 37°C thermostatisierten Messingbehälters, in
dem von oben die nur noch im Halm befindlichen Elektroden eingebracht sind. Die Einstellzeit der Elektrode unter Meßbedingungen, die zusammen mit anderen Kenndaten in Tabelle 1 aufgeführt ist, ist so bemessen, daß auch schnelle Änderungen des arteriellen Kohlensäuredrucks ohne größere zeitliche Versetzungen

Tabelle 1. Kenndaten der P_{CO_2}-Katheterelektrode (Fa. General
Electric)

Parameter	Zeit
Äquilibrierzeit der Elektrode im Halm und Kunststoffbeutel	48 Std.
90% Einstellzeit der Elektrode im Halm ohne Kunststoffbeutel	
p_{CO_2}-Sprung von O auf 45 Torr	6,1 $\pm$ 1,3 Std.
p_{CO_2}-Sprung von 45 auf O Torr	5,2 $\pm$ O,7 Std.
90% Einstellzeit der Elektrode ohne Halm	
in vitro (O,9% NaCl) p_{CO_2}-Sprung von O auf 45 Torr	52 $\pm$ 3 sec
p_{CO_2}-Sprung von 45 auf O Torr	35 $\pm$ 3 sec
unter Meßbedingungen (inspiratorischer CO_2-Sprung)	67 $\pm$ 12 sec
Meßgenauigkeit (im Vergleich mit der CO_2-Elektrode des IL-Gerätes)	$\pm$ 3 sec

gemessen und im Verbund mit dem Beatmungsgerät durch entsprechende Nachstellungen der Ventilation berichtigt werden. Die Meßgenauigkeit der Elektrode beträgt $\pm$ 3 Torr, wie vergleichende Messungen mit bekannten Methoden (OKB; CO_2-Elektrode des IL-Gerätes) ergaben. Fehlmessungen, die diesen Streubereich überschritten, traten nur dann auf, wenn die Elektrode beim Einführen in den Katheter oder durch Bewegungen des Patienten mechanisch lädiert wurde. Derartige Fehlmessungen waren an brüsken, stets sehr hohen CO_2-Partialdrucken zu erkennen. Eine Drift der Elektrode konnte auch bei längerem Einsatz (maximale Einsatzdauer bisher 48 Std.) nicht beobachtet werden, allerdings ist unter diesen Bedingungen eine Verlängerung der Elektrodeneinstellzeit nicht zu vernachlässigen, die offensichtlich durch Fibrinbeschläge an der Elektrodenmembran verursacht wird.

Im Regelkreis der automatischen Ventilation werden die dem jeweiligen p_{aCO_2} entsprechenden Potentiale einem elektronisch arbeitenden Regler zugeleitet. In diesem Regler erfolgt ein Spannungsvergleich mit einem von einer Widerstandskette erzeugten p_{aCO_2}-Sollwert. Die Spannungsdifferenz zwischen Soll- und Istwert, die sog. Regelabweichung, läuft zur Referenzsignalerzeugung des Servo-Ventilators. Setzen wir voraus, daß ein höherer als dem Sollwert entsprechender arterieller Kohlensäurepartialdruck gemessen wurde, so wird in diesem Falle das Referenzsignal des Beatmungsgerätes so modifiziert, daß das ausgehende Steuersignal den Stufenmotor des inspiratorischen Servo-Ventils so einstellt, daß dieses weiter geöffnet wird und das Flußvolumen damit ansteigt.

Die geschilderte Arbeitsweise des Regelkreises läßt sich am besten demonstrieren, wenn Sollwertstellungen des Reglers vorgenommen werden. Abb. 2 zeigt das Verhalten des kontinuierlich gemessenen arteriellen Kohlensäuredrucks (untere Kurve) und des

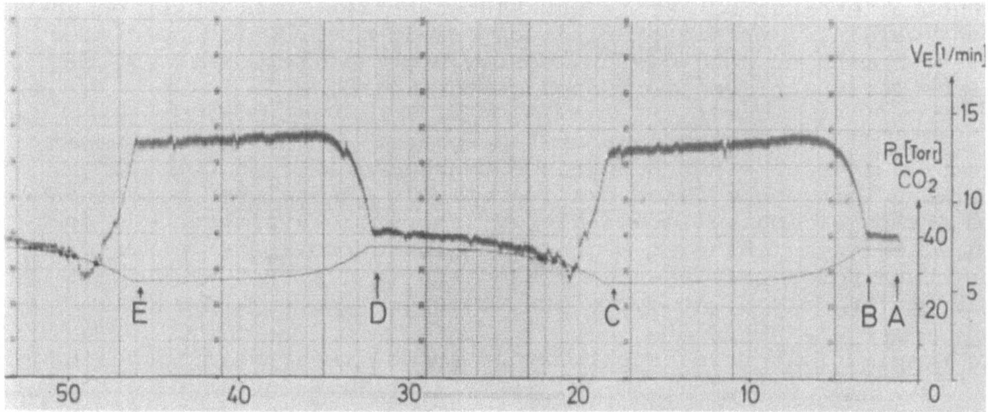

Abb. 2. Übergangsverhalten der Ventilation $\dot{V}_E$ (obere Kurve) und des arteriellen CO_2-Partialdrucks p_{aCO_2} (untere Kurve) bei automatischer Ventilation. Einzelheiten siehe Text

Atemminutenvolumens (obere Kurve) bei einem solchen Manöver: bei
B wird am Regelglied eine Sollwertverstellung vorgenommen. Der
Sollwert soll anstatt des bisherigen p_{CO2} = 36 Torr nunmehr p_{CO2} =
27 Torr betragen. Mit einer durch die Totzeit der einzelnen Glie-
der des Regelkreises bedingten Verzögerung beginnt der Ventilator
bei konstant eingestellter Atemfrequenz das Atemvolumen zu steigern, so daß das Atemminutenvolumen V_E ansteigt. Nach einem Über-
schwingen der Ventilatoren, das dem Verhalten eines biologischen
Regelkreises entspricht, stellt der Ventilator ein Atemminutenvolumen ein, das der p_{CO2}-Sollwertvorgabe entspricht. 11 Minuten
nach Umschalten des Sollwertes entsprechen sich Soll- und Istwert, wie die arterielle CO_2-Partialdruckregistrierung ausweist.
In der Folge werden Sollwertverstellungen in verschiedener Richtung ausgeführt.

Diese Form der automatischen Ventilation haben wir bisher bei
11 Patienten eingesetzt. Obwohl die Einsatzdauer schon 48 Stunden betrug, müssen noch weitere Untersuchungen (konstante Einstellzeit, Vermeiden einer mechanischen Läsion der Elektroden-
spitze) durchgeführt werden, bis diese Beatmungsform routinemäßig
empfohlen werden kann.

CRUL: Schönen Dank, Herr ERDMANN. Auch die Meßtechniken von Blutgaswerten, die meist nur in Minuten- bis Stundenintervallen vorgenommen werden konnten, haben sich in letzter Zeit durch den
vermehrten Einsatz des Massenspektrometers bei Blut- und Atemgasmessungen erheblich verbessert. Es freut uns, zwei Kollegen
bei uns zu haben, die mit solchen Messungen in letzter Zeit Erfahrungen sammeln konnten und uns darüber kurz berichten werden.
Darf ich zunächst Herrn LOTZ zu seinem Diskussionsbeitrag über
Atemgasmessungen, "Die Möglichkeiten der Respirations-Massen-
spektrometrie bei der Überwachung von Beatmungspatienten" bitten.

LOTZ: Durch Messung der arteriellen Blutgase erhält man Auskunft
über den Beatmungseffekt, die Überwachung der arteriellen Blutgase ist deswegen unerläßlich. Über Störungen des Gasaustausches
können allerdings mit Hilfe der Blutgasanalyse erst Aussagen gemacht werden, wenn diese Störungen bereits sehr weitgehend sind.
Außerdem kann an Hand dieser Messung nicht differenziert werden,
welche Teilfunktionen der Lunge gestört sind.

Im Sinne des Patienten kann aber gefordert werden, seine Lungenfunktion im Lauf einer Langzeitbeatmung häufiger zu überwachen.
Das kann weitgehend durch exspiratorische Gasanalysen geschehen.
Die Atemphysiologie liefert hierzu zahlreiche Verfahren. Es sollten allerdings neben der Möglichkeit zu Kontrolle der endexspiratorischen Konzentrationen von Atemgasen in gleicher Weise Test-
gase wie Argon, N_2O, Azetylen usw. gemessen werden können.

Das Respirations-Massenspektrometer kommt dieser Meßaufgabe in
idealer Weise entgegen. In der Atemphysiologie ist es bereits
weitverbreitet und hat nunmehr einen Grad technischer Reife er-
langt, der seinen Einsatz auch in der Intensivmedizin angezeigt
erscheinen läßt. Fortschritte auf dem Gebiete der Hochvakuumtech-
nik und der Elektronik haben das Gerät betriebssicherer, wartungs-
ärmer und kompakter gemacht. Die Vorzüge des Respirations-Massenspektrometers liegen in der Schnelligkeit der Anzeige, der hohen

Meßgenauigkeit und Meßempfindlichkeit und der Möglichkeit, mehrere Gase simultan zu messen.

Zur Messung wird dem Atemstrom des Patienten ein kleiner konstanter Teilstrom von 0.1 bis 1 ml pro Sekunde kontinuierlich entnommen und dem Analysator zugeführt. Zum Meßprinzip (Abb. 1) ist zu sagen: Die Gasprobe wird über eine Kapillare von etwa 2 m Länge in das Gerät eingelassen, der Gasstrom gelangt dann in das Hochvakuumsytem des Gerätes, wo ein Druck von 10^{-5} bis 10^{-7} Torr herrscht und wo die Gasmoleküle quer zu ihrer Einlaßrichtung durch Elektronen beschossen und in positive Ionen umgewandelt werden. Durch Anlegen einer Gleichspannung an diese Ionisierungskammer bekommen sie eine Beschleunigung und fliegen dann, nachdem man sie noch gebündelt hat, durch entsprechende elektronische Linsen in eine Trennvorrichtung, die durch ein magnetisches Sektorfeld dargestellt wird. Durch dieses Feld erhalten die Ionen eine Ablenkung im Sinne einer Kreisbahn, deren Bahnradius sich bei gleicher Ladung proportional zur Masse dieser Ionen verhält. Es handelt sich also um eine Trennung der verschiedenen Substanzen nach ihrer Masse, daher der Name "Massenspektrometer". Am Ende dieser Flugbahnen der verschieden schweren Ionen befinden sich Auffänger, im Prinzip Metallplättchen, die die Ionen einsammeln. Die winzigen Ionenströme erzeugen eine Aufladung der Metallplättchen, diese Ladung wird über einen sehr hochohmigen Widerstand abgeführt, die Spannung über diesem Widerstand wird abgegriffen, verstärkt und ist dann proportional dem Partialdruck des Gases am Einlaßsystem.

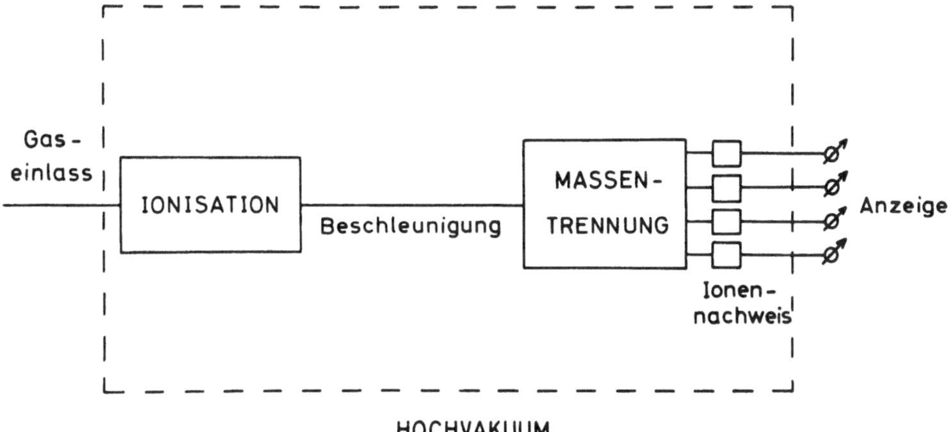

Abb. 1. Funktionsschema des Respirations-Massenspektrometers

Die exspiratorischen Kurven (Ausatmung des Patienten) - Partialdruck gegen die Zeit geschrieben - haben beim Gesunden ein ganz charakteristisches Aussehen (Abb. 2a): Die Grundlinie gibt den inspiratorischen Partialdruck an, den wir in der Gasphase ja auch der inspiratorischen Gaskonzentration gleichsetzen können. Der steile Anstieg ist bedingt durch die Exspiration von Mischluft (= Totraumluft mit einem rasch anwachsenden Anteil Alveolar-

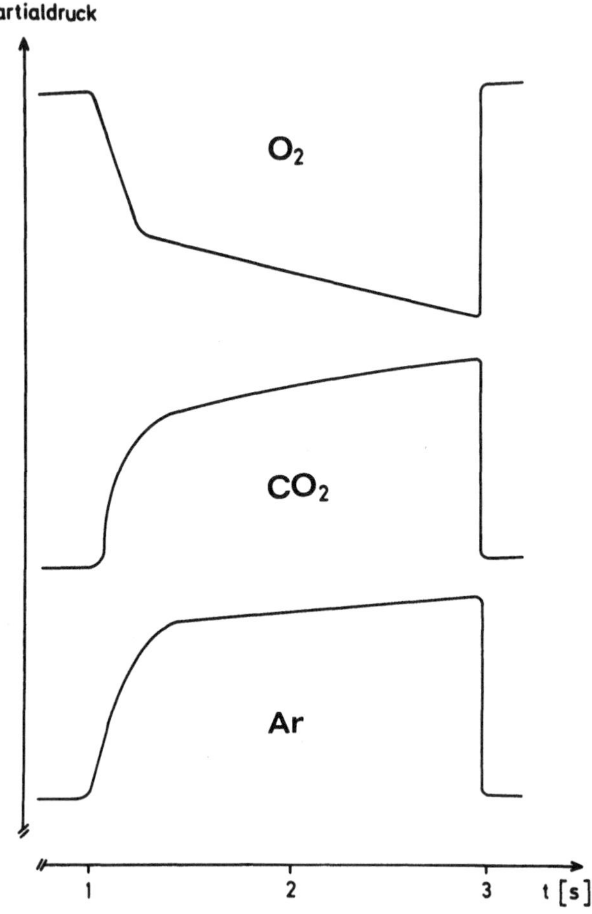

Abb. 2a. Normale exspiratorische Kurven von O_2, CO_2 und Ar nach
Einatmung eines Argon-Sauerstoffgemisches

luft) und der flache ansteigende Anteil, das sogenannte Alveolarplateau, entsteht durch die Exspiration von Alveolarluft. Die
Neigung des Alveolarplateaus ist Ausdruck des fortschreitenden
Gasaustausches. Bei einem nicht am Gaswechsel beteiligten Gas,
z.B. Argon, verläuft dieses Alveolarplateau absolut horizontal.
Durch die folgende Inspiration kehrt die Kurve zur Grundlinie
zurück.

Aus diesem Grundsignal kann man zweierlei Informationen entnehmen:
Zunächst einmal den endexspiratorischen Partialdruck, der im allgemeinen dem alveolären Partialdruck gleich gesetzt wird und für
viele atemphysiologische Berechnungen benötigt wird. Außerdem
kann man aus dem Kurvenverlauf auf Störungen der Lungenfunktion
schließen.

Bei gestörter Lungenfunktion werden die exspiratorischen Kurven
in typischer Weise im Sinne einer Abflachung und Abrundung der
gesamten Kurve verformt. Verformungen der Argon-Kurve sind z.B.

immer durch ventilatorische Verteilungsstörungen bedingt. Die
CO_2-Kurve gibt zusätzliche Verteilungsstörungen des Ventilations-
Perfusions-Verhältnisses wieder, in die O_2-Kurve gehen Verteilungsstörungen der Diffusion ein. Bestimmten Lungenfunktionsstörungen läßt sich also eine Konstellation von typisch verformten
bzw. nicht verformten Kurven zuordnen, (Abb. 2b). Mit entsprechenden Auswertverfahren (MUYSERS, VAN MEERTEN, VISSER) kann man
damit zumindest einen semiquantitativen Einblick in gestörte Teilfunktionen der Lunge bekommen. Fügt man der Inspirationsluft einen
kleinen Prozentsatz Argon bei, wäscht dies in die Lunge ein und
schreibt anschließend nach Umschaltung auf Normalluft ein Elimi-
nogramm (Abb. 3), bei dem also die alveoläre Argonkonzentration
gegen die Zeit oder besser gegen das Volumen aufgetragen wird,
dann kann man aus der Geschwindigkeit des Abfalls auf das Ausmaß
einer Obstruktion schließen. Durch die zusätzliche Verwendung
eines leicht löslichen Gases, z.B. Azetylen oder N_2O, kann man
unblutig schließlich das Perfusionsvolumen der Lunge bestimmen,
allerdings mit Einschränkung bei gestörter Lungenfunktion. Kombiniert man schließlich die Messung der Atemgaskonzentrationen
mit einer Messung des Atemvolumens, so hat man eine Ausgangs-
basis zur Berechnung von O_2-Aufnahme, CO_2-Abgabe und RQ und damit der Stoffwechselgrößen der Patienten. Außerdem können sämtliche gängigen Ventilationsparameter ermittelt werden. Diese Ver-
knüpfungsaufgaben kann man bis zu einem gewissen Grad durch analoge Rechenelemente lösen lassen, wesentlich mehr Möglichkeiten

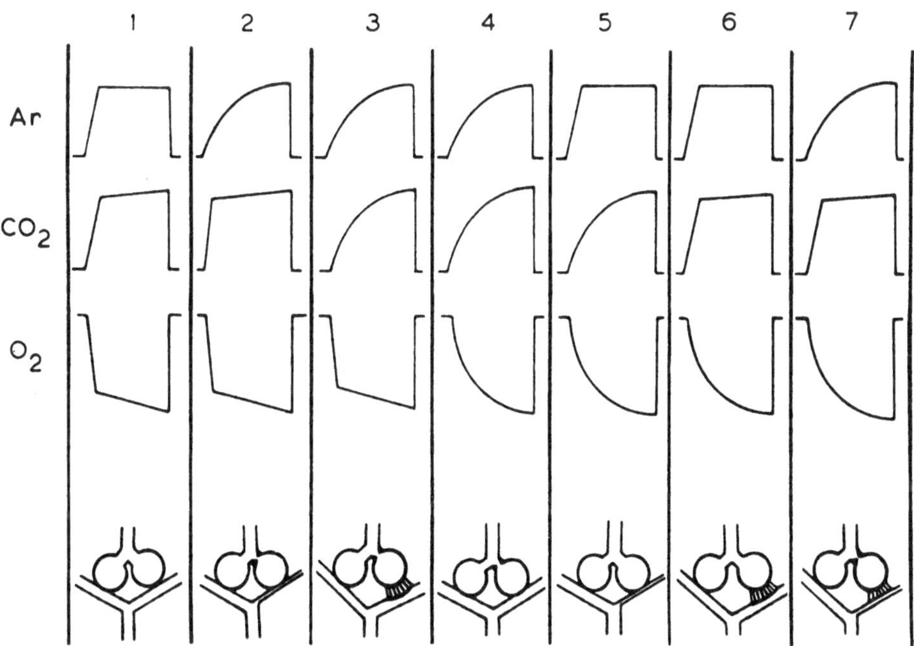

Abb. 2b. Exspiratorische Kurven bei regionalen Störungen von Ventilation, Diffusion und Perfusion. (Schema nach MUYSERS et al.)
Eckige Kurven: normal, runde Kurven: deformiert. 1 Konstellation
bei normaler Lungenfunktion 2-7 Konstellationstypen bei verschie-
denartig gestörter Lungenfunktion

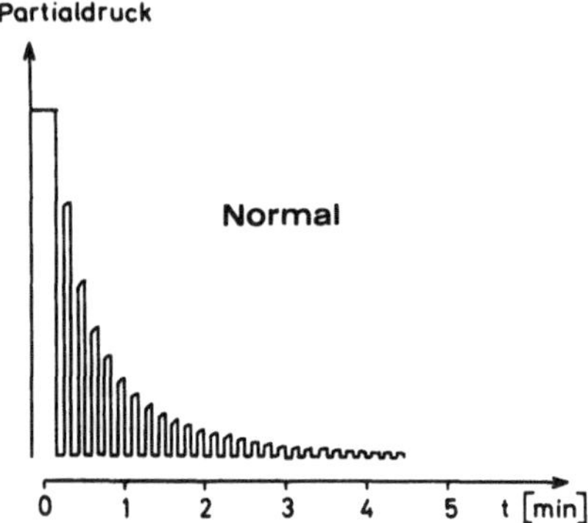

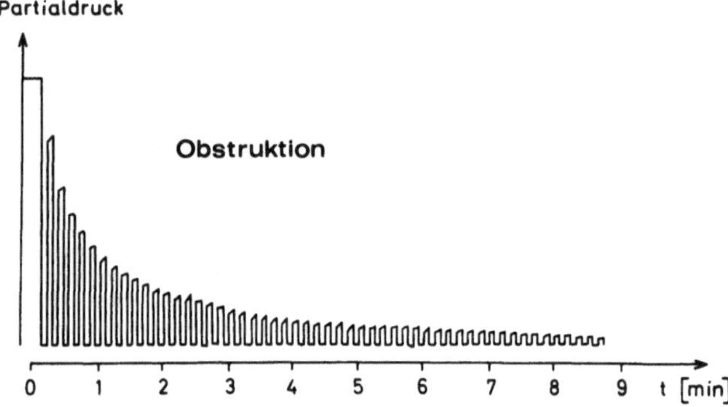

Abb. 3. Unterschiedlich schnelle Auswaschung eines schwer diffu-
siblen Fremdgases bei normaler und gestörter Verteilung der Ventilation

hat man natürlich, wenn man einen Digitalrechner verwendet, mit
dessen Hilfe man eine große Anzahl der gewünschten Funktionsgrö-
ßen on-line gewinnen kann.

Dieser kurze Überblick sollte zeigen, welch breites Spektrum von
Untersuchungsmöglichkeiten sich durch Anwendung eines Massenspektrometers ergeben kann. Es wird dadurch möglich, eine Art kontinuierlicher Lungenfunktionsdiagnostik beim Beatmungspatienten
durchzuführen. Es ergeben sich daraus einfach zu gewinnende und
relevante Parameter, die unsere funktionelle Aussagekraft über
den Zustand unserer Patienten nicht unbeträchtlich erhöhen. Das
leider nicht billige Gerät kann optimal ausgenützt werden, wenn
man zwei oder mehr Patienten damit im Wechsel abfragt und außerdem die Möglichkeiten der Blutgasanalyse mit wahrnimmt. Festzu-
halten ist schließlich, daß durch das Meßverfahren der Patient
weder belästigt noch geschädigt wird, es handelt sich also ebenfalls um eine nichtinvasive Meßtechnik.

CRUL: Danke, Herr LOTZ. Zuletzt darf ich Herrn JUNGER bitten, uns
mit seinem Diskussionsbeitrag über die "Probleme der fortlaufenden Blutgasmessung mit Hilfe der Massenspektrometrie in der Anaesthesie und Intensivpflege" ergänzend zu informieren.

<u>JUNGER</u>: Die fortlaufende Messung der Blutgase mit Hilfe der Massenspektrometrie geschieht über eine intravasal eingebrachte Diffusionsmembran, die für die entsprechenden Gase durchlässig ist. Es wird bei diesem Verfahren kein Blut extrahiert sondern es werden nur die durch die Membran aus dem Blut in das Hochvakuum des Massenspektrometers diffundierten Gasmoleküle zur Analyse verwendet.

Dieses Meßprinzip wurde erstmal von WOLDRING und Mitarbeiter 1966 (<u>21</u>) angegeben. Sie verwendeten eine flexible Stahlkanüle, die eine Diffusionsmembran aus Teflon besaß (Abb. 1). 1970 wurde dann

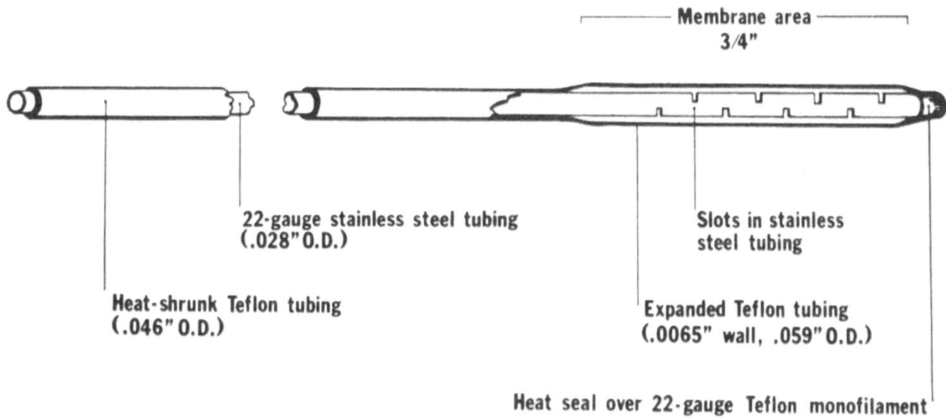

Abb. 1. Flexible Stahlkanüle mit Teflon-Diffusionsmembran zur fortlaufenden Blutgasmessung (nach WOLDRING <u>et</u> <u>al</u>.)(<u>21</u>)

von BRANTIGAN und Mitarbeiter (<u>19</u>) ein weiter verbesserter und mit Silikonkautschuk überzogener Katheter angegeben, dessen Oberfläche nach der TDMAC-Methode langzeitheparinisiert ist. Dieser Katheter fand auch bei unseren Untersuchungen Verwendung.

Das Prinzip der Massenspektrometrie besteht in der Trennung von Ionen verschiedener Massen durch Beschleunigung in einem elektrischen Feld (Abb. 2). Da diese Vorgänge aus mehreren Gründen, die hier nicht besprochen werden können, in einem Hochvakuum ablaufen müssen, kommt zu der eigentlichen Meßeinheit noch ein Pumpensystem.

Die Probleme bei der Anwendung der fortlaufenden Blutgasmessung liegen vorwiegend im Bereich des Katheters bzw. der Diffusionsmembran. Die Empfindlichkeit der Meßeinheit hängt in erster Linie vom Diffusionswiderstand der Membran ab. Für die zu messenden Gase sollte sie einen möglichst grossen Diffusionskoeffizienten haben, damit die Dimensionen der Membran möglichst klein gehalten werden können.

Die Katheter-Massenspektrometereinheit hat mit einer Verbindungskanüle von 150 cm Länge eine Totzeit von 20 sec. Mit einem

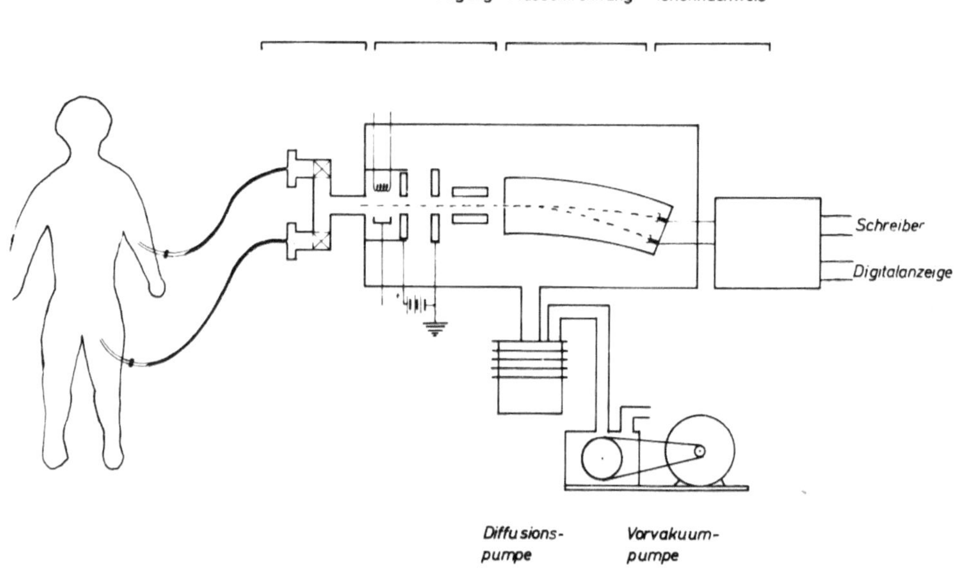

Abb. 2. Meßprinzip der Massenspektrometrie

Silastic-Katheter ergibt sich eine Einstellzeit von 45 sec, mit
einem Teflonkatheter eine Einstellzeit von mehreren Minuten. Diese
Werte zeigen, daß es mit dem Teflonkatheter nicht möglich ist,
raschere Blutgasveränderungen zu registrieren, ohne daß es zu
erheblichen Verzerrungen kommt.

Die Stabilität der Meßeinheit ist mit einer Drift von 1,5% innerhalb von 24 Stunden als gut zu bezeichnen.

Da das System eine gute Linearität aufweist, ist eine Zwei-Punk-
teeichung ausreichend. Bei Messungen über einem Gesamtdruck von
einer Atmosphäre muß aber berücksichtigt werden, daß sich die
Permeabilität der Silasticmembran druckabhängig ändert.

Von großer Bedeutung für die Messungen in vivo ist die Flowabhängigkeit der Silasticmembran. Dies ist dadurch bedingt, daß
es durch das Abdiffundieren der Gasmoleküle durch die Membran,
entlang dem Druckgefälle zur Analysenkammer hin, zu einer Ver-
armung der Flüssigkeitsgrenzschicht an Gasmolekülen und damit
zu einem Abfall des Partialdruckes kommt. Wie aus der Abb. 3 zu
ersehen ist, tritt diese Flowabhängigkeit für O_2 bei einer Strömungsgeschwindigkeit unter 20 cm/sec und für CO_2 unter 12 cm/sec
auf. Bei Messungen im arteriellen Schenkel des Kreislaufes können wir aber normalerweise einen Flow von 30 bis 40 cm pro sec
annehmen, auf der venösen Seite ist aber eine Messung nur in den
beiden Venae cavae, wo ein Flow von mindestens 20 cm pro sec vor-
ausgesetzt werden kann, möglich.

Die temperaturbedingte Veränderung des Diffusionswiderstandes
ist für die Silasticmembran als minimal zu bezeichnen und kann

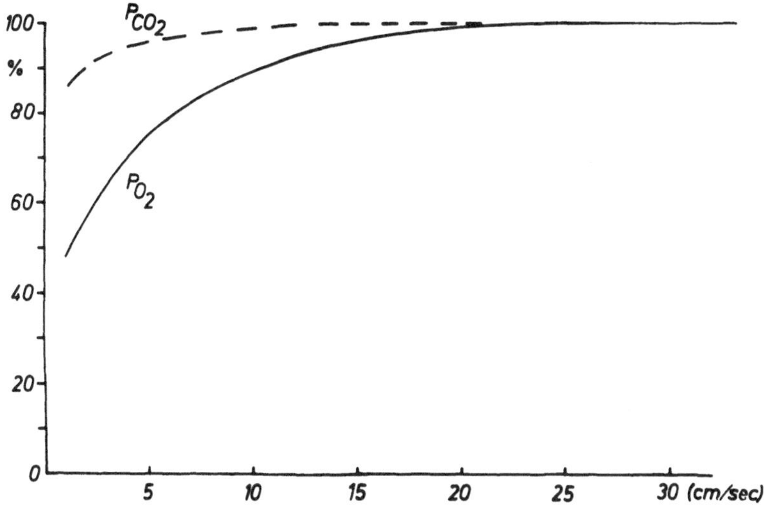

Abb. 3. Flowabhängigkeit der Silasticmembran für O_2 und CO_2 bei
fortlaufender Blutgasmessung. Abzisse: Strömungsgeschwindigkeit

vernachlässigt werden. Wir fanden in einem thermostatisierten
künstlichen Kreislauf bei einem Flow von 35 cm/sec in Wasser für
Sauerstoffpartialdrucke zwischen 60 und 200 Torr eine Änderung
des Meßwertes um 1 Torr pro 11°C Temperaturänderung.

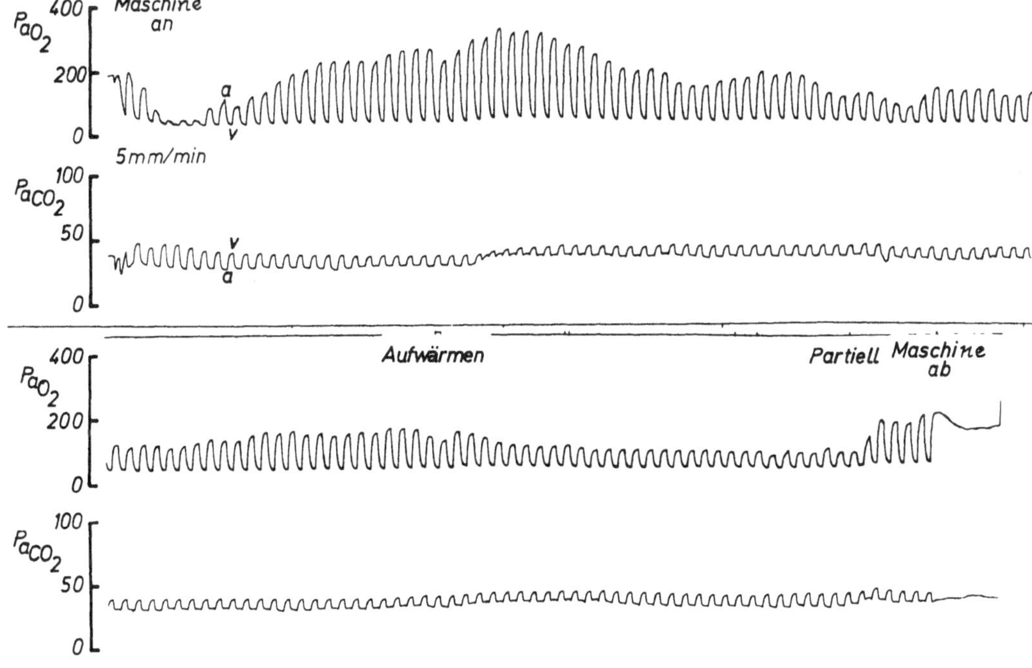

Abb. 4. Fortlaufende Blutgasmessung (PaO2, PaCO2) bei einem herz-
chirurgischen Patienten

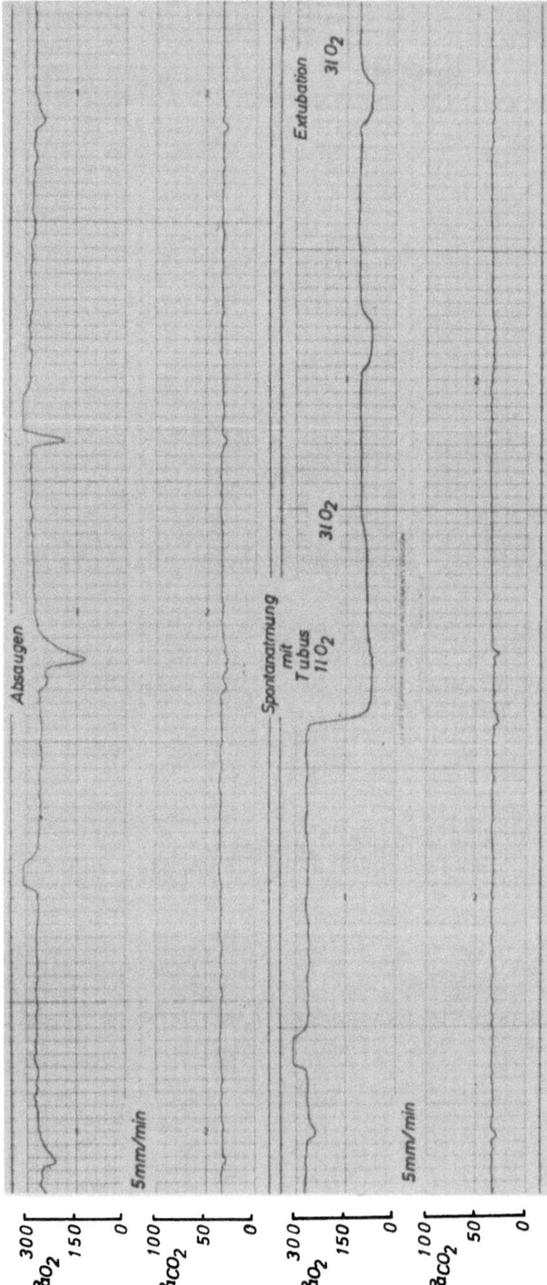

Abb. 5. Fortlaufende Blutgasmessung (PaO$_2$, PaCO$_2$) bei einem Patienten des Intensivpflegebereiches

Der Einsatz des Meßverfahrens hat sich uns vor allem in der Herzchirurgie zur intra- und postoperativen Überwachung sowie auf der
Intensivpflege im Rahmen des Monitoring ateminsuffizienter Patienten bewährt. Dies soll an einem Beispiel aus der Herzchirurgie,
bei der zur Erfassung der arterio-venösen Differenz sowohl ein
arterieller als auch ein zentralvenöser Katheter gelegt wurde,
demonstriert werden (Abb. 4). Ein weiteres Beispiel aus dem Inten-
sivpflegebereich zeigt neben dem Absaugeffekt auch den Übergang
auf Spontanatmung (Abb. 5).

Insgesamt überblicken wir zum jetzigen Zeitpunkt 82 vorwiegend
arterielle Punktionen. Dabei kam es abgesehen von zwei verlänger-
ten Nachblutungen nach extrakorporaler Zirkulation zu keinen
Komplikationen. Die längste intravasale Verweildauer eines intraarteriellen Katheters betrug 36 Stunden.

Abschließend möchten wir feststellen, daß es sich bei dieser Methode trotz der aufgezeigten Probleme um ein Verfahren handelt,
das eine fortlaufende Blutgasüberwachung auch im klinischen Rou-
tinebetrieb ermöglicht.

CRUL: Herzlichen Dank, Herr JUNGER. Man sieht also, daß in letzter
Zeit mehr und mehr aus bisher diskontinuierlichen Methoden durch
neue Techniken kontinuierliche Meßvorgänge geworden sind.

Wir haben unsere Zeit schon überschritten und müssen schließen.
Es war uns möglich, einzelne Hinweise auf neue Errungenschaften
in der Biomedizinischen Technik zu geben. Dieses Gebiet ist so
umfangreich geworden, daß es in der uns zur Verfügung gestandenen
Zeit unmöglich ganz erfaßt werden konnte.

Zwei Grunderkenntnisse haben sich jedoch herauskristallisiert:
Zum ersten, daß wir uns immer fragen müssen, warum wir etwas
messen wollen und in welcher Genauigkeitsstufe wir diese Daten
benötigen. Ferner ob wir diesen vermehrten Einfall von Zahlen und
technischen Daten, der nun auf uns zukommt, auch wirklich verwenden, ob die gewonnenen Meßwerte auch praktischen Wert besitzen
und unser ärztliches Handeln beeinflussen oder ob wir sie nur
ablegen und höchsten herzeigen, wenn Besucher auf unsere Abteilung kommen. Zum zweiten haben wir gelernt, daß Daten, die bisher
nur diskontinuierlich zur Verfügung gestanden sind, nunmehr auch
kontinuierlich erfaßt werden können. Damit haben wir auch alle
Verantwortung übernommen, diese kontinuierlichen Informations-
möglichkeiten auch wirklich für die Steuerung des Allgemeinzu-
standes und des steady state unserer Patienten anzuwenden.

Ich danke allen Referenten dieses Panels sehr herzlich für ihre
Mitarbeit und Ihnen allen, meine Damen und Herren, für Ihr
Interesse und Ihre Aufmerksamkeit.

Literatur

H. KRONSCHWITZ: Messung der Muskelerschlaffung in der Anaesthesiologie (S 121)

1. BONVALLET, M., and P. DELL: Reflections on the mechanism of the action of hyperventilation upon EEG. Electroencephalography 8, 170 (1956).
2. CHURCHILL-DAVIDSON, H.C.: A portable peripheral Nerve-stimulator. Anesthesiology 26, 224-226 (1956).
3. FINK, B.R.: Electromyography in general anaesthesia. Brit. J. Anaesth. 33, 555-559 (1961).
4. FOITZIK, H., LAWIN, P., WITTKEMPER, Ch.: Relaxometrische Untersuchuungen von Galanthamin als Antidot von Pancuronium - zugleich ein Beitrag zur Methode der Relaxometrie. Z. prakt. Anästh. Wiederbeleb. 8, 18-24 (1973).
5. GEDDES, I.C., GRAY, T.C.: Hyperventilation for the maintenance of anaesthesia. Lancet 1959 II, 4-6.
6. INMAN, V.T., RALSTON, H.J., SAUNDERS, C.M., FEINSTEIN, B., WRIGHT, E.W.: Relation of human electromyogram to muscular tension. Electroencephalog. and clin. Neurophysiol. 4, 187 (1952).
7. KRONSCHWITZ, H.: Relaxometrie - Methodik und Befunde. Anästhesist 15, 88-91 (1966).
8. KRONSCHWITZ, H.: Die klinische Dosierung von Suxamethonium. Habilitationsschrift Tübingen 1966.
9. KRONSCHWITZ, H.: Medikamentöse Muskelrelaxation und hyopkapnische Muskelerschlaffung. Z. prakt. Anästh. Wiederbeleb. 5, 332-334 (1970).
10. MACKENSEN, G.: Geschwindigkeit horizontaler Blickbewegungen. Albrecht von Graefes Arch. Ophthal. 160, 47-64 (1958).
11. MACKENSEN, G., HARDER, S.: Untersuchungen zur elektrischen Aufzeichnung von Augenbewegungen. Albrecht von Graefes Arch. Ophthal. 155, 397-412 (1954).
12. MAPLESON, W.W., MUSHIN, W.W.: Relaxant action in man. Anaesthesia 10, 265-278, 379-390 (1955).
13. MUSHIN, W.W., MAPLESON, W.W.: The assessment of relaxation in man. Brit. J. Anaesth. 29, 249-260 (1957).

W. ERDMANN, V. SCHULZ, H.V. ULMER und S. KUNKE: Klinische Einsatzmöglichkeiten der Continuous Blood-Gas-Controlled-Ventilation (CBC-Ventilation). (S. 130)

14. GEISLER, L.S., ROST, H.D.: Hyperkapnie, Pathophysiologie, Klinik und Therapie der CO_2-Retention. Stuttgart: G. Thieme 1972.
15. LITTLE, R.C., SMITH, C.W.: Cardiovascular response to acute hypocapnia due to overbreathing. Amer. J. Physiol. 206, 1025 (1964).
16. SEVERINGHAUS, J.W.: Die Bedeutung biochemischer Veränderungen der Cerebrospinalflüssigkeit während der Hyperventilation. 2. Europ. Kongr. Anaesth. Kopenhagen, 8.-13. Aug. 1966.
17. SCHULZ, V., ERDMANN, W., ULMER H.V., KUNKE, S., BAUM, P., FREY, R. : Zur kontinuierlichen Messung des arteriellen Kohlensäuredrucks mit Katheterelektroden und Möglichkeiten ihres klinischen Einsatzes. Anaesthesist 22, 416 (1973).

18. TENNEY, S.M., LAMB, T.W.: Physiological consequences of hypo-
    ventilation and hyperventilation. In: Handbook of Respiration
    Section 3: Respiration, Volume II, Chapter 37, p. 979, 1964.

<u>H. JUNGER</u>: Probleme der fortlaufenden Blutgasmessung mit Hilfe
der Massenspektrometrie in der Anaesthesie und Intensivpflege.
(S. 139)

19. BRANTIGAN, J.W., GOTT, V.L., VESTAL, M., FERGUSSON, G.J.,
    JOHNSTON, W.J.: A nonthrombogenic diffusion membrane for
    continuous in vivo measurement of blood gases by masspectro-
    metry. J. Appl. Physiol. <u>28</u>, 375-377 (1970).
20. DARDIK, H., DARDIK, I., LAUFMAN, H.: On-line in vivo measure-
    ment of partial pressure of oxygen and carbon dioxide of blood,
    tissues and respired air by massspectrometry. Surg. Gyn.
    Obst. <u>131</u>, 1157-1160 (1970).
21. WOLDRING, S., OWENS, G., WOOLFORD, D.: Blood gases: contin-
    uous in vivo recording of partial pressures by mass spectro-
    graphy. Science <u>153</u>, 885-887 (1966).

Panel 4

Möglichkeiten und Grenzen der Abdominellen Intensivtherapie

Leiter: V. FEURSTEIN, Salzburg
Teilnehmer: A. BENKE, Wien
            K. DINSTL, Wien
            P. FIGDOR, Wien
            M. HALMÁGYI, Mainz
            K. WIEMERS, Freiburg

<u>FEURSTEIN</u>: Jeder, der sich im Rahmen der Intensivtherapie mit
lebensbedrohlichen abdominellen Erkrankungen oder Komplikationen
beschäftigt, muß sich schon oft die Frage gestellt haben, ob trotz
des Einsatzes vielfältiger und aufwendiger Maßnahmen überhaupt
ein überzeugender Erfolg in einer prognostisch meist ungünstigen
Situation erwartet werden kann, oder ob letztlich nur ein Hinaus-
schieben eines unabwendbaren Schicksals zu erreichen ist. Wir
werden zunächst dieser Frage nachgehen, wobei uns vor allem die
Peritonitis, der Ileus, die Pankreatitis und die akute Blutung
beschäftigen wird. Hierbei soll auf sehr spezielle Fragen eingegangen werden, welche Rolle in der heutigen Therapie etwa die
Mikrozirkulation, die Respiratorbehandlung, die hochkalorische
parenterale Ernährung oder die Rezeptorenblockade, aber auch
die Nierenfunktion spielt.

Dann gilt es aber auch, die Grenzen unseres therapeutischen Han-
delns abzustecken, die Grenzen nämlich, in denen es ärztlich
und menschlich noch vertretbar ist, ein Leiden ohne jede Aussicht
auf einen sanierenden Erfolg mit allen Mitteln zu verlängern.
Sind wir wirklich berechtigt, sozusagen bis zum letzten Atemzug
alles einzusetzen, was uns die moderne Therapie bietet oder be-
treiben wir nicht bei einigen - hoffentlich nicht in der Mehrzahl
der Fälle - eine Art Dysthanasie? Ich komme hier auf eine Zeitungs-
notiz aus der Süddeutschen Zeitung vom 19. August 1973 unter der
Überschrift "Die Wahrheit am Krankenbett" zu sprechen. Darin heißt
es: " Die moderne Medizin versteht sich mehr als die Medizin frü-
herer Tage als eine Kunst, die den Tod um jeden Preis abzuwenden
hat. Auf Intensivstationen wird mit Hilfe eines hochentwickelten
Arsenals von Geräten ein Kampf bis zum letzten Lebensfunken geführt und dabei wird dem todkranken Menschen nicht selten ein ele-
mentares Recht genommen: das Recht, mit Anstand und Frieden zu
sterben." Und es heißt weiter: "Die Euthanasie, der auf Verlangen
bereitete schöne Tod, hat ein Gegenstück in der Dysthanasie gefunden." Also auch auf diese Frage, wo die Grenze für eine sinnvolle
Therapie liegt, wird eine Antwort zu geben sein.

Ich wollte mit wenigen Worten unser Arbeitsgebiet umreißen, und
ich darf nun als ersten Referenten Herrn BENKE gemeinsam mit

REICH-HILSCHER bitten, der zunächst die <u>Peritonitis</u> und ihre
Probleme abhandeln wird.

<u>BENKE</u>: Die Beherrschung abdomineller Prozesse und ihre Sanierung
ist in erster Linie ein chirurgisches Problem. Es ist hinlänglich
bekannt, daß die Behandlungsergebnisse durch frühere Erkennung,
durch moderne Anaesthesieverfahren, mit Hilfe der Schockbekämp-
fung mit Plasma, Dextranen und Cortison, durch Elektrolytersatz
sowie durch die Verabreichung von Antibiotika bedeutend verbessert wurden, so daß die Letalität von ursprünglich 90% (SUDECK,
KIRSCHNER) auf 33% (WACHSMUTH) (<u>3</u>) vermindert werden konnte. Die
Frage ist nun, ob der Einsatz diverser Elemente der Intensivtherapie - komplette parenterale Ernährung und Korrektur von Abweichungen der Blutgase (sowie des Wasser- und Elektrolythaushaltes)
Respiratorbeatmung, thrombolytische Therapie und Behandlung von
Gerinnungsstörungen, eventuell Dialyse - die Resultate neuerlich
günstig beeinflussen könnte.

Ein statistischer Vergleich zwischen den Ergebnissen der genannten zwei Behandlungen stößt auf Schwierigkeiten: Zeitpunkt und
Ausmaß der Operation, die Belastung durch den Eingriff sowie diverse Vorschädigungen des Organismus, das unterschiedliche Verhalten speziell in extremen Altersgruppen - nur um einige Faktoren zu nennen - beeinflussen den Krankheitsverlauf, so daß
auf Grund der hier vorliegenden Untersuchungen eine exakte Aussage: "diese oder jene Intensivtherapie ist der herkömmlichen
überlegen" nicht möglich ist.

Es wurden daher aus einem Kollektiv von Peritonitisfällen zunächst
lediglich die Todesfälle zur Bewertung herangezogen und als Kriterien das Lebensalter, die Krankheitsdauer und die Letalität ermittelt. Die Daten stammen von 124 Fällen mit der Diagnose "diffuse Peritonitis", die vom 1.1.1970 bis 30.6.1973 an der Pstope-
rativstation versorgt wurde; die Obduktionsprotokolle verdanken
wir dem Pathologisch-Bakteriologischen Institut (Vorst. Prim. Dr.
E. ZANDANELL); in weiterer Folge wurde noch auf die häufigsten
Komplikationen (Niere, Lunge) eingegangen.

Betrachten wir nun unsere Untersuchungsergebnisse, so zeigt die
Tabelle 1 das Krankengut, aufgeschlüsselt nach Geschlecht, Alter
und Letalität. In Tabelle 2 ist die Ätiologie der Peritonitis bei
den 60 Verstorbenen angeführt.

Tabelle 1. Krankengut (Aufschlüsselung nach Geschlecht, Alter
und Letalität)

Zahl der Fälle	Männer	Frauen	Alter	Todesfälle	%	Todesalter
124	66	54	69,98a	60	48,4	62,4a

Die <u>Krankheitsdauer</u> betrug im Mittel 5,73 Tage. Wenn eine Neben-
krankheit, wie z.B. Myokardinfarkt oder Pulmonalembolie, innerhalb der ersten drei Tage den Tod verursachte, wurden derartige

Tabelle 2. Ätiologie der Peritonitis bei Verstorbenen

Perforation Magen-Duodenum einschließlich Stumpfdehiszenz	13
Dickdarm (Karzinom- und Divertikelperforationen incl.)	13
Dünndarm (einschließlich Inkarzeration)	12
Galle + Pankreas	12
Appendixperforation	8
Mesenterialgefäßverschluss	2
	60

Fälle aus dem Kollektiv "Peritonitis" ausgeschieden; daraufhin
ergab sich eine Überlebensdauer von 6,67 Tagen.

Der jüngste Patient war 35 Jahre alt, die älteste erreichte 88
Jahre; das bemerkenswert hohe Durchschnittsalter von 70 Jahren
ist nicht allein auf die Überalterung der Bevölkerung sondern
auch auf eine großzügigere Indikationsstellung der Chirurgie
zurückzuführen. Die Krankheitsdauer weist - gegenüber der bisherigen, mit maximal 5 Tagen beobachteten - eine Verlängerung
auf.

In Ermangelung anderer Möglichkeiten wurden zum Vergleich die
Beobachtungen aus den Jahren 1955 - 1965, welche an einem gleich-
artigen Krankengut an der Chirurgischen Universitätsklinik Würz-
burg (WACHSMUTH) (3) gewonnen wurden, herangezogen; es zeigte sich
dort, daß von 75 Fällen diffuser Peritonitis lediglich 50% den
2. bis 3. postoperativen Tag erlebten, am 3. bis 4. Tag erhöhte
sich die Letalität auf 65%. Zugleich lag die Sterblichkeit in der
Gruppe der 60 - 89 jährigen bei 78%.

Es steht also außer Zweifel, daß die Abhängigkeit der Sterblichkeit von der Dauer der Peritonits nunmehr beträchtlich verschoben
ist.

Komplikationen

1. Niere

Die häufigste Komplikation in unserem Krankengut (26 Fälle) waren
Erhöhungen des Harnstoff-Stickstoffes im Blut bis zu 70 mg%. Sie
ist einerseits extrarenal durch die katabole Stoffwechsellage,
andererseits durch Funktionseinbußen des Nierenparenchyms zu erklären; hier sei an die altersbedingte Verminderung der Konzen-
trationsfähigkeit, N-Ausscheidung und Konservierungsleistung für
Wasser erinnert. Hämodialysen bei 2 Fällen hatten keinen Erfolg,
Peritonealdialysen konnten nicht angewendet werden. Vielfach sind
mit diuresefördernden Maßnahmen (Mannit, Lasix, Korrektur der Azidose) Besserungen zu erzielen; neuerliche Erhöhungen des BUN weisen

auf eine Verschlechterung des Grundleidens hin. Es steht fest,
daß Ischämie, Hypoxie und Azidose die Nierenfunktion beeinträch-
tigen, wobei sich das Bild einer akuten Tubulusnekrose entwik-
keln kann; im Falle eines mechanischen Ikterus reagiert die
Niere auf Perfusionsminderungen besonders empfindlich (LOUGH-
RIDGE 2).

2. Lunge

a) Unmittelbar postoperativ kam es bei 7 Patienten zum Auftreten
einer respiratorischen Insuffizienz ($P_{CO_2} > 50$ mm Hg, $P_{O_2} < 60$ mm Hg)
sämtliche gehörten zu einer Gruppe adipöser Patienten höheren Alters, die bereits Lungenfunktionsstörungen infolge Emphysems aufwiesen. Als auslösendes Moment wird die wiedereinsetzende Thermoregulation (AUBRY u. Mitarb. 1) mit erhöhtem O_2-Bedarf diskutiert.
Diese Fälle überlebten alle, nachdem sie für 4 - 8 Stunden bei
liegendem Trachealtubus assistiert beatmet wurden (Bennett-Respi-
rator).

b) Atelektasen nach Oberbaucheingriffen als Folge mangelhafter
Ventilation, eventuell auch durch inadäquate Schmerzausschaltung:
wie bekannt, ist diese Verteilungsstörung (insbesondere die Vermehrung des intrapulmonalen veno-arteriellen Shuntvolumens) am
ehesten mit Hilfe einer assistierten Beatmung zu beherrschen; sie
sei lediglich der Vollständigkeit halber erwähnt.

c) Akute respiratorische Komplikationen postoperativ:
10 Fälle, die mit Hilfe einer Dauerbeatmung (24 - 70 Stunden)
versorgt wurden und bei welchen auch cardiale Störungen auftraten
und zirkulatorische Wiederbelebungsmaßnahmen erforderlich machten,
ließen erkennen, daß eine Respiratortherapie kaum aussichtsreich
scheint, da sämtliche verstarben. Bei 9 von 10 Fällen ist bei
der Obduktion eine cardiale Beteiligung (Infarkt, Dekompensation)
nachweisbar. Es ist bemerkenswert, daß die Prognose ungünstig
bleibt, selbst wenn unter der Beatmung die Blutgaswerte eine Ten-
denz zur Normalisierung erkennen lassen.

Der Anteil der akuten, interkurrenten Frühkomplikationen umfaßt
15 Fälle, welche innerhalb der ersten 3 postoperativen Tage ad
finem kamen, d.s. 25% der Verstorbenen. Es kam je 5 Mal zum Auftreten eines Myokardinfarktes bzw. einer Pulmonalembolie, weitere
5 Patienten kamen infolge eines akuten alkoholischen Delirs, einer
Nachblutung, eines Nierenabszesses mit Sepsis, einer Urämie sowie durch einen Mesenterialgefäßverschluß ad exitum.

Bei 6 Patienten wurde präterminal eine irreversible Entgleisung
der diabetischen Stoffwechsellage beobachtet.

FEURSTEIN: Danke vielmals. Wir haben nun schon einen Bericht gehört, der vielleicht manches vorweggenommen hat. Ich möchte die
pulmonalen Komplikationen bei der Peritonitis noch etwas zurück-
stellen und zuerst die Frage der Kreislaufkomplikationen und hier
vor allem die heute so wichtige der terminalen Strombahn im Bereich der Mikrozirkulation besprechen und bitte nun Herrn HALMÁGYI,
der sicher auf diesem Gebiet die größte Erfahrung von uns allen
hat.

<u>HALMÁGYI</u>: Die Störungen der Mikrozirkulation im kleinen Kreislauf sind zwangsläufig mit Störungen der Lungenfunktion verbunden. Ich werde aber mit Rücksicht auf die Ausführungen von Herrn WIEMERS auf die Abhandlung der Störungen der Lungenfunktion weitgehend verzichten müssen.

Das klinische Bild, das bei Patienten nach stumpfen Bauchtraumen oder nach bauchchirurgischen Eingriffen mit septischen Komplikationen immer wieder zu beobachten ist, wird durch Bewußtlosigkeit, eingeschränkte Atmung mit einer respiratorischen Alkalose und durch eine progrediente sauerstofftherapieresistente Hypoxie beherrscht.

Die finale Phase wird nach einigen Tagen durch den abrupten Anstieg der CO_2-Spannung, also die Entwicklung einer Globalinsuffizienz, eingeleitet. Der Tod erfolgt durch Rechtsherzversagen bei bestehender Anurie.

Der Thorax-Röntgenbefund bietet anfänglich oft gar keine Anhaltspunkte, später treten rundfleckige, dann konfluierende Verschattungen auf, die bis zum Schluß über die ganze Lunge verbreitet sind. Diesem klinischen Bild liegt eine Leistungsminderung des Kreislaufes im Bereich der Mikrozirkulation zugrunde. Sie tritt entweder primär z.B. durch Einwirkung von Bakterientoxinen auf oder sie entsteht sekundär durch hypovolämischen Schock beim Ileus bzw. durch innere abdominelle Blutungen.

Obwohl die einzelnen pathophysiologischen Prozesse, wie die Zentralisation des Kreislaufes, Separation der Blutbestandteile, Erythrozyten- und Thrombozytenaggregation und schließlich die disseminierte intravasale Gerinnung mit Verbrauchskoagulopathie bei der Diagnose und Therapie die gebührende Beachtung finden, kann man sich des Eindruckes nicht erwehren, daß der Zeitfaktor, d.h. die Schnelligkeit, mit der dieser Prozess progredient abzulaufen imstande ist, immer wieder unterschätzt wird.

Bereits am Anfang der Zentralisation werden durch Anhäufung von Säuremetaboliten und Liberation von Gewebshormonen sowie gerinnungsaktiven Substanzen diejenigen pathophysiologischen Vorgänge eingeleitet, die letzten Endes zu intravasalen Fibrinausfällungen und zur perivaskulären Ödembildung führen. Damit werden aber die ursprünglich reversiblen Störungen der Mikrozirkulation fixiert.

Besonders schnell wird durch diese mikrozirkulatorische Störung der intrapulmonale Gasaustausch beeinträchtigt. Es ist heute in der Intensivtherapie eindeutig festzustellen, daß mit zunehmendem Fortschritt der Behandlung des postoperativen und posttraumatischen Kreislauf- und Nierenversagens der Anteil der respiratorischen Insuffizienz an den Todesursachen zunimmt. Nach LODERER ist eine postoperative Globalinsuffizienz in etwa 30% der Fälle die Ursache des letalen Ausganges. GROSS stellt in einer Statistik über 8000 Fälle fest, daß in 79% der postoperativen Todesfälle eine respiratorische Insuffizienz am letalen Ausgang mitbeteiligt war. SIMEON wies ebenfalls Mikrothromben, interstielles und perivaskuläres Ödem bei Todesfällen sowohl nach septischem als auch nach traumatischem Schock nach.

Diese Tatsachen machen die Mikrozirkulationsstörungen im kleinen
Kreislauf und damit die Lungenfunktion als limitierenden Faktor
sichtbar. Sie zeigen ebenfalls eindeutig, daß das heute anerkann-
te und praktizierte therapeutische Konzept, d.h. Volumenersatz,
Dezentralisation des Kreislaufes, Behebung der metabolischen Azidose und Aufrechterhaltung der Nierendurchblutung sowie die Gabe
von Nebennierenrindenhormonen, im Falle des septischen Schocks
die pathogenetische Bedeutung der frühzeitig auftretenden Störung im Mikrozirkulationsbereich des kleinen Kreislaufes nicht
genügend berücksichtigt.

Es besteht gar kein Zweifel, daß im Stadium der beginnenden arteriellen Hypoxie infolge Störung des Ventilations-Perfusions-
verhältnisses mit einer respiratorischen Alkalose die Sauerstoff-
insufflation lediglich eine symptomatische Behandlung darstellt.
Die Bedeutung der künstlichen Beatmung, der Sauerstoffinsuffla-
tion im Stadium der progredienten Hypoxämie wird also überbewer-
tet und damit der richtige Zeitpunkt für eine kausale Therapie
versäumt.

Im Spätstadium, in dem ausgedehnten Lungengebiete ventiliert,
jedoch nicht mehr perfundiert werden, in dem Hyperkapnie ständig
zunimmt, kommen meistens alle therapeutischen Bemühungen zu spät.
Man versucht dann verzweifelt, das Atemvolumen zu erhöhen, erzielt
jedoch damit keinen bleibenden Effekt. Auch die Gabe von 100%
Sauerstoff, Trasylol, Liquemin, NNR-Hormonen sowie die Hämodialyse
bleiben ohne Erfolg. Eventuelle Erfolge der Therapie sind dann
lediglich Zufallserscheinungen. Theoretisch bleibt in diesem Stadium als ultima ratio noch die Therapie der Fibrinolyse. Es liegen jedoch heute meines Wissens mit dieser Form der Therapie keine ausreichenden Erfahrungen vor.

Die Aufgabe dieser meiner kurzen Darstellung war es, etwa die
Grenzen, die durch Einschränkung der Lungenfunktion infolge Mikrozirkulationsstörungen gegeben sind, aufzuzeigen. Abschließend
soll noch festgehalten werden, daß im Hinblick auf die Folgen der
Mikrozirkulationsstörungen, seien sie durch Hypovolämie oder durch
Endotoxine ausgelöst worden, die abdominalchirurgischen Patienten
keine gesonderte Gruppe darstellen. Die gezielten prophylaktischen
und therapeutischen Maßnahmen müssen vielmehr nach allgemein gel-
tenden Grundsätzen im Hinblick auf die Progredienz der Störungen
im Mikrozirkulationsgebiet vorgenommen werden. Somit tritt zu den
bisherigen therapeutischen Maßnahmen jetzt die frühzeitige Anwendung von Trasylol und Heparin hinzu.

Die Mikrozirkulationsstörungen entziehen sich dem "berühmten klinischen Blick". Sie manifestieren sich nur im Spätstadium. Für
die Beurteilung der Lage stehen dem Kliniker zur Zeit nur indirekte Meßgrößen wie unzureichende Sauerstoffaufnahme, Zunahme
der alveoloarteriellen Sauerstoffdifferenz und das Verhalten der
Kohlendioxydspannung zur Verfügung. Diese Werte müssen ausreichend oft kontrolliert werden. Spätestens beim Auftreten einer
inadäquaten Oxygenisierung des Blutes in der Lunge ist bei entsprechender Anamnese die Anwendung von Trasylol und Heparin unbedingt erforderlich. Die Patienten sollten dann auf die Intensivstation verlegt werden. Sie sind zweifelsohne in diesem Stadium durch Störungen zweier vitaler Funktionen stark gefährdet

und ein Rechtsherzversagen kann bei jüngeren Patienten durch die
Zunahme des pulmonalen Widerstandes jederzeit auftreten.

FEURSTEIN: Danke Herr HALMÁGYI. Jetzt sind wir genau dort, wo
wir eigentlich über den Kreislauf hinkommen wollten, nämlich bei
der Lunge und es scheint so, daß sich die Fragen nun ganz auf
dieses Organ konzentrieren.

Was meinen Sie dazu, Herr WIEMERS?

WIEMERS: Meist fällt am 2.-3. Tag nach der Operation die arterielle O_2-Spannung deutlich ab, bei Luftatmung etwa unter 60 mmHg;
der Patient hyperventiliert, so daß die art. CO_2-Spannung auf
30 mmHg oder weniger absinkt. Im zuletzt gezeigten Falle nahm
der intrapulmonale Shunt rasch zu, so daß schon am nächsten Tag
auch unter Sauerstoffatmung das arterielle PO_2 nur mehr 60 mmHg
betrug. Die Thrombocyten waren von 117 000 auf 48 000/mm^3 abge-
fallen, was auf eine intravaskuläre Gerinnung hinweist. Praefinal
kam es zur Anurie und charakteristischerweise auch zur Gasaus-
tauschstörung für Kohlensäure, wofür eine Zunahme der Totraumven-
tilation verantwortlich gemacht wurde: Ein Atemminutenvolumen von
18 l/min. bei 50 % Sauerstoffanteil war nötig, um die arteriellen
Blutgase in einem annähernd normalen Bereich zu halten. Der Tod
am folgenden Tage war mithin nicht einfach durch Hypoxie zu erklären, sondern durch ein Rechtsherzversagen. Herr VOGEL hat bei
unseren Intensiv-Patienten den Pulmonalisdruck gemessen und über-
schlägig berechnen können, daß die Arbeit des rechten Herzens
unter diesen Bedingungen etwa viermal stärker zunimmt als die
des linken Ventrikels.

Es stellt sich nun die Frage, ob die Respiratorbehandlung (womit
hier eine maschinelle Langzeitbeatmung gemeint ist) überhaupt
geeignet ist, die Ergebnisse der Intensivtherapie bei abdominellen Komplikationen zu verbessern.
In Tabelle 1 sind die Ergebnisse der Langzeitbeatmung an unserem
Institut zusammengestellt und nach verschiedenen Krankheitsgrup-
pen aufgeschlüsselt. Es handelt sich wohlgemerkt immer nur um
die schweren Fälle, bei denen eine vitale Indikation zur Beatmung vorliegt. Es ist ersichtlich, daß die Prognose der schweren
suicidalen Schlafmittelvergiftungen und der reinen Thoraxtraumen
relativ günstig ist; beim Tetanus und den schweren Polytraumen
beträgt die Letalität schon um 50 %, und mit weitem Abstand am
schlechtesten sind die Ergebnisse bei der respiratorischen Insuffizienz nach Abdominaleingriffen: aus dieser Gruppe, in der viele
Fälle von septischem Schock bei Peritonitis enthalten sind, überlebte nur jeder fünfte Patient.

Wir haben zu ergründen versucht, <u>weshalb</u> die Ergebnisse so unbe-
friedigend sind, indem wir die 74 Patienten des Jahres 1971, die
nach Abdominaleingriffen beatmet wurden, in drei Gruppen aufteil-
ten: Gruppe I umfaßt 21 Patienten, die wegen ihres hohen Alters
und vorbestehender respiratorischer oder zirkulatorischer Komplikationen schon praeoperativ als Risikofälle eingestuft wurden,
also postoperativ prophylaktisch beatmet wurden; es sind Wahl-
eingriffe darunter wie Cardia- und Magenresektionen bei Carcinom,
aber auch Noteingriffe bei perforiertem Ulcus oder gastrointes-
tinaler Blutung. Die Ergebnisse sind (mit 19 % Letalität) recht

Tabelle 1. Ergebnisse der Langzeitbeatmung (über 24 Stunden) bei der Intensivtherapie respiratorischer Komplikationen. Anaesthesieinstitut der Universitätskliniken Freiburg i. Br.

	Autoren	Zeitraum	Zahl der Patienten	maschinell beatmet	davon gestorben
Schlafmittel-Vergiftungen	WIEMERS u. Mitarb. Intensivmed. 1973	1964 – 71	674	168	20 %
Thoraxtraumen	SCHOLLER u. Mitarb. D M W 1968	1964 – 67	60	53	25 %
Tetanus	WIEMERS u. EYRICH Lang. Arch. 1969	1954 – 66	102	76	49 %
schwere Polytraumen	WIEMERS (unveröffentlicht)	1968 – 72	465	322	56 %
respiratorische Insuffizienz nach	VOGEL u. Mitarb. BRUNS Beitr. 1971	1964 – 70	250	166	78 %
Abdominal-eingriffen	WIEMERS u. KERN (unveröffentlicht)	1971 1972	74 81	48 36	81 % 80 %

gut, wenn man berücksichtigt, daß die Verstorbenen ein Durchschnittsalter von 68 Jahren aufwiesen. (Tabelle 2)

Gruppe II enthält 28 Patienten, die mit oder wegen einer bereits
bestehenden abdominellen Komplikation operiert wurden und dann
eine Ateminsuffizienz entwickelten (z.B. nekrotisierende Pankreatitis, Ileus mit Darmgangrän, Peritonitis). In dieser Gruppe befinden sich auch viele jüngere Patienten; trotzdem sind fast alle
verstorben, nur 2 Patienten überlebten.

Gruppe III enthält 25 Patienten, bei denen es erst sekundär zu
Komplikationen und in deren Verlauf zur respiratorischen Insuffizienz kam - hierzu zählen Schockzustände infolge Nachblutung,
Anastomoseninsuffizienz, Relaparotomien aus verschiedenen Gründen, Platzbauch, sowie wenige Fälle "banaler" postoperativer Pneumonie. Auch in dieser Gruppe sind die Ergebnisse mit 80 % Letalität entmutigend!
Auf eine statistische Bearbeitung haben wir bei diesen noch kleinen Zahlen verzichtet, zumal weder die Aufnahmekriterien auf unserer Station noch die Gruppenzuteilung von subjektiven Momenten
ganz frei sind. Dennoch macht diese Aufstellung deutlich, daß
die Chancen der Intensivtherapie (und speziell der Beatmung) bei
abdominalchirurgischen Patienten allein in der Prophylaxe liegen!

Wir haben uns daraufhin bemüht, die Kriterien für die Übernahme
auf die Intensivstation und den Einsatz der maschinellen Beatmung diesen Erfahrungen anzupassen. Tabelle 3 zeigt nun die Ergebnisse des nächsten Jahres (1972): Wir haben mehr Patienten
prophylaktisch aufgenommen, wobei die Letalität in dieser Gruppe
I von 19% auf 12,5% sank. Wegen primärer Komplikationen (Gruppe
II) wurden fast ebensoviele Patienten aufgenommen wie im Vorjahr,
und die Ergebnisse waren genauso schlecht, wenn man berücksichtigt, daß sich unter den 4 Überlebenden 3 gynäkologische Fälle
befanden (jüngere Frauen mit Sepsis post abortum und Peritonitis
nach Sectio). In Gruppe III fielen weniger Patienten an und die
Ergebnisse waren ein wenig besser als im Vorjahr.

Dieser letzte Umstand veranlaßt mich zu einer kleinen Spekulation.
Die geringere Zahl der schweren Sekundärkomplikationen könnte
natürlich zufällig sein; ich vermute aber, daß sich darin auch
die bessere postoperative Behandlung der Risikopatienten aus-
drückt. Die als tödliche Komplikation in der Alterschirurgie
gefürchtete postoperative Pneumonie läßt sich nahezu völlig ver-
hüten, wenn der Patient nach Verlassen des Operationssaales weiter beatmet bzw. einem strengen und konsequenten physiotherapeu-
tischen Regime mit intermittierender Beatmungsinhalation unter-
worfen wird. Mit der Verhütung schwerer Lungenkomplikationen wird
aber auch die Sauerstoffversorgung der Organe normalisiert und
wir wissen, daß eine gute Blut- und Sauerstoffversorgung die
wichtigste Voraussetzung für eine gute Wundheilung darstellt,
Hypoxie aber Darmparalyse, Nahtinsuffizienzen und Infektionen
begünstigt.
In Tabelle 4 habe ich aufzuzeigen versucht, daß nach Abdominaleingriffen mehrere Faktoren zusammentreffen, die sich im Sinne
einer schlechten Sauerstoffversorgung im Operationsgebiet addie-
ren: Neben den ventilatorischen Störungen vor allem der Blutver-
lust, wobei Volumenmangel und Anämie sich gleichsinnig auswirken.

Tabelle 2. Postoperative Intensivbehandlungsfälle nach Abdominalchirurgie (1971) (Aufteilung nach Gruppen) Einzelheiten siehe Text

Intensivbehandlungsstation des Anaesthesieinstituts der Universitätskliniken Freiburg i. Br. ------------ 1971 ------------	Anzahl	Alter*	über-lebt	Alter* der Überleb.	ver-storben	Alter* der Verstorb.	verstorb. in %
Stationäre Aufnahmen postoperativer	111						
Fälle davon nach Abdominaleingriffen	74	57	24		50		67 %
I Prophylaktische Intensivbehandlung und Beatmung – meist wegen Lungen-emphysem, cardialen Komplikationen, Adipositas, hohem Alter	21	61	17	60	4	68	19 %
II Beatmung wegen primärer abdominel-ler Komplikationen wie nekrotisie-render Pancreatitis, Peritonitis, Ileus, Darmgangrän	28	55	2	45	26	56	93 %
III Beatmung wegen sekundärer Kompli-kationen nach abdominellen Eingrif-fen wie Blutungsschock, Anastomosen-insuffizienz, Relaparotomie und – in wenigen Fällen – Pneumonie	25	52	5	41	20	50,5	80 %

* arithmetischer Mittelwert

Tabelle 3. Postoperative Intensivbehandlungsfälle nach Abdominalchirurgie (1972). Aufteilung wie Tabelle 2). Einzelheiten siehe Text

Intensivbehandlungsstation des Anaesthesieinstituts der Universitätskliniken Freiburg i. Br. ------------ 1972 ------------	Anzahl	Alter[*]	über- lebt	Alter[*] der Überleb.	ver- storb.	Alter[*] der Verstorb.	verst. in %
Stationäre Aufnahmen postoperativer	112						
Fälle davon nach Abdominaleingriffen	81	56			37		46 %
I Prophylaktische Intensivbehandlung und Beatmung – meist wegen Lungenemphysem, cardialen Komplikationen, Adipositas, hohem Alter	40	61,6	35	60	5	69,2	12.5 %
II Beatmung wegen primärer abdomineller Komplikationen wie nekrotisierender Pancreatitis, Peritonitis, Ileus, Darmgangrän	27	49	4 (gyn.3)	38	23	51	85 %
III Beatmung wegen sekundärer Komplikationen nach abdominellen Eingriffen wie Blutungsschock, Anastomoseninsuffizienz, Relaparotomie und – in wenigen Fällen – Pneumonie	14	56	5	58	9	9	64 %

* arithmetischer Mittelwert

Tabelle 4. Circulus vitiosus der respiratorischen Insuffizienz nach Abdominaloperationen

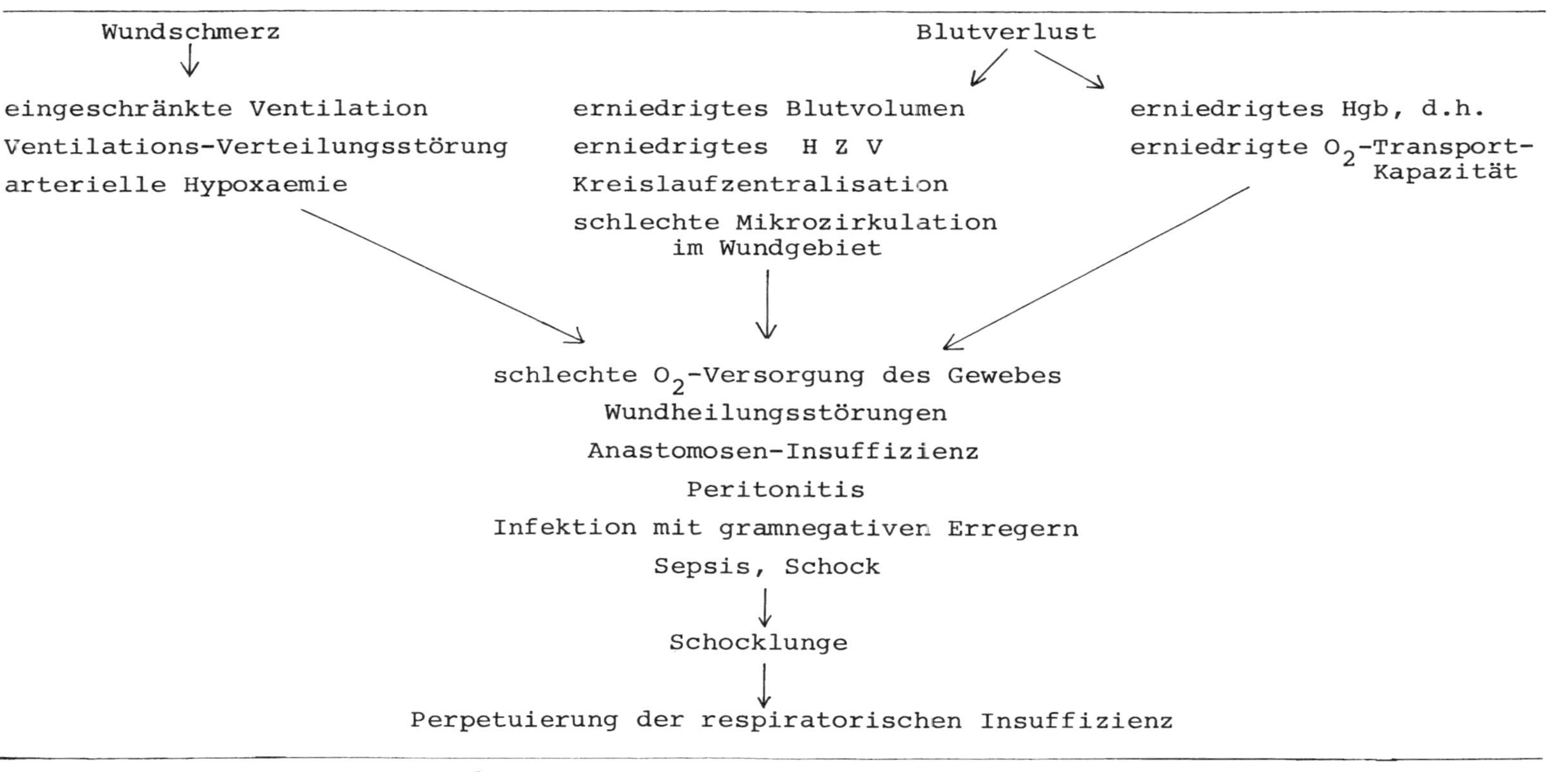

Tabelle 5. Zwei verschiedene Formen der respiratorischen Insuffizienz nach Abdominal-Eingriffen

1. Störung der Ventilations-Verteilung infolge verminderter Zwerchfell-beweglichkeit durch	2. Infektiös-toxische Komplikationen (überwiegend gramnegative Erreger) bewirken
Schmerzhemmung, Blähung des Intestinums, zentrale Analgetika	Fieber, Leukozytose, Thrombozytensturz, z.T. intravasale Gerinnung Endothelläsionen in der Lunge perivaskuläre und intersti-tielles Oedem, Erweiterung der Lymphspalten
Folge: Sekretretention, Atelektase	
Behandlung: Atemgymnastik, Abhusten, Totraumventilation, Beatmungsinhalation, Analgetika oder zentrale Analeptika, je nach Lage	Folgen: Diffusionsstörung für O_2, (später auch für CO_2), Shunt Progrediente Insuffizienz des Gas-austausches; Erhöhung des pulmonalen Strömungswiderstandes
Prognose: gut, wenn Behandlung früh einsetzt –	Prognose: <u>infaust</u>, trotz Respirator-beatmung. Tod an Hypoxaemie und Rechtsherzversagen.
deshalb: <u>Prophylaktischer</u> Einsatz aller Möglichkeiten der Intensivtherapie!	

Im Einzelfall kann man den Kausalzusammenhang nicht beweisen; niemand wird aber bestreiten, daß schlechte Durchblutung und Hypoxie die Heilung verzögern, Infektionen und Sepsis begünstigen und damit auch zur Schocklunge führen können. Auf diese Weise entsteht ein Circulus vitiosus, der von einem gewissen Punkt an auch durch künstliche Beatmung nicht mehr zu durchbrechen ist.

Abschließend möchte ich nochmal herausstellen, daß die respiratorische Insuffizienz nach Abdominaleingriffen in zwei verschiedenen Formen mit unterschiedlicher Prognose auftritt (Tabelle 5):

Einmal als schmerzbedingte Störung der Ventilation mit Sekretretention, Atelektase und Pneumonie als möglichen Komplikationen, aber mit relativ guter Prognose, sofern die heutigen Behandlungsmöglichkeiten bereits prophylaktisch eingesetzt werden; zweitens als "septische Schocklunge" im Gefolge schwerer Infektionen, wobei der Schaden an den Lungengefäßen angreift, mit intravaskulären Gerinnungsprozessen einhergeht, durch zunehmende Wassereinlagerung in die Lunge den Gasaustausch beeinträchtigt und schließlich durch Hypoxie und Überlastung des rechten Herzens zum Tode führt. Die Behandlungsergebnisse sind in diesen Spätfällen so schlecht, daß wir unsere volle Energie auf die Prophylaxe konzentrieren sollten.

<u>FEURSTEIN</u>: Danke vielmals Herr WIEMERS. Das war fast ein Privatissimum des gesamten Gebietes, das wir zu besprechen haben. Ich darf anschließend an den Gedanken, den Sie jetzt im Hinblick auf die Prophylaxe solcher Störungen aufgeworfen haben, noch einmal zurückgreifen und fragen: hat die Behandlung einer postoperativen Peritonitis überhaupt einen Sinn, wenn wir nicht in der Lage sind, die Ursachen dieser Peritonitis zu beseitigen? Oder anders gesagt: ist die Beseitigung der Peritonitisursache nicht überhaupt die Voraussetzung für eine erfolgreiche weitere konservative Therapie? Diese Frage ist meines Erachtens an die Chirurgen zu stellen und ich würde Herrn DINSTL bitten, einmal dazu Stellung zu nehmen.

<u>DINSTL</u>: Unsere Erfahrung beruht auf der Auswertung eines homogenen Krankengutes von 222 postoperativen Komplikationen bei 214 Patienten nach Abdominaleingriffen. Infolge komputergerechter Auswertung des Krankengutes der Jahre 1965 - 71 waren wir in der Lage, auch die Patienten zu erfassen, bei denen postoperativ die Komplikation auftrat, aber nicht saniert bzw. nicht erkannt wurde. Tabelle 1 gibt einen Überblick über dieses Krankengut. Zahl und Art der Komplikationen, die Relaparotomiefrequenz mit Letalitätsangabe und die Zahl der Überlebenden in den einzelnen Komplikationsgruppen werden dargestellt.

Gestatten Sie, daß ich nun den Fragenkomplex von einer ganz anderen Seite beleuchte.

Aus der Fülle der Informationen haben wir eine einfache Methode zur Bestimmung der Prognose postoperativer Komplikationen herausgearbeitet. In Abb. 1 sehen Sie die Kurven von BUN und Serumkreatinin bei erfolgreich relaparotomierten Patienten mit paralytischem Ileus: Vor der Relaparotomie Anstieg zu hoch pathologischen Werten, nach Relaparotomie und Beseitigung der Ursache des para-

Tabelle 1. Postoperative Komplikationen bei 214 Patienten

	Komplikationen	Relaparotomie	Überlebende
Ileus	60	40	23
Diffuse Peritonitis	67	37	19
Lokale Peritonitis	26	15	15
Nachblutung	55	30	23
Sonstige	14	9	3
Gesamt	222	131 (32,5% ✝)	83

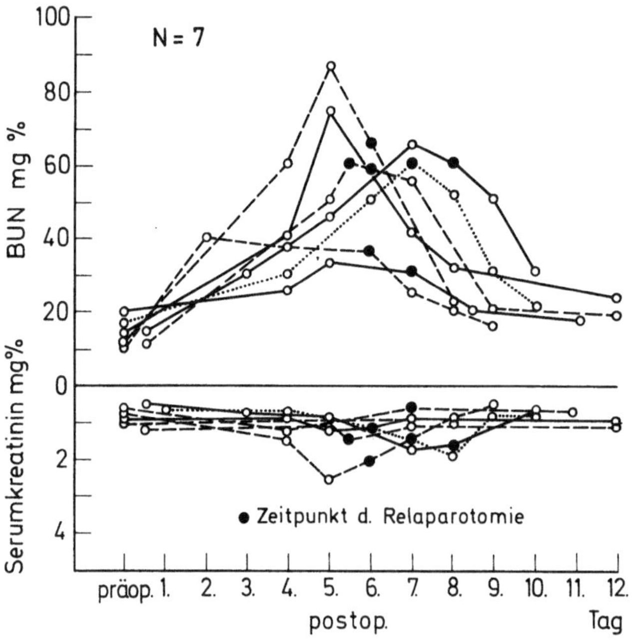

Abb. 1. BUN und Serum-Kreatinin bei erfolgreich operierten Patienten mit paralytischem Ileus

lytischen Ileus Normalisierung. Die Abb. 2 zeigt die Kurven der nicht sanierten Patienten, wobei zu bemerken ist, daß beim paralytischen Ileus in über 50% der Fälle ein sekundär-paralytischer Ileus infolge einer primär nicht erkannten Peritonitis vorliegt.

Bei der postoperativen Peritonitis finden sich fast gesetzmäßig dieselben Kurven von BUN und Serumkreatinin. Liegt eine schwere

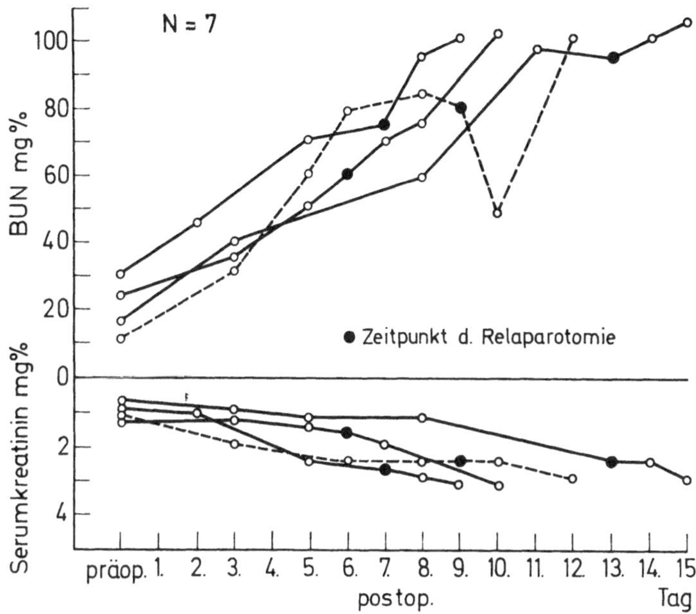

Abb. 2. BUN und Serum-Kreatinin bei Mißerfolgen nach Relaparotomie wegen paralytischem Ileus

diffuse Peritonitis infolge massiver Nahtinsuffizienz vor, findet man den Anstieg der beiden Werte bis zum Zeitpunkt der Relaparotomie, bei erfolgreicher Sanierung wieder Normalisierung
(Abb. 3). In Abb. 4 sind die Kurven derjenigen Patienten, die
nicht saniert werden konnten und an den Folgen der Peritonitis
verstarben, gegenübergestellt. Daraus ergibt sich als Schlußfolgerung die Forderung nach radikaler Herdsanierung bei Auftreten
postoperativer Peritonitis oder Ileus. Als Beweis dafür die Tabelle 2.

Auf Grund günstiger Erfahrungen bei diffuser postoperativer Peritonitis infolge Nahtinsuffizienz führen wir in zunehmendem Maße
radikale Eingriffe mit Erfolg durch, wie z.B. Auflassen der Anastomose, kombiniert mit Resektion oder neuerlicher Anastomose.
Die Lehrbuchvorstellungen, bei Peritonitis den Bauch nur zu drai-
nieren, die Forderung nach dem kleinstmöglichen Eingriff wie z.B.
nur Colostomiedehiszenz einer Dickdarmanastomose usw. sind sinnlos, wenn der Herd nicht saniert wird. Mit diesem Vorgehen haben
wir alle Patienten verloren. Es besteht keine Ursache, eine de-
hiszente Anastomose nicht zu resezieren und die Naht wieder im
gesunden Darm anzulegen. Nicht zuletzt scheint die einschichtige
Nahttechnik in dieser Situation das sicherste Verfahren zu sein.
Offenbar bilden sich bei zwei- und dreischichtigen Nähten zwischen
den Nahtreihen Abscesse, die eine neuerliche Dehiszenz verursachen
können.

In Tabelle 3 sind die Eingriffe der nicht erfolgreich verlaufen-
den Fälle von Relaparotomie mit diffuser postoperativer Peritonitis zusammengestellt. Man findet die alleinige Drainage und

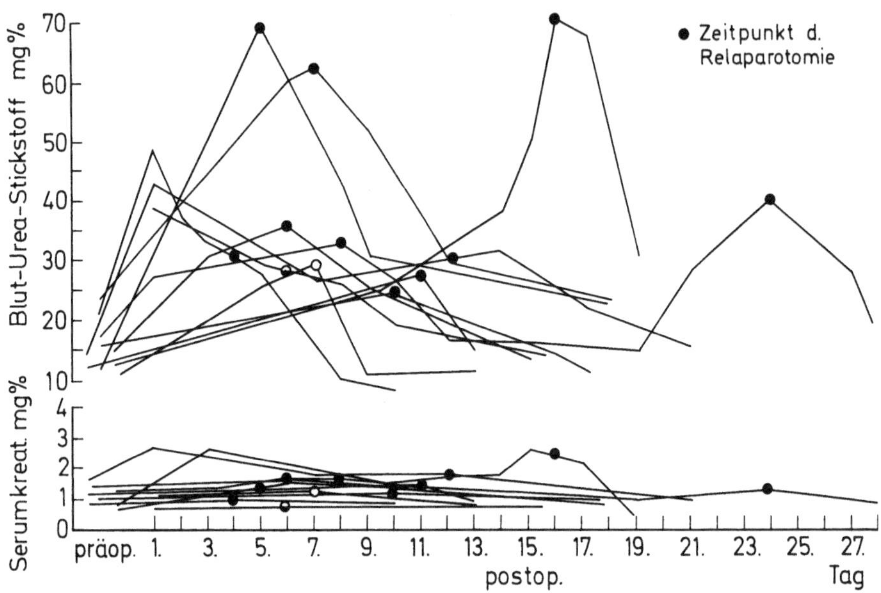

Abb. 3. BUN und Serum-Kreatinin bei Patienten mit postoperativer Peritonitis (n = 11, erfolgreiche Relaparotomie)

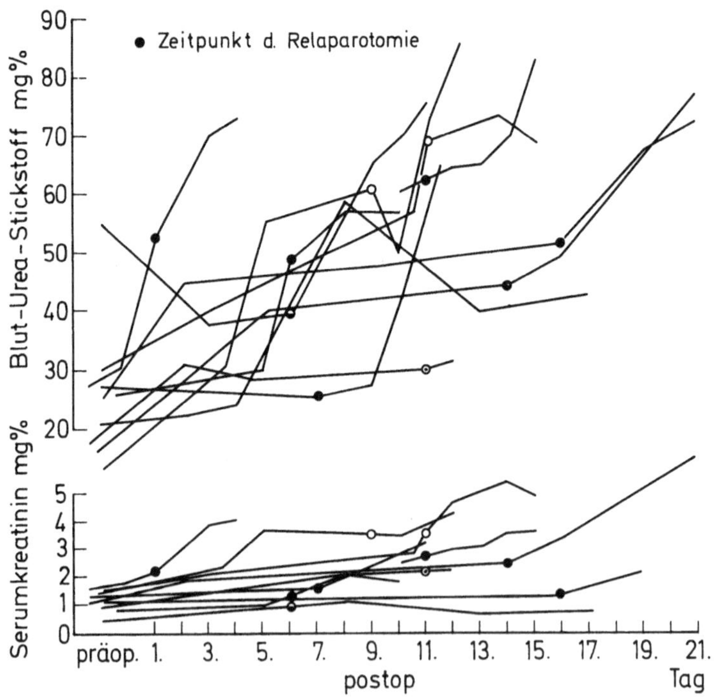

Abb. 4. BUN und Serum-Kreatinin bei Patienten mit postoperativer Peritonitis (n = 10, Mißerfolge, nach Relaparotomie verstorben)

Tabelle 2. Erfolgreiche Eingriffe bei diffuser Peritonitis infolge Dehiszenz (n = 12)

<u>Auflassen der Anastomose</u> (6)	
kombiniert mit:	
getrenntem Einnähen beider Schenkel	3
Resektion + neue Anastomose (Dünn-Dickdarm)	3
<u>Abdichten der Anastomose</u> (4)	
Patchplastik mit Jejunumschlinge	1
Übernähung (Pyloroplastik, Duodenojejunostomie))	2
Duodenojejunostomie bei Duodenalstumpfinsuffizienz	1
<u>Entlastung der dehiszenten Anastomose</u> (1)	
Colostomie (Dehiszenz n. vord. Resektion)	1
Drainage allein (Pyloromyotomie)	1

Tabelle 3. Nicht erfolgreiche Eingriffe bei diffuser Peritonitis infolge Dehiszenz (n = 14)

	n
Drainage mit Ernährungsfistel (Ösophagusanastomosen)	6
Peritonitisursache nicht gefunden (Ileostomienekrose, Colostomiedehiszenz, Rektumnekrose (D)	3
Resektionen (zu spät bei Rektumnekrose nach Durchzug, Sigmanekrose zu wenig radikal reseziert)	2
Entlastungsfistel (Herd nicht saniert bei Rektumnekrose nach Durchzug)	1
Neuerliche Dehiszenzen (Duodenojejunostomie nach Duodenalstumpfinsuffuzienzen, Duodenojejunostomie β-Anastomose)	2

den zu spät gewählten Zeitpunkt des Eingriffes. Allerdings ist es nicht immer leicht, den richtigen Zeitpunkt zur Relaparotomie zu erkennen.
Besonders ungünstig ist die Prognose bei Dehiszenzen der Oesophagusanastomosen. Hier haben wir technisch kaum eine Möglichkeit, die Situation zu beherrschen.

Demnach lassen sich die Ursachen der Mißerfolge zusammenfassen in:

1. zu späte Relaparotomie, 2. ungünstige Ausgangssituation, 3. ungenügende Sanierung der Peritonitisursache

Zum Abschluß noch einige Worte zu den Ausführungen von Herrn WIEMERS. Herr WIEMERS hat 93% Letalität bei seinen abdominellen Fällen mit Beatmung. Das sind Zahlen, an denen wir irgendwie selbst ein bißchen Schuld sind. Vor allem möchte ich jetzt die

Chirurgen beschuldigen. Die Intensivpflegestationen bekommen die
Patienten zur Respiratortherapie praktisch mit völlig infauster
Prognose, sozusagen als ultima ratio. Herr WIEMERS hat aber mit
Recht betont, daß die prophylaktische Beatmung nach Relaparotomie wegen postoperativer Peritonitis, Sanierung der Ursache vor-
ausgesetzt, eine wesentliche Voraussetzung dafür ist, den Patienten durchzubringen.

<u>FEURSTEIN</u>: Nach welchen Gesichtspunkten stellen Sie die chirur-
gische Indikation zur Relaparotomie?

<u>DINSTL</u>: Es ist richtig, daß der Entschluß zur Relaparotomie nicht
einfach ist. Es gilt aber hier vor allem an verschiedenen Kliniken
und Abteilungen einen Strukturwandel zu vollziehen, denn man muß
es einmal offen sagen: es gibt und gab Abteilungen und Kliniken,
wo der betreffende Operateur, dessen Patient zur Relaparotomie
kam, einen schwarzen Punkt oder was es sonst noch gegeben hat,
bekommt oder bekam. Nicht zuletzt aus diesem Grund wurde in vielen Fällen die Indikation zur Relaparotomie nicht gestellt.

An der I. Chir. Univ. Klinik in Wien sind wir besonders aktiv;
trotzdem haben auch wir Fälle, bei denen zu spät relaparotomiert
wurde. Die Ursache liegt zunächst einmal in einer möglichen Ver-
schleierung des Zustandsbildes, wenn der Patient keine einwand-
freie klinische Symptomatik zeigt, dann im Entschluß zur Relaparotomie bei z.B. vermeintlich gut drainierter Nahtinsuffizienz.
Es ist schwer und problematisch, hier ein Schema aufzustellen.
Ich will aus unserem Krankengut nur einige Indikationen erwähnen
(Tabelle 4):

Tabelle 4. Indikation zur Relaparotomie bei diffuser Peritonitis
durch Nahtdehiszenz

	N		Ösophagus-Dünndarm	Magen-Dünndarm	Dünndarm	Dickdarm
Klinisch Zeichen von Peritonitis	6		1	–	1	4
Zusätzlicher positiver Gastrografinschluck	4	18	3	1	–	–
zusätzliche Drainförderung	8		2	4	–	2
Protrahierte Darmparalyse	8		–	1	–	7

So waren z.B. klinische Zeichen von Peritonitis in 6 Fällen der
Anlass zur Relaparotomie. Über die klinischen Zeichen der Peritonitis brauchen wir hier nicht zu sprechen. Bei diesen 6 Fällen
fand sich 4 x eine Dickdarmanastomosendehiszenz, einmal eine Dehiszenz einer Oesophagus-Dünndarm-Anastomose und eine Dünndarm-
anastomose. Die Diagnostik der Anastomosendehiszenz im oberen

Verdauungstrakt bereitet weniger Schwierigkeiten. Wertvolle Untersuchungsmethoden sind z.B. die Röntgenuntersuchung mit Gastrografin bzw. der Gastrografintest im Harn. Die Drainförderung wurde in 8 Fällen zur Indikationsstellung herangezogen. Ich habe schon eingangs erwähnt, daß eine Drainförderung von Darminhalt allein ohne Zeichen diffuser Peritonitis nicht unbedingt die Indikation für eine sofortige Relaparotomie darstellt. Es kommt dann zur Fistelbildung,was einen günstigen Verlauf für den Patienten bedeutet. Beim Auftreten von Symptomen einer diffusen Peritonitis ist natürlich sofort zu relaparotomieren, da die Drainage nicht immer suffizient sein muss.

Die protahierte Darmparalyse war in 8 Fällen der Anlaß zur Reintervention. Ich habe eingangs bereits erwähnt, daß in 50% der Fälle von paralytischem Ileus in unserem Krankengut eine Peritonitis, die klinisch nicht erkennbar war oder nicht erkannt wurde, als Ursache vorlag.

Zusammenfassend können zur Indikationsstellung für eine Relaparotomie folgende Parameter herangezogen werden: Der BUN-Anstieg bei eher normalem Serumkreatinin, die Beurteilung einer Drainförderung (Darminhalt), das Vorliegen einer protrahierten Darmparalyse oder röntgenologisch positive Befunde bei Untersuchung mit Gastrografin.

FEURSTEIN: Danke vielmals, Herr DINSTL. Ich glaube, das war eine ganz klare eindeutige Antwort, mit der man auch, wenn man von hier weggeht, zu Hause etwas anfangen kann. Die Arbeitsgruppe um LACKNER hat eine ähnliche, etwas modifizierte Fragestellung bearbeitet und möchte von ihrer Sicht aus die Ergebnisse darstellen.

LACKNER: Die chirurgisch-anatomische Situation und die Nierenfunktion scheinen in der Frage des Überlebens von Intensivpatienten nach abdominalchirurgischen Eingriffen Schlüsselprobleme zu sein. Um darüber eine Aussage machen zu können, haben wir das Krankengut unserer Intensivstation retrospektiv untersucht und 50 Patienten der letzten drei Jahre, einem Zeitraum, in welchem man das Behandlungsschema für einheitlich nehmen kann, nach der Nierenfunktion und den chirurgisch-anatomischen Gegebenheiten gegliedert. Tabelle 1 zeigt eine Übersicht des Krankengutes nach Aufnahmediagnosen; es ist ersichtlich, daß von den insgesamt 50 Patienten 27 ad exitum kamen. Hinsichtlich der Aufnahmediagnosen besteht eine weite Streuung, wobei nur die Gruppe der Ulcus-Chirurgie mit insgesamt 12 Patienten eine größere Anzahl darstellt. In Tabelle 2 wird nun die Einteilung nach den chirurgischen Gesichtspunkten vorgenommen: der Gruppe 1 gehören jene Patienten an, bei denen die Indikation zur postoperativen Intensivbehandlung im praeoperativen Zustand begründet liegt, welcher eben mit einer Komplikation behaftet war. Typisches Beispiel für einen solchen Fall wäre ein Patient, der nach einer perforierten Appendix mit Peritonitis in ein akutes Nierenversagen kam und dialysiert werden mußte. Der Gruppe 2a wurden Patienten zugezählt, bei denen die postoperative Komplikation mit der Operation in Zusammenhang zu bringen war. Ein Beispiel hierfür wäre ein Patient, welcher nach einer totalen Magenresektion eine intrathorakale Nahtdehiszenz und im Anschluß daran ein Pleuraempyem entwickelte.

Tabelle 1. Aufnahmsdiagnose nach der Grunderkrankung

Diagnose	Überlebend	†	Insgesamt
Ulscus duodeni, ventriculi	6	6	12
Oesophagus Ca., Cardia Ca.	3	3	6
Pankreaserkrankung und -verletzung	4	4	8
Appendicitis	3	3	6
Portale Hypertension, Oesophagus-varizen	3	2	5
Paraoesophageal-Hernie	2	O	2
Diverse	2	9	11
	23	27	50

Diverse: Diverticulitis, Morbus Crohn, Nephrolithiasis, Darmper-foration, etc.

In die Gruppe 2b, in der die Todesursache nicht im Zusammenhang mit der postoperativen Komplikation steht, wäre etwa ein Fall von Divertikulitis einzureihen, welcher mehrmals laparotomiert wurde und welcher schließlich an einem blutenden Ulcus duodeni ad exitum kam. Gruppe 3 erfaßt jene Patienten, bei denen die postoperative Komplikation nicht im Zusammenhang mit der Opera-tion stand. Stellvertretend hierfür wäre ein Patient zu nennen, welcher nach Laparotomie wegen Pankreaskopfkarzinom an einer Pulmonalembolie verstarb. Die Komplikation in diesen Fällen stell-te stets auch die Todesursache dar. In Tabelle 3 ist nun ersicht-lich, in welcher Verteilung sich die Patienten in Bezug auf chir-urgische Situation, Mortalität und Relaparotomie darstellten.
Von den 27 Verstorbenen wurde die Mehrzahl, das heißt 17, chirur-gisch nicht saniert, während nur 10 saniert wurden. Von den 23 überlebenden Patienten jedoch konnten 19, also der überwiegende Anteil, chirurgisch saniert werden, während nur 4 als nicht sa-niert zu betrachten waren. Relaparotomiert wurden von den 50' Pa-tienten 18, von denen wieder 11 verstarben, während 7 überlebten. Von den 7 Überlebenden waren alle als chirurgisch saniert anzu-sehen, während die 11 relaparotomiert Verstorbenen sich wie folgt gliedern: 7 wurden chirurgisch nicht saniert, während 4 als chir-urgisch saniert angesehen werden konnten.

Der Versuch nun der Integration dieser chirurgischen Einteilung in eine Gliederung nach der Nierenfunktion findet sich in Tabel-le 4. Es zeigt sich, daß hinsichtlich der Nierenfunktion bei 21 Patienten des Gesamtkrankengutes keine Störung festgestellt wer-den konnte; von diesen Patienten waren 4 verstorben. Bei 8 Patien-ten kam es zu einer leichten extrarenalen Nierenfunktionsstörung, 5 davon verstarben. Die größte Gruppe der Nierenfunktionsstörungen stellt die Gruppe der schweren extrarenalen Nierenschäden dar, welche 15 Patienten umfaßt, von denen 14, also eine außerordent-lich hoher Anteil, ad exitum kamen. Die Gruppe des akuten Nieren-versagens ist mit 6 Patienten, wovon 3 verstarben, wieder relativ

Tabelle 2. Einteilung nach chirurgischen Gesichtspunkten

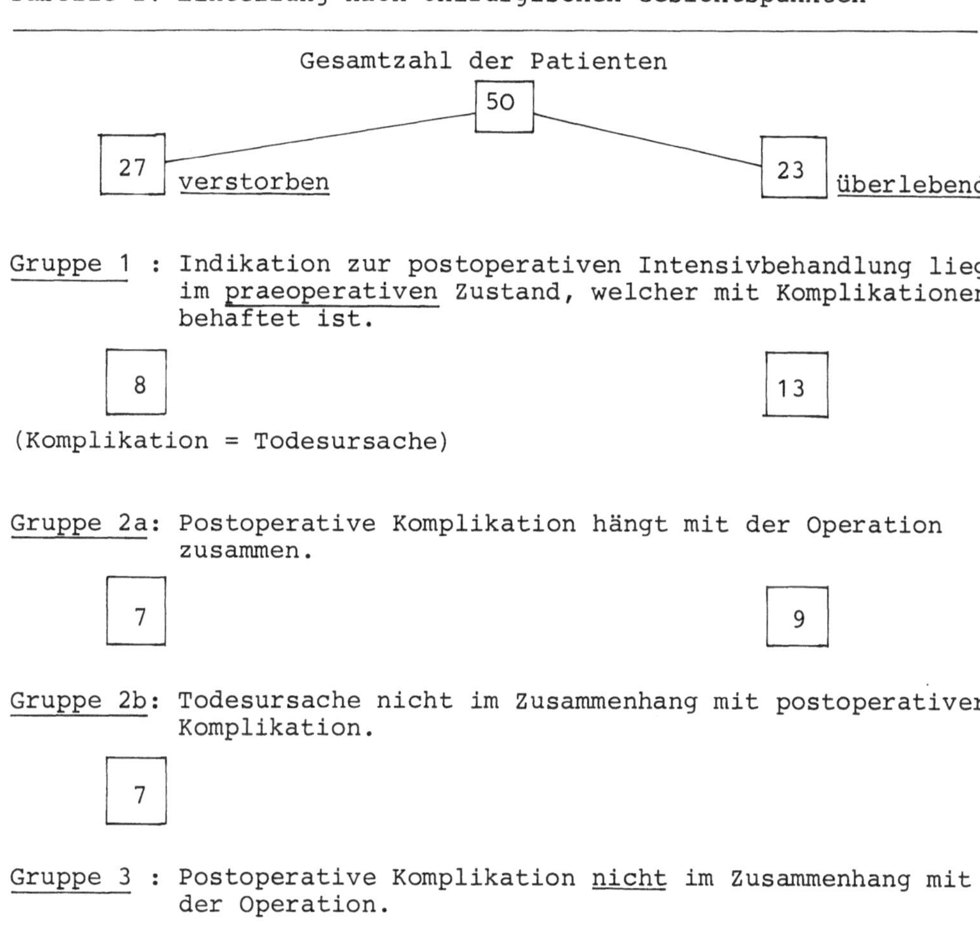

Gruppe 1 : Indikation zur postoperativen Intensivbehandlung liegt im praeoperativen Zustand, welcher mit Komplikationen behaftet ist.

(Komplikation = Todesursache)

Gruppe 2a: Postoperative Komplikation hängt mit der Operation zusammen.

Gruppe 2b: Todesursache nicht im Zusammenhang mit postoperativer Komplikation.

Gruppe 3 : Postoperative Komplikation nicht im Zusammenhang mit der Operation.

(Komplikation = Todesursache)

klein. Besonders bei den relaparotomierten 18 Patienten fällt der hohe Anteil von Nierenfunktionsstörungen auf, wobei anteilsmäßig die Gruppe der schweren extrarenalen Funktionsstörung sowie das akute Nierenversagen auch mit einer sehr hohen Mortalität behaftet sind. Peritonealdialysiert wurden in unserem Krankengut 4 Patienten, alle aus der Gruppe des akuten Nierenversagens; 2 davon waren ad exitum gekommen, 2 hatten überlebt. Die Nierenfunktion, eingeteilt wie in Tabelle 4, bei diversen klinischen Zustandsbildern und Laborwerten gibt Tabelle 5 wieder. Es zeigt sich, daß die Massenblutung besonders in der Klasse der schweren extrarenalen Nierenfunktionsstörungen sehr häufig vertreten war, das heißt also, bei 12 der 15 Patienten waren vorwiegend Blutungen aus dem Magen-Darm-Trakt festzustellen. Auch Patienten mit dem klinischen Erscheinungsbild einer Peritonitis waren in dieser Klasse der Nierenfunktionsstörungen häufig anzutreffen. Kardiale

Tabelle 3. Chirurgische Situation, Mortalität, Relaparotomie

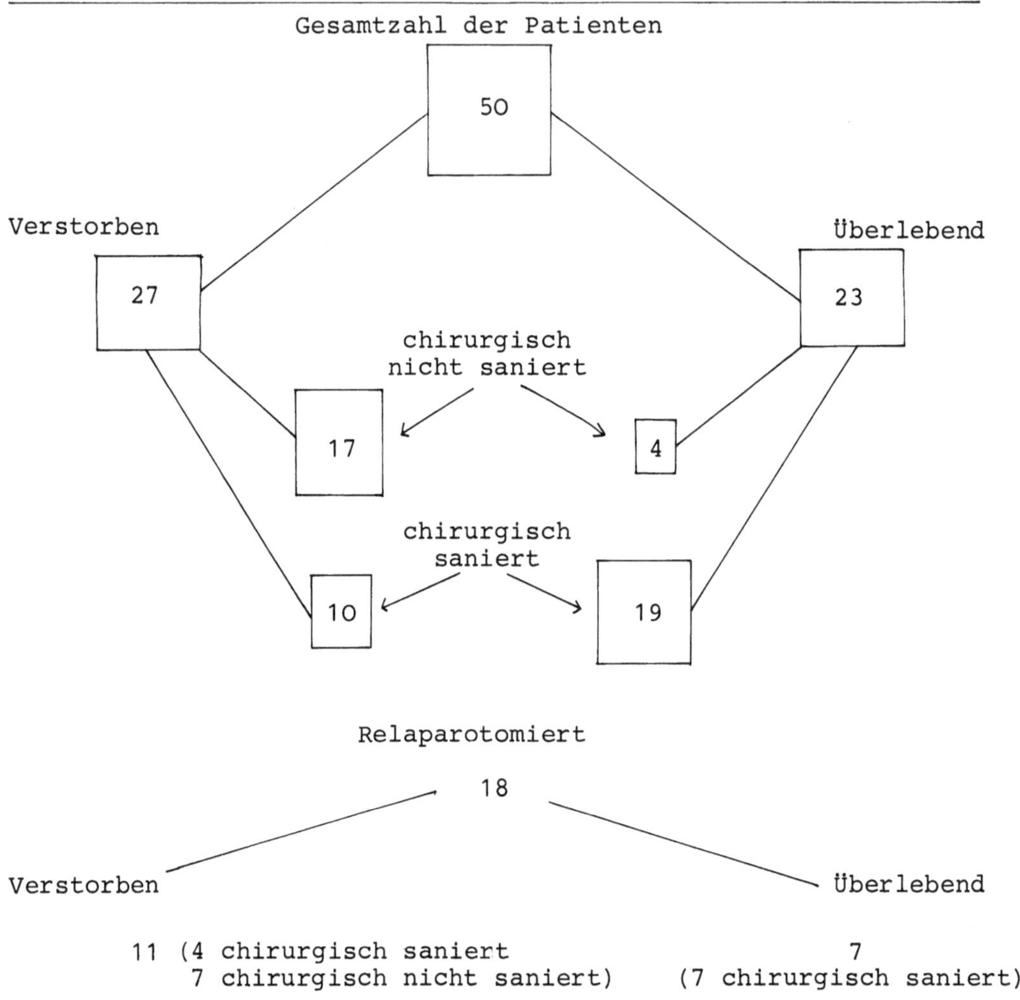

Probleme waren bei 9 dieser 15 Fälle aufgetreten, ebenso war Hypernatriämie und Hyperchlorämie in mehr als der Hälfte der Patienten
dieser Klasse nachzuweisen. Zur Polyurie, welche sowohl in dieser Klasse als auch in der Klasse der ungestörten Nierenfunktionen
eine Häufung zeigt, ist zu sagen, daß es bei diesen Patienten
therapeutisches Bestreben war, hohe Flüssigkeitsmengen anzubieten
und durch verschiedene Diuretika und auch Aldosteron-Antagoni-
sten die Diurese hochzuhalten.

Aus dem Gefundenen wollen wir nun folgende Gesichtspunkte heraus-
streichen, welche das Überleben von Intensivpatienten mit Komplikationen nach abdominalchirurgischen Eingriffen mitbestimmen:

1. Komplikationen, welche intra- oder postoperativ entstehen,
   bringen für den Patienten schlechtere Überlebenschancen mit
   als schon praeoperativ bestehende.

Tabelle 4. Einteilung nach nephrologischen Gesichtspunkten

Nierenfunktions-störung	A	B extrarenal	C	D
	keine	leicht	schwer	akutes Nie-renversagen
	21 (davon 4 †)	8 (davon 5 †)	15 (davon 14 †)	6 (davon 6 †)
Gruppe 1: Komplikationen praeoperativ	12 (davon 1 †)	2 (davon 2 †)	4 (davon 4 †)	3 (davon 1 †)
Gruppe 2: Komplikation = Operation	7 (davon 2 †)	6 (davon 3 †)	7 (davon 6 †)	3 (davon 2 †)
Gruppe 3: Komplikation außerhalb der Operation	2 (davon 1 †)	O	4 (davon 4 †)	O
Relaparatomie = 18	5 (davon 2 †)	4 (davon 2 †)	5 (davon 4 †)	4 (davon 3 †)
Peritonealdialyse = 4				4 (davon 2 †)

2. Chirurgisch sanierte Patienten haben eine wesentlich höhere
   Überlebenschance als chirurgisch nicht sanierte Fälle.
3. Bei Patienten, bei welchen eine chirurgische Sanierung nicht
   erreicht wird oder nicht erreicht werden kann, ist die Nierenfunktion der bestimmende Faktor für die Lebenserwartung.
4. Bei Fällen von akutem Nierenversagen soll frühzeitig dialysiert werden, auch die Peritonealdialyse ist ein wirksames
   Verfahren. Bei schwerem extrarenalem Nierenversagen, welches
   postoperativ als häufigste Nierenfunktionsstörung auftritt,
   ist außer bei Elektrolytstörungen die Dialyse von keinem gros-
   sem Nutzen.
5. Häufig auftretende Massenblutungen, vor allem aus dem Magen-
   Darm-Trakt, sprechen bei schwerer extrarenaler Nierenfunktionsstörung sogar gegen die Haemodialyse, da auf Grund von kardia-
   len und Gerinnungsproblemen hierbei Schwierigkeiten zu erwarten sind. In Anbetracht der Tatsache, daß ein chirurgischer

Tabelle 5. Nierenfunktion bei diversen klinischen Zustandsbildern und Laborwerten

Nierenfunktions-störung	Blutung	Peritonitis	Abszess	Zweiteingriff	Cardial	Leuko	Fieber	Pneumonie	Hypochlorämie	Hyperchlorämie	Hypernatriämie	Oligurie	Polyurie	Normurie
A Keine Störung 21 Fälle	7	6	1	7	2	16	4	1	2	3	2	4	11	3
B Leichte extrarenale Nierenfunktionsstörung 8 Fälle	3	4	4	6	1	8	3	5	1	3	4	3	5	2
C Schwere extrarenale Nierenfunktionsstörung 15 Fälle	12	12	7	8	9	14	9	6	3	8	8	2	10	3
D Akutes Nierenversagen 6 Fälle	3	4	1	2	0	5	2	2	2	2	2	3	2	1
Hoher RN/Kr Quotient 13 Fälle	10	8	5	4	7	11	6	4	3	7	7	3	8	2

Zweiteingriff bei geschädigter Niere die Nierenfunktion oft
endgültig zum Versagen bringt, sind chirurgische Eingriffe
in einer solchen Situation auf das Nötigste zu beschränken.

FEURSTEIN: Meine Damen und Herren, es ist nun bereits das dritte
Organ, nämlich die Niere, angesprochen worden, die bei der Peritonitis beteiligt sein kann, ja fast in der Regel beteiligt ist.
Wir können hier die Störungen in zwei Gruppen unterteilen: in die
extrarenal bedingte Störung und die eigentliche Nierenschädigung.
Ich glaube doch aus eigener Erfahrung sagen zu können, daß die
Nierenschädigung, die in einem terminalen Stadium der Peritonitis
eintritt, in der überwiegenden Zahl der Fälle primär extrarenal
bedingt sein wird. Ich glaube aber, darüber sollten am besten
die Dialysateure berichten. Darf ich daher Herrn FIGDOR bitten,
der in allerletzter Minute für den erkrankten Herrn GURLAND (Mün-
chen) eingesprungen ist, und von Wien heute nur zu diesem kurzen
Panel hierher nach Linz kam.

FIGDOR: Die künstliche Niere oder die Peritonealdialyse sind
in der Behandlung des akuten Nierenversagens (acute renal failure)
- wie die Erfahrung lehrt - möglichst früh einzusetzen, noch
bevor das urämische Geschehen bereits weit fortgeschritten ist,
also infolge der "Urämie" schon Komplikationen wie etwa Blutungen
aus Ulcera des Magendarmtraktes, mehr diffuse Schleimhautblutungen
oder gewisse Gerinnungsstörungen aufgetreten sind. In diesem Stadium ist eine besondere Neigung zu Infektionen wie Pneumonien,
Parotitiden oder Wundinfektionen gegeben, ebenso sollte im Rahmen der fortgeschrittenen Urämie nicht auf die Bereitschaft zu
Wunddehiszenzen vergessen werden. Die urämische Stoffwechsel-
situation führt zu Störungen von Organfunktionen etwa im Herz-
kreislaufsystem, im Gastrointestinaltrakt und auch zu einer Be-
einträchtigung der Bewußtseinslage. Jede einzelne dieser Störungen ist in der Lage, die Gesamtsituation wesentlich zu ver-
schlechtern. Die weitere Verschlimmerung der Stoffwechsellage bewirkt eine Steigerung des Katabolismus, d.h., sie führt zu weiterer und rascherer Anhäufung der Schlackenstoffe bzw. der "Gift-
stoffe" aus dem Stoffwechsel, und wird daher ein noch rascheres
Fortschreiten der Urämie zur Folge haben. Die Möglichkeit solcher
Schwierigkeiten verlangt eine energische Therapie und eine solche
ist bekanntermaßen auch möglich.

Nach Überwindung mancher technischer Schwierigkeiten und gewisser
unangenehmer Folgen der Dialysetherapie konnte man sich für eine
sehr frühe Verwendung von Dialyseapparaturen im Rahmen der Behandlung des akuten Nierenversagens entscheiden. Mit sehr früh-
zeitigem Start und häufiger Wiederholung der Dialyse versucht
man BUN und Serumkreatinin, deren Werte leicht bestimmbar sind,
möglichst niedrig zu halten (etwa den BUN unter 140 mg%, oft auch
niedriger). Man verwendet häufig den BUN als Index der Stoffwech-
selschlackenkonzentration im Blut oder als Maß eventuell im Blut
vorhandener, schwierig bestimmbarer "urämischer Gifte".

Mit der frühzeitigen Dialysetherapie waren die Ergebnisse besser
und Dialyse-Komplikationen traten seltener auf, vor allem das
so unangenehme Disäquilibriumsyndrom, also cerebrale Störungen
infolge einer effektiven Dialysebehandlung.

In weiterer Konsequenz wurde die "prophylaktische Dialysebehandlung" empfohlen, d.h. die tägliche Dialyse und damit ein Maximum an Dialysetherapie, und zwar unabhängig von der Höhe des BUN
oder der Geschwindigkeit des BUN-Anstiegs. Das Ziel dieses Vor-
gehens ist es, die Stoffwechselstörungen so effektiv als möglich
zu behandeln und auf diese Weise trotz Vorliegens eines schweren
akuten Nierenversagens eine optimale Situation zu erzwingen. Mag
auch jede einzelne Dialysebehandlung, gemessen an der dabei ent-
fernten Harnstoffmenge, sich als nicht sehr "rentabel" erweisen,
wird dieses so konsequent durchgeführte Dialyseprogramm sicherlich der Effektivität nicht entbehren.

Bei nicht extrem hohem Katabolismus ist ein solches Verfahren
wohl nicht angezeigt, bei entsprechend hohem Katabolismus wird
aber unter Heranziehung auch des Laboratoriums zur Indikationsstellung für die jeweilige Behandlung mit der künstlichen Niere
fast jeden oder zumindest jeden zweiten Tag mit einer sehr wirk-
samen Dialyseapparatur und nicht zu kurzfristig zu behandeln sein.

Da das akute Nierenversagen infolge intraabdomineller Komplikationen nicht selten mit gesteigertem und oftmals beträchtlich
gesteigertem Katabolismus einhergeht, wäre der Therapieplan zur
Behandlung des akuten Nierenversagens im Sinne der Dialyse als
gegeben anzusehen, und es schiene eine weitere Diskussion kaum
mehr nötig. Dennoch seien hier einige Anmerkungen gestattet.

Entgegen mehrfach geäußerten Meinungen scheint es mir für die
Therapie wichtig, zwischen extrarenaler bzw. <u>funktioneller Störung der Nierenfunktion</u> und dem akuten <u>organischen Nierenschaden</u>
mit mehr oder minder ausgeprägter Oligurie (akutes Nierenversagen, Schockniere, lower nephron nephrosis, acute organic renal
failure, acute tubular necrosis) zu unterscheiden, wenn auch zugegeben werden muß, daß es fließende Übergänge gibt und die Unterscheidung auch für den Geübten manchmal nicht leicht ist. Wenn
z.B. MULINARI, 1963, eine Gesamtmortalität seiner Fälle mit akutem Nierenversagen, einschließlich der Fälle aus der Herzchirurgie,
mit nur 26% angibt, so kann diese niedrige Zahl nur so zu erklären sein, daß eine nicht geringe Anzahl von Patienten mit Erreichen eines BUN von 100 mg% mit der Dialyse behandelt wurde, die
einer solchen Therapie wahrscheinlich nicht bedurft hätte.

Bei Nierenfunktionsstörungen infolge abdomineller Komplikationen
begegnet man ganz ausgeprägten Formen des extrarenalen Nierenversagens mit BUN-Werten von 160 - 180 mg% und darüber bei relativ
niedriger Serumkreatininkonzentration (3 bis 5 mg%). Dabei finden
sich gelegentlich Kreatininclearancewerte um 30 bis 40 ml/Min. und
darüber. Ob in diesen Fällen die BUN-Konzentration als Maß der
Konzentration "urämischer Gifte" noch Geltung hat, ist sehr fraglich; bei Clearancewerten, wie sie oben angegeben sind, ist nämlich die Anwendung eines Dialyseverfahrens nur äußerst selten
nötig. Die obigen BUN-Konzentrationen allein sind für ernste
Stoffwechselstörungen, Bewußtseinstrübung oder Blutungen kaum als
verantwortlich anzusehen.

Liegt jedoch ein akuter <u>organischer</u> Nierenschaden vor - zu ersehen an den hohen Serumkreatininwerten und einer kaum meßbaren
Clearance - so ist kaum eine andere Therapie als die Dialyse

möglich. Dagegen stellt sich uns die Frage, ob eine solche Dialysebehandlung auch bei schwerer _extrarenaler_ Nierenfunktionsstörung etwa im Rahmen abdomineller Komplikationen tatsächlich
indiziert ist.

Verursacht ist die Einschränkung der Nierenfunktion offensichtlich durch den intraabdominellen Prozeß, der möglicherweise operativ sanierbar ist. Daher hat auch hier das chirurgische Vorgehen
ganz ähnlich wie beim schweren septischen Geschehen in der Trauma-
tologie, in der Gynäkologie sowie in der Urologie den Vorrang,
eben in der Erwartung, daß nach dem chirurgischen Eingriff der
ungünstige Einfluß auf die Nierenfunktion unterbrochen wird. In
der Urologie halten wir allerdings, von der Erfahrung belehrt
und auch aus nephrologischen Gründen,den Eingriff möglichst be-
schränkt, doch muß der ungünstige Prozeß ausreichend behoben werden. Wir begnügen uns z.B. damit, intakte Harnwege erst mittels
eines Zweiteingriffs zu erzielen.

Im Falle des akuten organischen Nierenschadens erweist sich die
präoperative Dialyse als günstig, um den BUN-Anstieg postoperativ
etwas geringer zu halten und nicht unmittelbar nach der Operation
bereits dialysieren und unter Umständen heparinisieren zu müssen.
Bei Vorliegen ausgedehnter septischer Prozesse sowie umfänglicher
Gewebsnekrosen wird auch hier zuerst chirurgisch zu sanieren sein.

Anders als beim akuten organischen Nierenschaden (acute renal
failure) ist - so meinen wir - bei der _extrarenalen Urämie_, etwa
bei einem BUN von 160 mg%, einem Serumkreatinin von 4 mg% und
einer Kreatininclearance von 25 ml/Min, mit der präoperativen
Dialyse kaum etwas zu gewinnen.

Überlegenswert ist, ob hier mit der Dialysetherapie etwas zu _ver-
lieren_ ist. Die ungünstigen Kreislaufbedingungen solcher Patienten sind sicherlich nicht in erster Linie durch die erhöhten BUN-
Werte bedingt. Es ist nicht angängig, diese Situation mit derjenigen gleichzustellen, die man früher gelegentlich bei Fällen mit
weit fortgeschrittener Urämie beobachten konnte, wo tatsächlich
der schlechte Zustand _ursächlich_ mit der Dialyse überwunden und
damit bessere Kreislaufbedingungen erreicht wurden, wie das etwa
auch bei Barbituratvergiftungen der Fall ist. Die Situation bei
schwerer extrarenaler Störung ist anders als bei Vergiftungen
oder bei weit fortgeschrittener Urämie. Die ungünstigen Kreislaufverhältnisse im Falle der extrarenalen Urämie sind in erster
Linie durch das intraabdominelle Geschehen bedingt. Die Entscheidung zur auch praeoperativen Dialyse ist hier umso fragwürdiger,
als nicht alle Patienten mit akuter Nierenfunktionsstörung die
Dialyse kreislaufmäßig gut vertragen.

Eine noch wesentlichere Komplikation scheint uns eine Blutung
zu sein: Die bei der Anwendung der künstlichen Niere nötige Heparinisierung verstärkt Blutungen in den Magendarmtrakt, womit der
Katabolismus erhöht und ein nicht unwesentlicher Schlackenstoff-
anstieg (BUN) provoziert wird. Gerade die Fälle mit schweren
Blutungen zeigen eine auffallend hohe Mortalität (LACKNER 1973).
Besonders bei der Möglichkeit schwerer intestinaler Blutungen
ist daher die Indikation zur Anwendung der künstlichen Niere erst
nach reiflicher Überlegung zu stellen. Selbst bei Vorliegen eines

akuten organischen Nierenschadens, auch in Falle abdomineller Prozesse, halten wir, wenn die Gefahr einer stärkeren Blutung evident ist, die Peritonealdialyse für eher indiziert.

Was die häufiger auftretende extrarenale Störung im Verlaufe intraabdomineller Komplikationen, selbst in ausgeprägter Form betrifft, so ist es schwer darzustellen, wann die Dialysebehandlung hier nun wirklich notwendig ist und was diese Therapie für die Gesamtsituation tatsächlich bedeutet. Fehlen ausgeprägte Veränderungen in Wasser- und Elektrolythaushalt, so scheint es uns eher angezeigt, auf Dialyseverfahren hierbei zu verzichten. Ist die Situation operativ nicht zu bessern, so ist die Prognose gerade für die schwere extrarenale Störung ausgesprochen schlecht. Es ist sicher zu hart, wenn die Verwendung der Peritonealdialyse in diesen Fällen als "Alibibehandlung" bezeichnet wurde. Es wird jedoch wohl kaum geleugnet werden können, daß die gesamte Dialysetherapie - und nicht nur dieses Behandlungsverfahren allein - bei Fällen mit Nierenfunktionsstörung im Rahmen eines intraabdominellen Geschehens etwas überschätzt wurde.

Hat sich allerdings ein organischer Nierenschaden etabliert, dann ist die Dialysebehandlung oft der einzige Weg hinsichtlich Urämie und Elektrolytstörungen, solche Patienten zunächst am Leben zu erhalten und dann vielleicht einer anderen effektiveren Therapie zuzuführen. Auf Grund dieser etwas pessimistischen Darstellung soll aber nicht der Eindruck entstehen, als wolle man bei diesen schwierig zu behandelnden Patienten den "Schwarzen Peter" anderen, etwa den Chirurgen, zuschieben. Es ist unumstritten, daß wohl solche Patienten vornehmlich auf Grund einer Dialysebehandlung gerettet worden sind, daß es sich dabei aber um relativ wenige Fälle handelt und zwar deshalb, weil man diese Urämiebehandlung wohl einigermaßen, aber nicht immer die so schwierige Situation, wie sie etwa durch eine chirurgisch nicht rasch sanierbare Peritonitis verursacht wird, in den Griff bekommen hat.

Es scheint uns also hinsichtlich der Dialysetherapie wichtig, extrarenale Urämie einerseits und akuten organischen Nierenschden andererseits möglichst auseinanderzuhalten. Bei extrarenaler Urämie scheint uns die Dialyse nur selten indiziert, es fehlt uns, wie wir uns darzustellen mühten, die zwingende, logische Notwendigkeit und darüber hinaus wird auch der Übergang von extrarenaler Störung zum organischen Nierenschaden durch die Dialysetherapie weder verhindert noch auch nur verzögert.

FEURSTEIN: Ich danke Herrn FIGDOR für seine klaren Ausführungen. Haben nun bisher Peritonitis und Ileus als postoperative Komplikation im Vordergrund gestanden, so soll doch auch der postoperativen Magen-Darm-Atonie als vorwiegend funktionelle Störung ein Platz in unserem Gespräch eingeräumt werden. Ich möchte den Bericht von Herrn LITARCZEK und Mitarbeitern über "Wert und Bedeutung der adrenergischen α- und β-Rezeptorenblockade bei der postoperativen Magen-Darm-Atonie".

LITARCZEK: In der postoperativen und allgemein postaggressiven Phase hat das hypersympathikotone Syndrom durch die Wirkung der Katecholamine auf die alpha -und beta-Rezeptoren des Verdauungstraktes und seiner Blutgefäße einen großen Anteil am Auftreten der Magen-Darm-Parese. Diese kann in schweren Fällen durch Blutungen oder Stressulkus kompliziert werden. Alle diese Erscheinungen verlängern die postaggressive Evolution des Patienten und gefährden nicht selten sein Leben.

Vor zwei Jahren haben wir die Gelegenheit gehabt, über die ersten Resultate einer Behandlung der postaggresiven Magen-Darm-Atonie (MDA) mit alpha- und beta-Rezeptoren-Blockern zu berichten. Diese Therapie haben wir im Rahmen einer komplexen per- und postoperativen Behandlung unserer Patienten angewandt. Diese bestand schematisch aus folgenden Punkten:

1. Maßnahmen zur Förderung des Mesenterialkreislaufes: Korrekte Narkose mit ausreichender Analgesie und guter Muskelerschlaffung, Anwendung von vasodilatatorischen Mitteln (alpha-Blocker wie Hydergin, Dibenzylin) in Assoziation mit beta-Blockern schon während der Narkose, um eine Vasokostriktion wie auch eine excessive Vasodilatation durch Wirkung von alpha- und betawirkenden Katecholaminen zu verhindern, Anwendung von positiv rheologisch wirkenden Lösungen wie Dextran 40, Zufuhr von ausreichenden Flüssigkeitsmengen.

2. Maßnahmen zur Verhinderung der Wirkung einiger Hormone auf die Muskulatur des Verdauungstraktes: Die Wirkung von Adrenalin und Noradrenalin, die auch unter besten anaesthesiologischen Bedingungen erhöht im Kreislauf auftreten, werden durch die alpha- und beta-Rezeptorenblockade schon während der Operation am besten ausgeschaltet; es werden so die inhibitorischen Impulse auf die glatte Verdauungsmuskulatur entfernt. Die Notwendigkeit einer simultanen alpha- und beta-Blockade wird dadurch erklärt, daß die Muskulatur des Verdauungstraktes mit beiden Rezeptortypen ausgestattet ist und daß über beide Rezeptortypen eine Inhibition der Kontraktion abläuft. Die Wirkung dieser Blockade ist im Prinzip gleich einer Sympathektomie, wie sie auch von anderen Autoren mittels Peridural - oder Spinal-Anaesthesie, durch Ganglienblocker oder durch Splanchnikusinfiltration erzeugt wurde. Doch glauben wir, daß durch Wirkung auf die Endrezeptoren nicht nur die neural übermittelten sympathischen Stimuli sondern auch die Wirkung der im Kreislauf sich befindenden Katecholamine verhindert wird, daß die Blockade also viel effektiver ist. Außerdem ist auch die günstige Wirkung der beiden Rezeptorblocker auf andere Kreislaufgebiete und Organe in Betracht zu ziehen.

   Die Verhinderung eines sekundären Aldosteronismus, der meist als Folge einer renalen Vasokonstriktion durch das System Renin-Angiotensin-Aldosteron zustandekommt, wird sowohl durch ausreichende Perfundierung mit Elektrolytlösungen als auch durch die Verhinderung der renalen Vasokonstriktion durch die adrenergische Blockade erreicht. Bei schon aufgetretenem Hyperaldosteronismus ist die Anwendung von Spironolaktone angezeigt.

3. Maßnahmen zur Erhaltung einer korrekten hydroionischen Bilanz, eines normalen Säure-Basen-Gleichgewichtes und die Verabreichung einer kalorisch ausreichenden und Stickstoff ausbilanzierten parenteralen Diät: Durch die geschilderten Maßnahmen wird der glatten Muskelzelle des Verdauungstraktes durch bessere Umwelts-, Regulations- und metabolische Bedingungen ein normaler Funktionszustand geschaffen.

All diese Maßnahmen können sowohl prophylaktisch als auch therapeutisch angewandt werden. In letzterem Fall ist es aber unbedingt notwendig, die auslösenden Ursachen der MDA zu entfernen.
Wenn nach längerem Bestehen einer MDA durch die geschilderten
Maßnahmen sich die Motilität des Magen-Darmtraktes nicht normalisiert, so kann eine Stimulation mittels Einlauf, Prostigmin,
Hypophysenhinterlappenhormon oder hypertoner NaCl-Lösung notwendig werden. Wenn auch nach Anwendung dieser Maßnahmen der normale
Tonus des Verdauungstraktes noch immer nicht auftritt, so ist
eine Persistenz des auslösenden Faktors (Peritonitis, Sepsis)
anzunehmen, obwohl bei vielen solchen auch schwersten Fällen
keine oder nur eine geringe MDA besteht.

Unsere bisher ausgewertete Kasuistik besteht aus 470 Fällen, die
Gesamtzahl der Patienten, bei denen die Blockade durchgeführt
wurde, umfaßt mehr als 1000 Fälle. Tabelle 1 zeigt eine Übersicht
über unser ausgewertetes Krankengut.

Tabelle 1. Krankengut - Diagnosenübersicht

Diagnose	Zahl der Fälle
Pankreatitis + Stressulcus	2
Pankreatitis	20
Portocavale Anastomosen	27
Resektionen und Anastomosen am Verdauungstrakt	229
Darmverschlüsse	27
Duodenotomien	2
Gallenblasen- und Gallenwegs-Operationen	60
Peritonitis	28
Hysterektomien und Adnexektomien	22
Oesophagus-Varizen-Ligatur	3
Splenektomien	6
Leberchirurgie	6
Brüche	6
Magen-Darmblutungen	12
Bauchgeschwülste	5
Laparotomien	10
Mitralklappenkommissurotomien	1
Aorten-Aneurismen	2
Prostatektomien	2
	470

Die von uns angewandte <u>Methode</u> bestand in der vierstündlichen
i.v. Verabreichung von 1 mg Propranolol als beta-Rezeptorenblok-
ker und 5 mg Chlorpromazin oder Levomepromazin oder 0,3 mg Hydergin während der ganzen postoperativen Phase bis zum Wiederauf-
treten des Stuhlganges und zur Wiederaufnahme der oralen Ernährung. Bei vielen Patienten wurde die Blockade schon während der
Operation begonnen und dann postoperativ weitergeführt. Außer
den oben genannten alpha-Blockern wurde sechs Patienten 100 mg
Dibenzylin als Infusion peroperativ verabreicht. Es wurde dadurch
eine langdauernde alpha-Blockade erzielt und es bestand nur noch
die Notwendigkeit des Nachspritzens von Propranolol. <u>Zur Beurteilung der Wirkung</u> wurden folgende Kriterien benutzt: das spontane
Auftreten von Flatus (nach 24 - 36 Std.), des Stuhlganges (nach
36-72 Std.) und auch Dauer und Menge des Magenaspirates. Auch
der Bauchumfang wurde bei einigen Patienten gemessen.

Die <u>Resultate</u> bei 268 diesbezüglich ausgewerteten Patienten sind
in Tabelle 2 angegeben.

Tabelle 2. Effekt der α- und β-Blockade auf die Magen-Darm-Atonie
bei 268 Patienten

<u>Wirkung</u>	n
sehr gut (prophylaktische Gruppe)	218 = 81,3 %
	(94 % der Gruppe)
sehr gut (kurative Gruppe)	19 = 7,1 %
	(50 % der Gruppe)
gut	19 = 7,1 %
Fehlschläge	12 = 4,5 %

In einem Vergleich zweier Gruppen von Patienten, die mit (n=80)
und ohne (n=44) alpha- und beta-Blockade behandelt wurden, er-
zielten wir folgende Resultate:
Flatus trat bei Blockade signifikant früher ein (> 80 % in den
ersten 48 Std., 40 % in den ersten 24 Std.), Stuhlgang trat bei
Blockade spontan in > 50 % der Fälle in den ersten 48 Std., in
> 80 % der Patienten nach 72 Std. auf, bei den nicht blockierten
Patienten lag die entsprechende Zahl am dritten Tag bei ungefähr
60 %. Die Anzahl der blockierten Patienten, die nur 1 bis 3 Tage
infundiert wurden, ist größer als diejenige der Vergleichsserie.
Eine Verlängerung der Infusionsdauer bei einigen Patienten hat
nicht die Bedeutung einer Nichtaufnahme der oralen Ernährung.

Die Dauer der Magenaspiration war in beiden Gruppen ungefähr
gleich, doch war die Sekretmenge bei den blockierten Patienten
signifikant geringer.

Interressant ist auch das Verhalten des Na^+/K^+ Quotienten im
Harn: (Tabelle 3)

Tabelle 3. Verhalten des Na^+/K^+ Quotienten im Harn bei Patienten
mit und ohne α/β-Blockade

		Q > 1 %	Q = 1 %	Q < 1 %
Blockierte	1. Tag	70.0	2.0	28.0
Patienten	2. Tag	81.5	-	18.5
Nicht blockierte	1. Tag	71.5	-	28.5
Patienten	2. Tag	40.0	-	60.0

Da am 1. Tag die Patienten meist mengenmäßig hoch infundiert wurden, ist der Quotient in beiden Gruppen etwa gleich und überwiegend hoch. Am 2. Tag aber sinkt der Quotient bei 60% der nicht
blockierten Fälle < 1. Die Vergleichszahl der blockierten Gruppe
liegt bei 18.5 %. Eine bessere Nierenperfusion könnte die Ursache
sein.

Eine besondere Erwähnung verdient das Verhalten der Pankreatitis-
Patienten, bei denen die Therapie in den meisten Fällen eine dra-
matische Verlaufsänderung mit sich brachte. 22 alpha- und beta-
blockierte Patienten verhielten sich im Vergleich zu den mit or-
thodoxer Therapie einschließlich Enzymhemmung behandelten Patienten total verschieden: nicht nur Schock, Bauchsymptome und Allge-
meinerscheinungen waren geringer sondern auch die Peritonealreak-
tion ging schneller zurück, der Meteorismus verschwand und der
Allgemeinzustand besserte sich. Es wurden 18 der blockierten Patienten geheilt entlassen (Letalität 18.1 %). Auch in zwei Fällen
von akuter Pankreatitis mit Stressulkus-Blutung konnte diese zum
Stillstand gebracht und konnten die Patienten geheilt entlassen
werden.

Aus unseren Erfahrungen ergeben sich zur Zeit folgende Indikationen zur Anwendung dieser Methode:

Prophylaxe der postoperativen Magen-Darm-Atonie
Behandlung des paralytischen Ileus
Postoperative Behandlung des mechanischen Ileus
Behandlung der akuten Pankreatitis
Behandlung des Stressulkus

Eventuelle Nachteile der Methode bestehen in den Kreislaufwir-
kungen der angewandten alpha- und beta-Blocker: Vasodilatation
und negativ inotrope Wirkung. Erstere ist bei der Anwendung der
Kombination geringer als bei einer reinen alpha-Blockade (ZIEROTT
(26)). Letztere ist bei der angewandten Dosierung unbedeutend
und kann durch Herzglykoside, wenn nötig, aufgehoben werden.

Eine eventuelle Bronchokonstriktion kann aber zur Unterbrechung der Therapie zwingen, was bei unserer Serie in 2 Fällen notwenddig war.

Andere Autoren haben bereits auf die Sympathikushypertonie als Ursache der MDA aufmerksam gemacht und auch spezifische Therapien entwickelt wie z.B. Spinalanaesthesie (HORTOLOMEI, BURSTEIN, WAGNER), (24, 20) Periduralanaesthesie (AIGNER, BONICA, ACALOWSKI) (16, 18, 17), Splanchnikusblockade (OCHSNER, DAVID, MARCOWITZ) (23). Kontinuierliche Mesenterialinfiltrationen über Katheter (BURLUI (19)). Alpha-Blocker (PETRI) und Ganglienblocker (CATCHPOLE (21, 22)). Dennoch glauben wir, daß durch die beschriebene Methode eine komplettere und auf die Dauer ausgedehntere antiadrenergische Blockade erreicht wird. Diese führt zu Möglichkeiten einer günstigen Beeinflussung vieler durch den Sympathikus verursachten pathologischen Erscheinungen am Verdauungstrakt oder Pankreas.

FEURSTEIN: Nun meine Damen und Herren, Sie werden gesehen haben, daß wir bewußt dem Wasser- und Elektrolythaushalt aus dem Weg gegangen sind und andere Gebiete angeschnitten haben. Es stehen nun vier Dinge im Raum: Die Frage um die Mikrozirkulation, die Respiratorbehandlung, die Dialysetherapie und letzlich die chirurgische Sanierung des Grundleidens. Ich glaube, das ist genug, um mit der Diskussion zu beginnen und ich darf Sie alle bitten, Ihre Fragen und Erfahrungen mitzuteilen. Lassen Sie sich nicht von der Eloquenz der Experten irgendwie beeindrucken sondern arbeiten Sie selbst mit, um den Problemen näher zu kommen und sie nach Möglichkeit zu lösen.

Vielleicht darf ich die Diskussion gleich selbst beginnen: man hat doch den Eindruck, daß man heute auf Intensivstationen klinische Bilder sieht, die einem gänzlich neu sind, die früher nie gesehen wurden, so daß auch der erfahrene zugezogene Konsilarius manchmal vor unlösbaren diagnostischen Aufgaben steht. Es ist wohl kein Zweifel, daß in Hinblick auf die Infektiosität eine Änderung in der Keimbesiedlung eingetreten ist, d.h., daß heute viel häufiger Infektionen mit gram-negativen Keimen beobachtet werden können; dies scheint auch die Häufigkeit von larvierten oder manifesten septischen Schockzuständen mit all ihren Folgen zu erklären. Und dazu zwei Fragen an Herrn HALMÁGYI: Sie sprachen von einer Trasylol-Heparin-Therapie bei der Vermeidung der intravasalen Gerinnung. Heparin allein scheint Ihnen zu wenig zu sein. Warum fügen Sie das Trasylol hinzu? Und die zweite Frage; wann postoperativ zum frühesten Zeitpunkt Heparin?

HALMÁGYI: Heparin allein kann wie jedes Antikoagulans das perivaskuläre Ödem verstärken. Bei denjenigen Fällen, die viel Heparin erhalten haben, gewinnt man tatsächlich den Eindruck, daß bei entsprechender hoher Dosierung die P_{O_2}-Werte schneller abnehmen. Im Lungenbild kann man diese Änderungen sehen, so daß ich Trasylol hauptsächlich wegen der Anti-Ödemwirkung dazugebe bzw. seit einem Jahr dazu übergegangen bin, Heparin ohne Trasylol nicht mehr zu verabreichen. In der postoperativen bzw. posttraumatischen Phase sind wir mit der Heparindosierung zuerst so vorgegangen, daß wir nicht die Gesamtdosis, die LASCH empfohlen hat, also etwa 30.000 E/24 Std., sondern nur die Hälfte gegeben haben. Bei dieser Dosierung haben wir niemals, auch wenn wir postoperativ

sofort Heparin angewendet haben, Blutungskomplikationen gesehen.
Wir geben daher bei Fällen, in denen wir derartige Mikrozirkulationsstörungen erwarten, in den ersten 2 - 3 Tagen etwa 12.500
E/24 Std. und vom 3. Tag ab, wenn diese Komplikation sich etwa
verstärken sollte, auch die Gesamtdosis. Unter dieser Therapie-
form sehen wir keinerlei Blutungskomplikation durch Heparin.
Wenn wir in dieser Phase Magen-Darmblutungen sehen, dann sind
sie wohl als Folge einer hypoxämischen Schädigung anzusprechen.

FEURSTEIN: Danke vielmals, Herr WIEMERS, bitte!

WIEMERS: Ich denke,diese Frage ist außerordentlich umstritten.
Tatsächlich haben wir auch ziemlich viel sowohl Heparin als auch
Trasylol bei der respiratorischen Insuffizienz, die im Zusammenhang mit einer Schocklunge stand, verwendet. Ich persönlich kann
Ihnen aus meiner Erfahrung nicht sagen, ob das Trasylol hilft
oder nicht. Ich kann Ihnen weiters nicht sagen, ob irgendwelche
differenten Indikationen für Trasylol bei der traumatisch-haemorrhagischen Schocklunge einerseits und bei septischen Schockzuständen andererseits bestehen. Und schließlich weiß ich nicht,
ob die Verbrauchskoagulopathie, die zweifellos in einem sehr hohen Prozentsatz bei eben dieser traumatisch-haemorrhagischen
Schocklunge nachweisbar ist und nach unseren Erfahrungen auch
bei einem recht hohen, wenn nicht ganz so hohen Prozentsatz bei
den septisch-toxischen Schockformen vorkommt, auch ursächlich
für die Schocklunge anzusprechen ist. Ich habe schon mehr den
Glauben als die Meinung - mehr ist es nicht -, daß es sich primär doch um einen Endothelschaden handelt und daß man durch Heparin zwar vielleicht die sekundäre Thrombenbildung verhindern
oder einschränken kann, aber offensichtlich geht, in der Tat, der
Endothelschaden jedoch weiter und führt zum interstiellen Oedem,
das letzten Endes für den Patienten deletär ist. Ich habe den
Eindruck, daß dieser Teil des ganzen Prozesses durch Trasylol
weder aufgehoben noch begünstigt wird. Bisher ist aber meines
Erachtens keinerlei Beweis für die eine oder andere Richtung erbracht worden.

FEURSTEIN: Bitte, Herr HALMÁGYI,wünschen Sie noch eine Stellung-
nahme?

HALMÁGYI: Ich kann Ihnen voll und ganz beipflichten. Wenn Sie
diese Medikation in der Spätphase geben, in der sich wahrscheinlich Ihre Patienten und auch viele unserer Patienten befinden,
weil sie einfach erst in dieser Phase in die Intensivtherapie-
station verlegt worden sind, dann sehen wir vom Trasylol und
Heparin gar keinen Erfolg. Ich bin auch sehr lange dieser Therapie mit Skepsis gegenübergestanden, bis dann die Arbeiten von
ZIMMERMANN, KOSLOWSKI u.a. kamen. Heute bin ich tatsächlich der
Überzeugung, daß wir höhere Überlebensraten haben als früher,
wenn man diese Patienten möglichst früh sozusagen schon vom Ope-
rationsraum her bekommt und diese Medikation sogleich verwendet.

FEURSTEIN: Wünscht jemand aus dem Zuhörerraum dazu etwas zu sagen?
Bitte!

JUST: Ich glaube, vor der Gabe von Heparin oder Trasylol muß man
ganz genau wissen, was vorliegt.Handelt es sich um eine Verbrauchs-

koagulopathie, dann ist Heparin allein angezeigt und Trasylol
dürfte in diesem Fall sehr wenig bringen. Zur Dosierung des He-
parins: man ist etwas zurückhaltender geworden, gibt ungefähr
4.000 - 5.000 E als Start und dann pro Stunde ungefähr 1.000 E.
Liegt eine Hyperfibrinolyse vor, dann können Sie Trasylol als
vielleicht angezeigt einsetzen, bei allen anderen Fällen aber
nicht.

FEURSTEIN: Danke! Bitte, Herr WIEMERS!

WIEMERS: Ich stimme mit meinem Kollegen überein, daß das Heparin
nur eine Prophylaxe und keine Therapie der Verbrauchskoagulopathie sein kann. In diesem Sinne ist es bei eintretendem Verbrauch
fraglich, ob Trasylol dann überhaupt sinnvoll ist, weil es ja
auch die Fibrinolyse hemmt. Auch Trasylol hat, wenn überhaupt,
ausschließlich rein prophylaktischen Wert und ist bei schon eingetretenem Verbrauch wertlos. Das muß man hier einmal deutlich
sagen. Beim eingetretenem Verbrauch kann theoretisch lediglich
die Streptokinase helfen. Wir haben in Zusammenarbeit mit Herrn
BÖTTCHER von der Medizinischen Klinik Hamburg Streptokinase wiederholt in solchen Fällen, wo offensichtlich auf andere Weise
nicht mehr zu helfen war, eingesetzt, haben allerdings bisher
keinen Anhalt für einen praktisch-klinischen Erfolg.

FEURSTEIN: Herr HALMÁGYI, bitte!

HALMÁGYI: Ich möchte nur betonen, daß Trasylol nicht wegen der
Verbrauchskoagulopathie sondern wegen der Anti-Oedemwirkung gegeben wird.

FEURSTEIN: Nun bitte ich Frau DORSCH und Mitarbeiter zu ihrem
Diskussionsbeitrag "Behandlung der diffusen, exsudativen Peritonitis mit Peritonealdialyse".

DORSCH: Bei uns geht der Streit um Trasylol und Heparin bei den
Chirurgen auch sehr hektisch auf und ab. Wir haben aber geglaubt,
daß wir es bei der Peritonitis erst gar nicht zu diesem ausgeprägten Stadium kommen lassen müssen. Daher haben wir in den letzten Jahren versucht, bei einigen Patienten eine peritoneale Dauerspülung zu machen. Es sind nur wenige Patienten, es ist auch ein
sehr unterschiedliches Patientengut. Wir haben aber einige doch
so entscheidende Wenden gesehen, daß wir es wagen wollen, über
dieses Verfahren zu berichten und diese Patienten vorzustellen:

Diffuse Peritonitiden nach perforierter Appendicitis, Cholecysti-
tis mit Gallenblasenperforation, akuter Pankreatitis und diffuse
Peritonitiden als Komplikation nach großen abdominalen Eingriffen
sind nach wie vor mit einer hohen Letalität belastet. Mit den herkömmlichen Therapiemaßnahmen gelingt es häufig nicht mehr, eine
Wende des meist foudroyanten Krankheitsverlaufes herbeizuführen.
Über das entzündlich veränderte Peritoneum kann es verständlicher-
weise leicht zu Bakteriämie mit septischen Verläufen bzw. zur To-
xinämie mit peripherem Kreislaufversagen (septischem Schock) kommen.

Wir haben in den letzten zwei Jahren bei diffusen Peritonitiden
unterschiedlicher Ätiologie, auch nach operativen Eingriffen, eine

Dauerspülung der Peritonealhöhle als zusätzliche Therapiemaßnahme vorgenommen.

Technisches Vorgehen

Wir führten die Peritonealhöhlenspülung mit einem halbautomatischen "Peritokomp-Gerät" der Firma Fresenius durch. Die Spüllösung kann zwischen 34° und 40° C temperiert werden.

Der Einlauf der Spülflüssigkeit erfolgte über einen eigens dazu eingelegten Peritonealkatheter, der mit seiner Spitze in der Douglasschen Kavität liegt, während zum Auslauf der Spülflüssigkeit Wunddrainagen dienten, die nach chirurgischen Gesichtspunkten gelegt worden waren. (Abb. 1) Aus Bilanzgründen wurde auf eine kontinuierliche Peritonealhöhlenspülung verzichtet. Die Protokollführung trennte Einlaufzeit von Auslaufzeit, das Einlaufvolumen lag zwischen 1200 und 2000 ml., Ein- und Auslauf benötigten eine Zeit von 60 bis 120 Minuten.

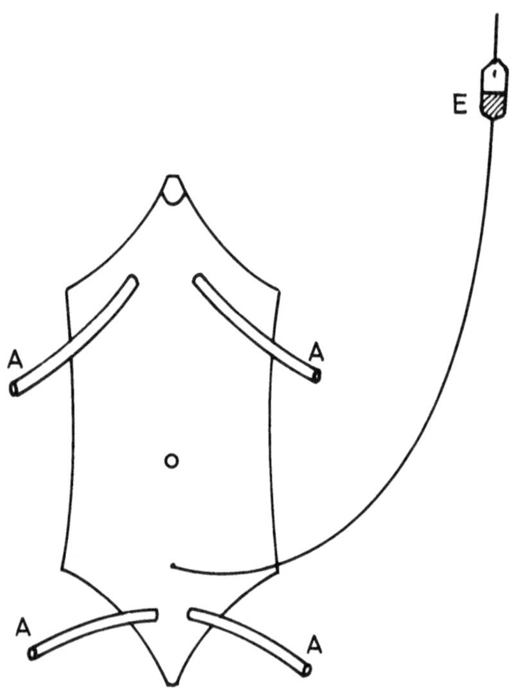

Abb. 1. Schematische Darstellung der Peritonealhöhlenspülung
E: Einlauf, vom "Peritokomp-Gerät" kommend, A: Auslauf (chirurgische Wunddrainagen)

Bei positiver Bilanz mußte dafür Sorge getragen werden, daß die Drainagen bzw. der Peritonealkatheter frei durchgängig blieben und einen regelrechten Abfluß gewährleisteten; bei negativer Bilanz wurde ab 2000 ml., entsprechend dem zentralen Venendruck,

eine parenterale Flüssigkeitssubstitution in Form von Elektrolyt-
und Eiweißlösungen durchgeführt.

Zusammensetzung der Spülflüssigkeit:
In den meisten Fällen verwandten wir eine isoionische sorbitent-
haltende Lösung mit einer Osmolarität von 379,0 mosm/l, in den
Fällen mit einer Hyperkaliämietendenz nahmen wir die gleiche Lösung kaliumfrei; in einem Fall spülten wir über 16 Stunden kontinuierlich mit physiologischer Kochsalzlösung.

In allen Fällen setzten wir der Spüllösung, je nach bakteriolo-
gischer Austestung der Keime, ein Antibiotikum sowie zusätzlich
pro 10 Liter Dialysat 2500-5000 E Heparin zu. In den Fällen, in
denen das schwere Krankheitsbild durch eine akute Pankreasnekrose
verursacht war, gaben wir Trasylol in einer Dosierung von 10.000
E/l Spülflüssigkeit.

Dauer der Spülung

Über die Dauer der Peritonealhöhlenspülung entschied in erster
Linie der klinische Zustand (Blutdruck, Puls, Körpertemperatur,
zentraler Venendruck). Die Dauer der Spülung wurde unter anderem
zusätzlich von der Qualität der Spüllösung nach Peritonealhöhlenpassage mitbestimmt. Die Spüllösung wurde auf ihren Gehalt an
Eiweiß, Amylaseaktivität, Bilirubin und Gallensäuren untersucht.
Die Spülung wurde in den meisten Fällen erst dann beendet, wenn
die Spüllösung nach Peritonealhöhlenpassage frei von Amylaseaktivität, Bilirubin und Gallensäuren war und in ihrem Eiweißgehalt
unter 1,8 g%, entsprechend einem spezifischen Gewicht unter 1015,
lag. Das Gesamtvolumen der Spülflüssigkeit betrug zwischen 100
und 300 l, die Zeit zwischen 16 und 120 Stunden.

Ergebnisse

Es wurden 12 Patienten mit einer peritonealen Dauerspülung über
einen Zeitraum von 16 bis 120 Stunden behandelt. Ein günstiger
Einfluß auf den Krankheitsverlauf war festzustellen. Von den 12
Patienten überlebten 6 dieses schwere Krankheitsbild. Abb.2 zeigt
den Krankheitsverlauf eines dieser Patienten während der Peritonealspülung (L.H. männl., 38 Jahre, hyperkinetischer Endotoxinschock bei diffuser eitriger Peritonitis).

Bei drei weiteren Patienten kam es während der Peritonealhöhlenspülung zu einer deutlichen klinischen Besserung mit Stabilisierung der Kreislaufverhältnisse, Rückgang der Leukozytose sowie
der Temperaturen. Alle drei Patienten verstarben später unabhängig von der Peritonitis an einer zweiten schweren Erkrankung
(Bronchopneumonie). Die Obduktion bestätigte in diesen Fällen,
daß zum Zeitpunkt des Todes eine diffuse Peritonitis nicht mehr
vorgelegen hat.

Von den drei an den Folgen der floriden Peritonitis verstorbenen
Patienten trat bei einem 10-jährigen Jungen mit diffuser eitriger
Peritonitis nach Appendektomie ein akuter irreversibler, wohl
toxisch bedingter Herzstillstand auf; bei einer 28-jährigen Pa-

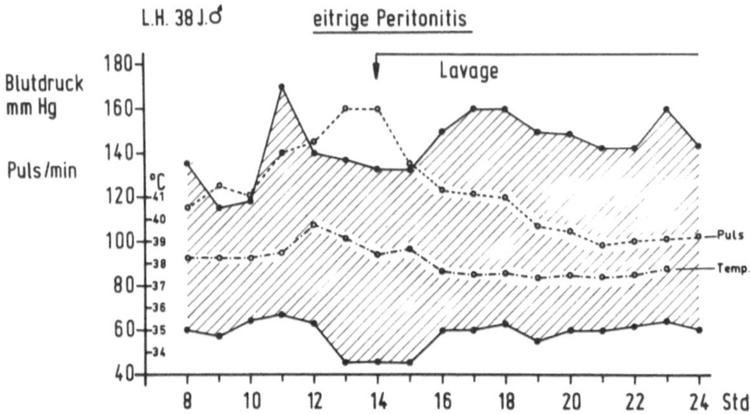

Abb. 2. Verlaufsprotokoll bei peritonealer Dauerspülung (Blutdruck, Puls, Temperatur). L.H., 38 J. ♂ , hyperkinetischer Endotoxinschock bei diffuser eitriger Peritonitis

tientin kam es zu einem nicht mehr beherrschbaren hämorrhagischen Schock durch ausgedehnte Gefäßarrosionen im Bereich einer Bauchwandphlegmone; bei einem dritten 59-jährigen Patienten fanden sich multiple, teils abgekapselte Dünndarmschlingenabszesse bei Karzinomrezidiv im Bereich des Colon descendens.

Im einzelnen kamen die Peritonitiden bei unseren 12 Patienten wie folgt zustande: in 7 Fällen nach Darmerkrankungen bzw. -operationen, in einem Fall nach Gallenblasenperforation und in 4 Fällen nach akuter Pankreasnekrose.

Zusammenfassung

Es wird über 12 Fälle berichtet, bei denen eine diffuse, eitrige bzw. gallige und/oder durch Pankreasnekrose bedingte Peritonitis mit Ileusbild die Indikation zur Peritonealhöhlenspülung darstellte. Die für den Einzelfall erforderliche Zusammensetzung der Spülflüssigkeit, der technische Ablauf, etwa bei frisch operierten Patienten, und die zusätzliche Behandlung werden besprochen. Es konnte gezeigt werden, daß durch die Peritonealspülung eine Stabilisierung der Herz- und Kreislaufverhältnisse und der Thermoregulation, ferner eine Besserung des Abdominalbefundes sowie ein Rückgang der Leukocytose in der Mehrzahl der Fälle zu erreichen war. Die Letalität dieses prognostisch außerordentlich ungünstigen Krankheitsbildes konnte hierdurch auf 50% gesenkt werden.

FEURSTEIN: Danke vielmals, Frau DORSCH! Der Gedanke, die Peritonitis durch Abdominalspülungen zu behandeln, war naheliegenderweise schon früher, noch bevor es Intensivstationen gab, versucht worden. Die Methode hatte sich aber offenbar doch nicht durchsetzen können, was allerdings ihren Wert aus heutiger Sicht nicht primär einschränken soll. Wir selbst müssen aus unserem eigenen Erfahrungsgut, das bis jetzt allerdings nur einige Fälle aufzeigt, sagen, daß wir keine überzeugenden Vorteile gesehen haben.

Bitte, wer wünscht noch zur Diskussion zu sprechen?

GÜRTNER: Das wesentliche, wie es auch schon zum Ausdruck gebracht
worden ist, ist die chirurgische Sanierung. Ich möchte aber doch
darauf hinweisen, daß während einer Respiratorbehandlung unter
Umständen ein frühzeitiger Eingriff auch deshalb versäumt werden könnte, weil durch die Relaxation und Beatmung der klinische
Verlauf maskiert werden kann. Es soll daher ein besonderes Anliegen aller Anaesthesisten und vor allem derjenigen Kollen, die auf
Intensivstationen tätig sind, sein, besonders auf den Kreislauf
zu achten und einen chirurgischen Kollegen immer zur Hand zu haben.

FEURSTEIN: Ich glaube, da ist der Chirurg noch einmal angesprochen. Der Anaesthesist tut sich ja in der Frage der Relaparotomie nicht immer leicht. Er kann sich häufig nicht durchsetzen,
auch wenn er von sich aus, auf seiner Intensivstation, die Indikation dazu stellt. Das ist verständlich, meine Damen und Herren,
trotz Ihres Applauses; der Operateur nämlich, der einmal operiert
hat, hat eine gewisse Scheu vor der Relaparotomie, das muß man
ihm zugestehen. Ich darf daher an dieser Stelle noch einmal an
die vorhin gemachten klaren und übersichtlichen Ausführungen von
Herrn DINSTL zur chirurgischen Indikation zur Relaparotomie erinnern (s.S. 166). Ich glaube, daß diese Zusammenstellung sehr
nützlich sein kann. Herr BENKE möchte dazu noch diskutieren.

BENKE: Zu Herrn DINSTL möchte ich ganz kurz noch etwas sagen:
Grundsätzlich muß man seine Vorstellungen eines aktiven Vorge-
hens und einer baldigen Relaparotomie durchaus unterstützen.
Gut versorgte Fälle haben aber postoperativ unter Umständen eine
maskierte Symptomatik. Die Antibiotika nehmen einen Teil der Ent-
zündungssymptome, die Duodenalsaugung nimmt die Symptome der Paralyse; es kann also schwierig sein, auf eine sichere Diagnose zu
kommen und die Indikation zu stellen, daß dieser Patient noch
einmal aufgemacht werden muß. Darf ich noch kurz erwähnen, daß
die Sondenförderung oft einen wesentlichen Hinweis auf eine bestehende Paralyse darstellt. Wir haben in unserem Material die
Indikation zum Eingriff in 86% der Fälle allein aus der Art und
Menge der Sondenförderung (Magensonde) gestellt.

FEURSTEIN: Danke vielmals, Herr BENKE! Wünscht bitte noch jemand
zu den bisher behandelten Themen das Wort? -- Wenn das nicht der
Fall ist, dann möchte ich noch ein weiteres Kapitel ansprechen,
nämlich die Hämodialyse. Darf ich dazu Herrn WIEDEMANN und Mitarbeiter zu ihrem Diskussionsbeitrag "Hämodialyse und hochkalorische Ernährung bei akutem Nierenversagen in der Abdominalchirurgie" bitten.

WIEDEMANN: Das akute Nierenversagen bedeutet bei chirurgischen
Patienten immer noch eine lebensbedrohliche Komplikation der
Grundkrankheit (KORNHALL). In unserem Dialysezentrum wurden seit
1968 bei hundert Patienten mit akutem Nierenversagen 599 Hämodialysen vorgenommen (Abb. 1). Von 45 Patienten aus der Abdominalchirurgie hatten 29 nach allgemeinchirurgischen, 6 nach trans-
peritonealen gefäßchirurgischen Eingriffen und 10 nach Polytrauma
mit intraabdomineller Beteiligung ein akutes Nierenversagen entwickelt, welches zur Hämodialysebehandlung führte. Unter allen

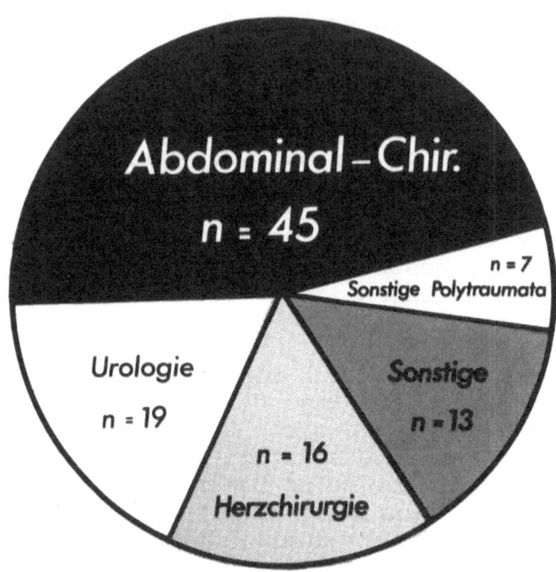

Abb. 1. Häufigkeit des akuten Nierenversagens bei 100 Patienten verschiedener chirurgischer Disziplinen (Alter: 9 Wochen bis 82 Jahre, 599 Hämodialysen)

behandelten Patienten sind die 40-60 jährigen am häufigsten vertreten, in der abdominalchirurgischen Gruppe sind es die 60-70 jährigen (Abb. 2).

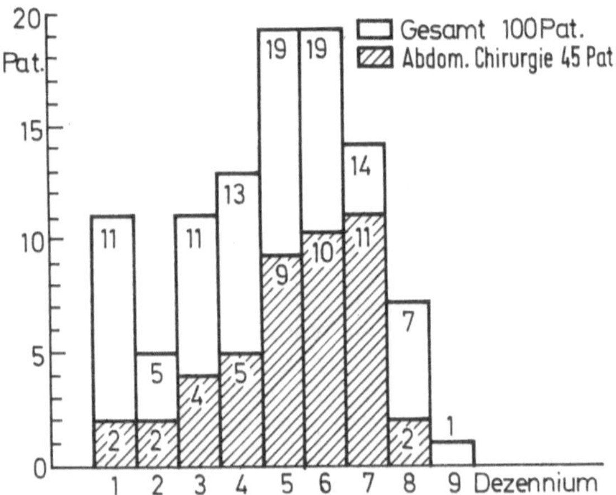

Abb. 2. Altersverteilung bei 100 Patienten mit akutem Nierenversagen

Bei ohnehin äußerst komplexer Pathogenese des akuten Nierenversagens sei betont, daß im Einzelfall häufig mehrere ätiologische Faktoren wie hämorrhagischer Schock, extrarenales Nierensyndrom infolge eines Elektrolyt- und Flüssigkeitsdefizits oder Infektion und Sepsis zum etablierten Nierenversagen führen.

Die Diagnose eines akuten Nierenversagens ist zu stellen, wenn
bei leerer Nierenanamnese und nach Ausschluß einer Harnwegsobstruk-
tion trotz ausgeglichener Elektrolyt- und Flüssigkeitsbilanz die
Oligo-Anurie nach Mannit- und/oder Furosemidtest persistiert. Dabei erweisen sich unter anderem die Bestimmungen der Urinharnstoff-
und Natriumkonzentrationen sowie der Quotient aus Urin- und Plas-
maharnstoff zur Beurteilung des Stadiums des Nierenversagens als
nützlich (42).

Der Serumharnstoff unserer Patienten lag vor Dialysebeginn im
Mittel bei 269,4 mg/100 ml, das Serumkreatinin im Mittel bei
7,32 mg/100 ml, mehrheitlich begleitet von urämischen Komplikationen wie gastrointestinalen Blutungen und Überwässerung. 14
Patienten wurden im fortgeschrittenen Stadium eines akuten Nierenversagens aus anderen Kliniken übernommen. Abgesehen von Patienten mit nachweisbaren intestinalen Blutungen war auch bei der
Mehrzahl der anderen Patienten der tägliche Serum-Harnstoffanstieg
so hoch, daß eine hyperkatabole Stoffwechsellage angenommen werden mußte, welche nach PARSONS bei einem Harnstoffanstieg von
über 60 mg%/Tag gegeben ist (45).

Stickstoff fällt vermehrt bei gesteigerter Glukoneogenese aus
Muskelprotein im Hyperkatabolismus an (41). Wir haben deshalb
in den letzten Jahren in zunehmendem Maße zusätzlich zur Hämodialyse die hochkalorische parenterale Ernährung zur Deckung des
gesteigerten Energiebedarfs und zur Senkung des Stickstoffanfalls
eingesetzt. Durch Zugabe von essentiellen Aminosäuren sollte die
Stickstoffbilanz verbessert werden. Der von uns mit 3000 bis 4000
kcal bei normalgewichtigen Erwachsenen angenommene Tagesbedarf
muß in hochkonzentrierten Lösungen verabreicht werden, da beim
anurischen Patienten die Flüssigkeitszufuhr auf etwa ein Drittel
des Normalbedarfs reduziert ist. Drainagen, Magensaftverluste
und erhöhte Perspiration lassen jedoch einen Spielraum in der
Flüssigkeitszufuhr; bei stabilem Kreislauf können während Dialyse
außerdem 1500 ml und mehr ultrafiltriert werden.

Abb. 3 zeigt unser jetziges Ernährungsschema bei oligoanurischen
Patienten unter Hämodialyse. In der ersten Woche werden 2800 Kalorien in 2350 ml Flüssigkeit bei Verwendung von 20%iger Glukose,
40%iger Fruktose, 25%iger Xylitlösung und 10%iger Aminosäuren-
lösung mit 10% Xylit sowie 100 ml 96%igem Alkohol angeboten.
Aminosäurenkalorien sind nicht berücksichtigt. 4000 kcal ab der

	1. Woche	ab 2. Woche
Glucose	100 g	200 g
Fructose	200 g	400 g
Xylit	225 g	225 g
Aminosäuren	40 g	40 g
Alkohol	∼ 100 g	∼ 100 g
2350 ml	mit ∼ 2800 kcal	
2900 ml		mit ∼ 4000 kcal

Zusätzlich: Elektrolyte, Vitamine, Spurenelemente,
Fettemulsionen 100 g / Woche

Abb. 3. Schema der Flüs-
sigkeits- und Kalorien-
zufuhr bei akutem hyper-
katabolem Nierenversagen
und täglicher Hämodia-
lyse

zweiten Woche können nur in 2900 ml bei Ersatz der 20%igen durch
40%ige Glukoselösung infundiert werden.

Nach BERGSTRÖM genügen beim anurischen Patienten 2,8 g Stickstoff
aus essentiellen Aminosäuren einschließlich Histidin bei rein parenteraler Ernährung für eine ausgeglichene Stickstoffbilanz (40).
Hierzu reichen 20 g Aminosäurengemisch täglich aus. Da Verluste
von etwa 20 g Aminosäuren während 10 Stunden Hämodialyse bekannt
sind, erhöhen wir die Zufuhr auf 40 g. Fettemulsionen werden trotz
hoher Kalorienzahl wegen weitgehend ungeklärtem Verwertungsgrad
zurückhaltend angewendet. Größere Fettmengen scheinen die Wirksamkeit der Dialyse zu vermindern (43, 39). Elektrolyte werden
bei Bedarf substituiert, Multivitaminpräparate täglich injiziert.
So konnten wir häufig die exkretorische Nierenfunktion durch Hämodialyse auch über Wochen ersetzen und den Harnstoffanfall zusätzlich durch hochkalorische parenterale Ernährung in Grenzen
halten, was an Hand des folgenden Falles gezeigt werden soll
(Abb. 4).

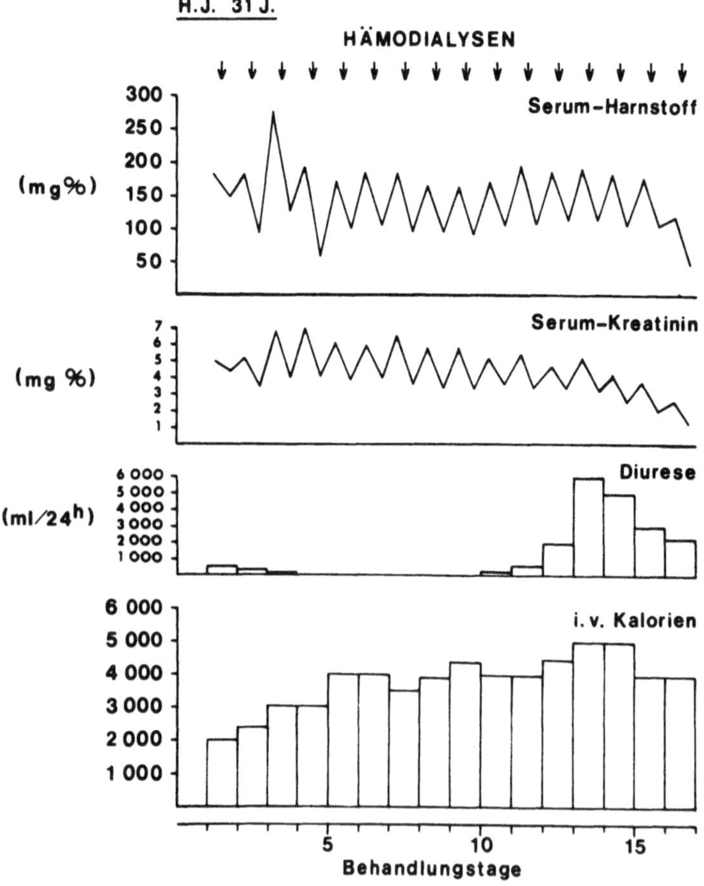

Abb. 4. Klinischer Verlauf bei einem polytraumatisierten Patienten
(H.J., 31 J.) mit akutem Nierenversagen bei täglicher Hämodialyse
und hochkalorischer Ernährung

Ein 31jähriger Mann wurde als Fußgänger von einem PKW angefahren
und mit einer Commotio cerebri, einer offenen Tibiakopf- und Fi-
bulafraktur rechts, einem stumpfen Bauchtrauma und einer breit-
flächigen Hautablederung am Rumpf von einem auswärtigen Krankenhaus zu uns verlegt. Bei Aufnahme befand sich der Patient im
Schock (RR 90/70 mmHg, Puls 140/min; Hb 16,8 g%, Hkt. 47%). Nach
Kreislaufstabilisierung mit Dextran- und Humanalbuminlösung wurde wegen akuter abdomineller Symptomatik eine Laparotomie vorgenommen und dabei wegen eines 5 cm langen Querrisses im Colon ascendens eine Hemicolektomie rechts mit Ileotransversostomie durchgeführt. Die sich entwickelnde diffuse Peritonitis war von einem
akuten Nierenversagen gefolgt. Bei einem Serumharnstoff von 180mg/
100 ml und einem Serumkreatinin von 5,0 mg/100 ml am 5. postoperativen Tag wurde mit der Hämodialysebehandlung und mit parenteraler Ernährung begonnen. Bei den täglich durchgeführten Dialysen
wurde durch Ultrafiltration genügend Körperwasser entzogen, um
die hochkalorische Ernährung entsprechend dem gezeigten Schema
(Abb. 3) zu gewährleisten. Das oligurische Nierenversagen konnte
ohne Auftreten urämischer Komplikationen durch 16 Hämodialysen
überbrückt werden. Die hochkalorische Ernährung trug sicherlich
zu der überraschend guten Wundheilung bei. 2 Monate nach dem Un-
fall konnte der Patient in gutem Allgemeinzustand entlassen werden (Abb. 4).

Trotz dieser Maßnahmen überlebten von den abdominalchirurgischen
Fällen nur 20% (Tabelle 1). Von den 29 allgemeinchirurgischen
Fällen überlebten 5, von 6 gefäßchirurgischen Patienten einer
und von 10 Polytraumata mit abdomineller Beteiligung 3. Im Rest
des Kollektivs fallen die geringe Überlebensrate kardiochirur-
gischer Patienten und die trotz hohen Alters zahlreich überlebenden urologischen Patienten auf (Tabelle 1).

Tabelle 1. Überlebensrate des akuten Nierenversagens bei 100
Patienten verschiedener chirurgischer Disziplinen

	Abdom. Chir.	nicht abdom. Polytraumata	Urologie	Herzchir.	Sonst.	Gesamt
Patienten	45	7	19	16	13	100
Überlebende	9	1	8	1	3	22
Überlebende %	20	14,3	42,1	6,2	23,0	22,0

Obwohl zwar die Phase des akuten Nierenversagens häufig überbrückt
werden konnte, war die Mortalität im Kollektiv der abdominalchirurgischen Patienten doch erschreckend hoch. Sie geht hauptsächlich
auf die chirurgische Grunderkrankung oder auf sonstige Komplikationen, wie z.B. respiratorische Insuffizienz oder Sepsis zurück. Fehlerhafte postoperative Flüssigkeits- und Elektrolytthera-
pie, eine angemessene konservative Therapie des etablierten akuten Nierenversagens und die verspätete Indikation zur Dialyse
trugen ebenfalls nicht selten zum letalen Ausgang bei.

Da das Ziel der Dialysebehandlung beim akuten Nierenversagen in
der Verhinderung der Urämie und ihrer Komplikationen zu sehen
ist, sollte die Indikation zur Dialyse rechtzeitig, vor Auftreten klinisch-urämischer Symptome gestellt werden, wobei klinische
Kriterien eher als biochemische Parameter den Ausschlag geben
sollten. Blutungen, fluid lung, Pericarditis und Elektrolytent-
gleisungen stellen vermeidbare Komplikationen der Urämie dar und
lassen sich durch frühzeitig einsetzende und bei Bedarf kurzfristig wiederholte Dialysen verhindern. Zusammen mit hochkalorischer
parenteraler Ernährung können gerade auch in der Abdominalchirurgie urämische Begleiterscheinungen wie erhöhte Infektanfällig-
keit und schlechte postoperative Wundheilung beherrscht werden.

FEURSTEIN: Ich danke vielmals. Die Zeit ist schon sehr fortgeschritten, aber ich möchte dennoch ein therapeutisches Problem
in den Raum stellen, das nochmals kurz angerissen werden soll,
nämlich die akute Pankreatitis. Bitte dazu Herrn BENKE!

BENKE: Die postoperative bzw. akute nekrotisierende Pankreatitis,
vielfach konservativ behandelt, ist aus verschiedenen Gründen
erörternswert, da einerseits beträchtliche diagnostische Schwierigkeiten bestehen, anderseits die akute nekrotisierende Form
meist tödlich endet.

Die postoperative Pankreatitis (Pa) tritt entweder als Begleitpankreatitis nach Oberbauchlaparotomien oder als postoperative
(akute) nekrotisierende Pa auf. Die Begleitpankreatitis wird
oftmals wegen der flüchtigen Symptome nicht erkannt und heilt
meist ohne Behandlung aus. Die postoperative Pa hingegen, die
anläßlich der Obduktion stets als nekrotisierende beschrieben
wird, ist eine überwiegend tödliche Komplikation, GÜNTHER und
Mitarbeiter (47) beobachteten innerhalb eines Kollektivs von 763
Pankreatitisfällen 46 Todesfälle unter 48 an nekrotisierender
Pa erkrankten Patienten; ähnlich ist das Verhältnis im Berichts-
zeitraum unserer Aufstellung: es verstarben 22 von 23 Fällen!

Die diagnostische Abklärung ist deshalb nicht einfach, weil das
Leitsymptom, nämlich die Fermententgleisung (Diastase und Lipase
betreffend), oftmals einen nur kurzen Gipfel zeigt und daher der
Beobachtung entgehen kann. Ebenso können weitere Zeichen wie
Leukozytose, Hyperglykämie, Erhöhung von BUN und SGOT sowie akut
einsetzende, linksseitig gürtelförmige Schmerzen in der postoperativen Phase auch durch andere Ursachen ausgelöst werden. Am
verläßlichsten sind die Veränderungen der Harn-Diastasewerte.

Die Ätiologie ist nicht allein traumatisch als Folge ausgedehnter
Oberbauchoperationen, eine nekrotisierende Pa wurde auch im Anschluß an Extremitätenoperationen, Unterleibseingriffe, nach Rek-
tumperforation, einer Aortographie nachfolgend sowie im Verlauf
einer Sepsis mit Leber- und Milzabszessen beobachtet. In der Pathogenese spielt die pankreasbedingte Freisetzung des Kininsys-
tems, die sowohl zu Vasodilatation und Hypotonie als auch zur
Permeabilitätssteigerung führt, eine wichtige Rolle. Details sind
in den Arbeiten von SEIFERT (50), SCHMIDT und CREUTZFELD (49)
ausführlich dargestellt.

An therapeutischen Möglichkeiten zur Beherrschung der Pankreatitis wird vielfach der Einsatz von Enzymhemmern (Aprotinin, Trasylol) empfohlen, auch wenn der Erfolg - sei es infolge verspäteten Einsatzes oder durch zu geringe Dosierung - umstritten ist. Die Behandlung mit Cortison und Regionalanaesthesie (lumbal oder epidural) rangiert in der Diskussion als gleichwertig. Erstrebenswert ist eine konservative Therapie: Nahrungskarenz (i.v. Ernährung) und Duodenalsonde mit kontinuierlicher Absaugung sowie die Verabreichung von Spasmolytika. Als kausales Vorgehen ist die Sanierung der Gallenwege im Intervall das erstrebte Ziel, auch die Sequestration erfordert eine chirurgische Intervention (Drainage). Speziell bei Fistelbildung wird nunmehr Glucagon zur Sekretionshemmung angewendet. (KNIGHT und Mitarbeiter (48)). Dextrose- und Lävuloselösungen zur parenteralen Ernährung sind harmlos, emulgierte Fette könnten unerwünschte Nebenwirkungen auslösen, folglich empfiehlt sich ihre Anwendung erst nach Vorliegen eingehender Untersuchungen. Aminosäuregemische wirken im Gegensatz zu Glucagon sektretionsfördernd (FRÖHLICH und Mitarbeiter (46)), wenn nicht sogar die entzündlichen Vorgänge steigernd, und sind kontraindiziert.

FEURSTEIN: Danke vielmals! Zur Pankreatitis noch Herr WIEDEMANN, bitte!

WIEDEMANN: Ich möchte nur zur Frage des adipösen Pankreatitikers sagen, daß wir in der Adipositas nicht viel Hilfe für den Hyperkatabolismus zu erwarten haben; leider Gottes nämlich wird am Fett vorbei ins Protein gegriffen, der Harnstoffanfall wird der gleiche sein und unsere Probleme, wie wir die Kalorien in die Patienten bekommen, sind durch die Pankreatitis noch schwieriger geworden.

FEURSTEIN: Danke vielmals. Steht noch eine Diskussionsbemerkung von Ihrer Seite aus? Eine Möglichkeit ist noch drin! Bitte, Herr LAWIN.

LAWIN: Ich möchte die Frage stellen: wir haben gehört, daß die Mortalität der abdominellen Intensivfälle excessiv hoch ist. Wir haben zwei therapeutische Maßnahmen, nämlich die Beatmung bei den Patienten mit Peritonitis und die Dialyse, in den Vordergrund gestellt. Was tut man, wenn beide Organe entgleist sind und sich die Frage stellt: sollen wir noch eine Dialyse machen? Hat das einen Sinn? Oder umgekehrt: wenn die Oligoanurie im Vordergrund steht und es wird eine Dialyse eingeleitet: sollen wir dann, wenn pulmonale Komplikationen dazukommen, noch beatmen? Wir haben nicht einen einzigen Patienten durchbekommen, den wir beatmet und dialysiert haben.

FEURSTEIN: Danke vielmals! Vielleicht kann Herr WIEMERS dazu noch etwas sagen.

WIEMERS: Also ich habe diese spezielle Frage an Hand unserer Unterlagen nicht durchgesehen, aber meiner Meinung nach treffen die schlechten Erfahrungen Herrn LAWINs absolut zu. Ich würde auch meinen, wenn jemand schon auf Grund einer abdominellen Komplikation und wegen der sich daraus entwickelnden Lungenveränderungen mit dem Respirator dauerbeatmet werden muß und wenn dann

noch eine Anurie kommt, dann ist das völlig aussichtslos. Trotzdem wird man sich vielleicht im Einzelfall, besonders bei jungen
Patienten, doch dazu entschließen zu beatmen, genau so wie wir
uns trotz der wirklich wenig ermutigenden Ergebnisse bei der
Langzeitbeatmung eben doch bereitfinden, dies zu tun. Dem einen
oder anderen kann man vielleicht doch damit eine kleine Chance
geben, aber man sollte wissen, daß die Grenzen sehr, sehr eng
gezogen sind. Bei alten Patienten und bei Patienten mit zusätzlichen Komplikationen (z.B. inoperablem Carcinom) sollte man sich
wirklich dieser letzten Mittel enthalten und dem betreffenden Patienten seine Ruhe lassen.

<u>FEURSTEIN</u>: Danke vielmals. Wenn ich, meine Damen und Herren, zum
Schluß das Resumee ziehen darf, dann können wir sagen, daß tatsächlich heute in der Intensivtherapie abdomineller Erkrankungen
bessere Ergebnisse erzielt werden als früher. Als wesentliche
Punkte einer zielführenden Behandlung konnten herausgearbeitet
werden:

1. die frühzeitige chirurgische Sanierung des Abdomens
2. die frühzeitige, prophylaktische Vermeidung intravasaler Ge-
   rinnungsphänomene mit ihren deletären Folgen auf die terminale
   Strombahn, insbesondere im Bereich der Lunge
3. der rechtzeitige Einsatz der Respiratorbehandlung
4. der rechtzeitige Einsatz der Dialyse
5. die intensivtherapeutische Vorbereitung des gefährdeten Patienten vor einer Operation.

So konnte gezeigt werden, daß gerade die Patientengruppe des
letzterwähnten Punktes die besten Heilungsergebnisse zeigte.
Hingegen sind die Behandlungsergebnisse durchwegs schlecht, wenn
die chirurgische Sanierung nicht oder zu spät erfolgte, oder wenn
die Intensivtherapie erst im Spätstadium der Komplikation begonnen wird. Die Grenzen zur anfänglich erwähnten Dysthanasie zu finden und nicht zu überschreiten, liegt im Können und in der Verantwortung des behandelnden Arztes. Ich bin der Meinung, es ist
sein ursächliches Recht, darüber die letzte Entscheidung zu treffen.
Ich danke Ihnen.

<u>Literatur</u>

<u>A. BENKE und B. REICH-HILSCHER</u>: Möglichkeiten und Grenzen der
abdominellen Intensivtherapie bei diffuser Peritonitis und Ileus
(S.149)

1. AUBRY, U., DENIS, R., KEÉRI-SZÁNTO, M., PARENT, M.: Factors
   affecting survival of the geriatric patient after major surgery. Can. Anaesth. Soc. J. <u>12</u>, 510 - 520 (1965).
2. LOUGHRIDGE, L.: Liver and kidneys in anaesthesia. In: Scien-
   tific Foundations of Anaesthesia (C. Scurr, St. Feldman Ed.)
   p. 243 - 252, London: W. Heinemann Medical Books Ltd. 1970.
3. WACHSMUTH, W.: Peritonitis. Langenbecks Archiv f. Klin. Chir.
   <u>313</u>, 146 - 170 (1965).

F. LACKNER, P. FIGDOR, W. PETER, L. TONCZAR und H. ZACHERL: Intensivtherapie bei Komplikationen nach abdominalchirurgischen Eingriffen (S.167).

4. AUNE, S.: Postoperativ peritoneal skylling ved diffus Peritonitis, Auna, S.E., T. norske Leogeforen 91, 2561, (1972).
5. DIENSTL, K., SCHIESSL, R.: Indikation und Ergebnisse der Relaparotomie. Acta. chir. Austriaca, 4, 107 - 113 (1972).
6. FIGDOR, P.: Die Dialysebehandlung des akuten Nierenversagens und der Vergiftungen. In: Kucher-Steinbereithner: Intensivpflege, Intensivstation. Stuttgart: Georg Thiem-Verlag 1972.
7. GROTHUESMAN, H.G.: Neue Beobachtungen zur Verhütung postoperativer Elektrolyt- und Stoffwechelentgleisungen. Med. Welt 1965. 1866 - 1870, Nr. 33 August 1965.
8. HAIDER, W., LACKNER, F., WERNER, H.P., ROTTER, M. et al.: Septikämie bei Intensivpatienten, in Vorbereitung.
9. KUNZ, H., BRANDT, K., NISSEN, R.: Intra- und postoperative Zwischenfälle. Bd. II, Stuttgart: Georg Thieme-Verlag, 1971.
10. MOELLER, J., MUNIZ, B.: Hypokalämischer Ileus und Aldosteronismus. Medizinische Klinik, 62. Jahrgang, Nr. 52, S. 2019 - 2024, Dezember 1967.
11. SCHELER, F., QUELLHORST, E., WIGGER, W.: Peritonealdialyse bei akuter und chronischer Niereninsuffizienz. Medizinische Klinik 61. Jahrgang, Nr. 16, S. 644 - 649, April 1966
12. SIEWERT, R., SCHULZ, G., CASSAU, D.: Die Frührelaparotomie. Ursachen, Indikationen, Prognosen. Chirurg 41, 76 - 81 (1970).
13. STEINBEREITHNER, K.: Probleme des Stoffwechselgleichgewichtes bei Intensivpflegepatienten. Wiener klinische Wochenschrift, 77. Jahrgang, Nr. 49, 967 - 969 (1965).
14. STEINBEREITHNER: K., KRENN, J., SIMMA, W.: Klinik und Therapie schwerer Lungenveränderungen bei akuten abdominellen Prozessen. 6. Int. Fortbildungsk. f. kl. Anaesthesiologie, Tagungsbericht, Wien im Mai 1973, pg. 83 - 94.
15. STEINBEREITHNER, K., KRENN, J., LECHNER, G.: Zum Problem der sogenannten "Transfusionslunge". Anaesthesiolog. Informationen 13, 321 - 326 (1972).

G. LITARCZEK, I. CHRISTEA und A. DARUTZI: Wert und Bedeutung der adrenergischen α- und β-Rezeptorenblockade bei der postoperativen Magen-Darm-Atonie. (S. 176)

16. AIGNER, E.: Anaesthesist 2, 21 (1953).
17. ACALOWSKY, J.: Dissertationsschrift, Cluj. 1972.
18. BONICA, J.J.: Anesthesiology 18, 710 (1957).
19. BURLUI, D.: Chirurgia (Buc.) 15, 511 (1966).
20. BURSTEIN, C.L.: Proc. Soc. Exp. Med. (N.Y.) 42, 291 (1939).
21. CATCHPOLE, B.N.: Brit. Journ. Surg. 53, 85 S (1966).
22. CATCHPOLE, B.N.: Surgery 66, 811 (1969).
23. DAVID, V.C., JOUNG, M.: Amer. Surg. 97, 721 (1930).
24. HORTOLOMEI, N.: Mem. Soc. nat. Chir. (Paris) 28. 1122 (1928).
25. LITARCZEK, G.: 5. Intern. Fortbildungskurs für klin. Anaesth. Wien 1971.
26. ZIEROTT, G.: Die Bedeutung der adrenergen Blockade. Berlin-Heidelberg-New York: Springer 1971.

J. DORSCH, W. CREMER, V.H. HEIMSOTH und L. STÖCKER: Behandlung
der diffusen exsudativen Peritonitis mit Peritonealdialyse.
(S.183)

27. BERAN, A.V., TAYLOR, W.F.: Peritoneal dialysis for the sup-
    port of respiratory insufficiency in rabbits. Clinical Science
    $\underline{43}$, 695 - 703, (1972).
28. BOLOOKI,H.,GLIEDMAN, M.L.: Peritoneal dialysis in treatment
    of acute pancreatitis, Surgery $\underline{64}$, 466 - 471, (1968).
29. BURNETT, W.E., BROWN, R., ROSEMOD, G.P., CASWELL, H.T., BUCHOR,
    R.B., TYSON, R.R.: The treatment of peritonitis using peri-
    toneal lavage. Annals of Surgery $\underline{145}$, 675 - 681, (1957).
30. CARIDIS, D.T., GADDIE, J., MATHESON, N.A.: Continuous peri-
    toneal lavage in peritonitis. European surg. Res. $\underline{1}$, 142 - 146
    (1969).
31. PERKASH, I., SAPATI, P., AGARWAL, K.C., CHAKRAVARTI, R.N.,
    CHHUTTANI, P.N.: Prolonged peritoneal lavage in fecal peri-
    tonitis. Surgery $\underline{68}$, 842 - 845, (1970).
32. PICKARD, R.G.: Treatment of peritonitis with per- and post-
    operative irrigation of the peritoneal cavity with noxythio-
    lin solution. Brit. J. Surg. $\underline{59}$, 642 - 648, (1972).
33. RASMUSSEN, B.L.: Hypothermic peritoneal dialysis in the treat-
    ment of acute experimental hemorrhagic pancreatitis. American
    Journal of Surgery $\underline{114}$, 716 - 721, (1967).
34. RODGERS, R. E., LARRY, C.: Peritoneal lavage in experimental
    pancreatitis in dogs. American Journal of Surgery $\underline{111}$, 792 -
    794, (1966).
35. ROSATO, E.F., ORAM-SMITH, J.C., MULLIS, W., ROSATO, F.E.:
    Peritoneal lavage therapy in peritonitis. Surgical Forum
    $\underline{21}$, 229 - 230, (1970).
36. ROSATO, E.F., WIN HTIN CHU, MULLEN, J.L., ROSATO, F.E.: Peri-
    toneal lavage treatment of experimental pancreatitis. Jour-
    nal of Surgical Research $\underline{12}$, 138 - 140, (1972).
37. ROSATO, E.F., ORAM-SMITH, J.C., MULLIS, W., ROSATO, F.E.:
    Peritoneal lavage treatment in experimental peritonitis.
    Ann. Surg. $\underline{175}$, 384 - 387, (1972).
38. THOROUGHMAN, J.C., WALKER, L.G., COLLINS, J., SPREADING:
    Organisms by peritoneal lavage. American Journal of Surgery
    $\underline{115}$, 339 - 340, (1968).

K. WIEDEMANN, H.W. SCHÜLER, H. STOECKELL, H.W. ASBACH, M. DARSEFF
und K. MÖHRING: Hämodialyse und hochkalorische Ernährung bei akutem Nierenversagen in der Abdominalchirurgie. (S. 187)

39. ASBACH, H.W., SCHÜLER, H.W.: Eigene Beobachtung, 1972.
40. BERGSTRÖM, J., FÜRST, P., JOSEPHSON, B., NOREE, L.-O.: Fac-
    tors influencing the utilisation of amino acids in the uremic
    patient. In: A.W. WILKINSON (Hrsg.) S. 198. Parenteral Nutri-
    tion, Edinburgh and London: Churchill Livingstone 1972.
41. CAHILL, G.F., FELIG, P., MARLISS, E.M.: Some Physiological
    Principles of Parenteral Nutrition, in: G.S.M. COWAN und
    W.J. SCHEETZ (Hrsg.): "I.V. Hyperalimentation", Philadelphia:
    Lea and Febiger, 1972.
42. HEINZE, V.: Das akute Nierenversagen, in: H.E. FRANZ (Hrsg.)
    s. 177. Praxis der Dialysebehandlung, Stuttgart: Thieme 1973.

43. KILLE, J.N., LAWSON, L.J.: Parenteral nutrition colloquium,
    London: Lowe and Brydone 1965.
44. KORNHALL, S.: Acute renal failure in surgical disease with
    special regard to neglected complications. Acta chir. Scand.
    Suppl. 419, (1971).
45. PARSONS, F.M., HOBSON, S.M., BLAGG, C.R., McCRACKEN, B.H.:
    Optimum time for dialysis in acute reversible renal failure
    Lancet, I/129 (1961).

A. BENKE und B. REICH-HILSCHER: Möglichkeiten und Grenzen der
abdominellen Intensivtherapie bei der postoperativen bzw. akuten
nekrotisierenden Pankreatitis. (S.192)

46. FRÖHLICH, Ch., LOCHER, N., v. OLDERSHAUSEN, H.: Pankreasfer-
    ment-Exkretion stimuliert. Medical Trib. 5.1.73.
47. GÜNTHER, H., HÄRB, H., KYRLE, REDTENBACHER, M.: 20 Jahre
    Chirurgie der Pankreatitis. Fortschritte der Medizin 90,
    1091 - 1092 (1972).
48. KNIGHT, M.J., CONDON, J.R., SMITH, R.: Possible use of glu-
    cagon in the treatment of pancreatitis. Brit. Med. J. 22, 5
    (1971).
49. SCHMIDT, H., CREUTZFELD, W.: Fermentaktivität und Pankrea-
    titis, in: Pankreaserkrankungen. Hrsg.: G. SCHÖNBACH, (97 ff.)
    Stuttgart: Schattauer 1969.
50. SEIFERT, G.: Das Pankreas als Schockorgan, in: Leber- und
    Pankreasschäden durch Schock und Narkose. Hrsg.: K. HORATZ.
    Stuttgart: Georg Thieme-Verlag (17 ff.) 1970.